HIS 内核设计之道
医院信息系统规划设计系统思维

任连仲　陈一君　郭　旭　黄以宽　主编

电子工业出版社·

Publishing House of Electronics Industry

北京·BEIJING

内 容 简 介

本书详细阐述了新一代医院核心业务信息系统规划与设计的系统思维模型，并在诸多方面给出了具体方法、工具、案例与适用场景。本书内容包括绪篇、核心篇及续篇三大部分。其中，绪篇重点阐述在医院信息系统设计中运用系统科学理论的必要性、重要性及方法论；核心篇涵盖了核心系统设计关键环节，包括医院核心业务系统的定义、需求分析、数据架构、应用架构、集成规范及交互体验设计；续篇给出了在核心业务系统基础上扩展应用的规划设计理念和案例。

通过阅读本书，读者可以深刻理解医疗信息化的原理，有利于促进医疗信息化行业群体的认知升级；帮助相关企业人员认清医疗信息化本质，以提升信息系统的综合分析能力与创新设计能力；指导和帮助医疗机构相关人员提升规划建设与应用水平。本书深度阐述了医院信息系统的设计之道，适合作为高等院校相关专业师生的参考教材。

图书在版编目（CIP）数据

HIS 内核设计之道：医院信息系统规划设计系统思维 / 任连仲等主编. —北京：电子工业出版社，2021.8
ISBN 978-7-121-41694-1

Ⅰ. ①H… Ⅱ. ①任… Ⅲ. ①医院－管理信息系统－系统设计 Ⅳ. ①R197.324

中国版本图书馆 CIP 数据核字（2021）第 159155 号

责任编辑：徐蔷薇 文字编辑：张 慧
印 刷：三河市鑫金马印装有限公司
装 订：三河市鑫金马印装有限公司
出版发行：电子工业出版社
　　　　　北京市海淀区万寿路 173 信箱 邮编：100036
开 本：787×1092 1/16 印张：21 字数：538 千字
版 次：2021 年 8 月第 1 版
印 次：2021 年 8 月第 1 次印刷
定 价：88.00 元

凡所购买电子工业出版社图书有缺损问题，请向购买书店调换。若书店售缺，请与本社发行部联系，联系及邮购电话：（010）88254888，88258888。

质量投诉请发邮件至 zlts@phei.com.cn，盗版侵权举报请发邮件至 dbqq@phei.com.cn。

本书咨询联系方式：xuqw@phei.com.cn。

指导专家

特别支持

写作团队

任连仲　解放军总医院原计算机室主任

陈一君　原解放军第 101 医院信息中心主任

郭　旭　解放军总医院信息科工程师

黄以宽　上海乾升智能科技软件公司副总经理

郭华源　解放军总医院信息科高级工程师

陈　飞　北京天健源达科技股份有限公司副总裁

刘　嵩　创业惠康科技股份有限公司高级副总裁

王世全　东华医为科技有限公司系统架构师

吴　坤　华中科技大学附属同济医院信息中心工程师

王　凯　卫宁健康科技集团股份有限公司行业总监

梁俊泽　东软集团医疗管理事业部副总经理

张震江　解放军总医院远程医学科高级工程师

柴帅锋　北京天健源达科技股份有限公司工程师

郝佳佳　北京天健源达科技股份有限公司工程师

前　言

我们的关注

　　当前，围绕"云、大、物、移、智"展开的各项医疗服务研究进行得如火如荼。跟踪这些研究的发展趋势势在必行，其发展中的如下情况更应引起我们的关注。

　　电子病历应用等级的提升仍然缓慢，因此需要我们共同努力完成这些研究。2019年年底，三级医院升级为五级、六级的数量很少，达到三级、四级的也只有三成，二级以下医院多在不及格水平；各级医院互联互通的成熟度参评率依然不高，尚未超过两成；高水平智慧应用和智能产品研发遭遇原材料"不完整、不规范、颗粒不够细"等问题的困扰；"短命系统"给众多用户造成不必要的烦恼和无谓的损失；多家系统不能自主扩展应用，运维外包费用逐年增加，各级主管对医疗信息化的效费比能否逐渐提高产生疑虑；等等。这些情况反映出一个共同问题：医院核心业务信息系统（基础系统）薄弱，其设计研究成为发展中的主要问题。这一问题不仅掣肘信息系统整体质量的提高，而且严重阻碍整个医疗IT业的健康有序发展。

　　为了解决现存问题，应对新发展要求的挑战，我们作为业内专家和企业主管形成了一个共识——下定决心，以"系统科学"为指导，以扎实有序发展为目标，开展专注"医院核心业务信息系统"设计的研究，并编写本书，为培育医疗信息化高素质人才做出贡献。

　　近几年来，本行业出版了很多专业书籍，但真正涉及医院信息系统"基础系统"设计的很少，这一短板需要补上。一位现任主管领导在觉察了医疗IT业现存问题之后提出："还需加强医院信息系统建设"，这一指示更为我们的研究和编写工作增加了动力。国家"十四五"发展规划要求各行各业都要坚持"高质量发展"，又加重了我们编写这本书的责任感。

　　基础信息系统设计的研究难度较大，因为基础信息系统的设计不只是技术的运用，更多的是对业务和需求的深入理解和对系统科学的认知。令人欣喜的是，对基础信息系统设计的研究已经越来越多地得到了相关专家和相关企业的支持。

核心业务信息系统内容要点

如前所述，各种现存问题都指向医院信息系统中**核心业务信息系统**的设计。

"医院核心业务信息系统"的含义是什么呢？我们把它界定为各级各类医院都必须具有的基本功能、基础数据，并要求其内部互融互通，对外支持应用扩展，能够适应环境变化且运行高效，总之，医院核心业务信息系统就是医院信息系统必须具有的基础部分。

医院核心业务信息系统的目标：既能满足各级各类医院的共性需求，也能包容合理的个性要求，实现医疗业务的高效率和高质量，获得优质的数据资产，为医院持续发展提供基础支撑。

为实现这样的目标，我们将重点抓好六个环节：**界定核心业务信息系统范围、核心业务需求与分析、数据架构分析与设计、应用架构分析与设计、医院信息系统集成、用户体验设计**。

我们将着眼于信息系统设计的思想、理念、策略和方法指导，重在设计之道。功能模块的物理实现不作为本书的重点。

为什么要写"绪篇"

有太多的理由让我们做出以下判断。

信息系统设计者亟须强化"系统科学"理念、加强"技术科学"研究，从实践中总结系统设计和运行规律，设计出令用户更满意、生命力更强、性价比更高的产品。

系统的建设者和系统运行的管理者同样亟须提升"系统科学"认知，学会制定符合自身实际的发展规划，开展健康有序的建设，使信息系统产生更高的效费比，并涌现出更多的价值。

整个行业都应该明白，医院信息化建设和应用是一门综合性很强的学科。若要追求高质量的发展，就必须按科学规律办事，且必须培育出更多合格的领军人才。

提出这样的要求毫不为过，也绝对没有低估 IT 工作者的学习能力的意思，只是观察如下几类现实情况，就会认识到加强上述内容学习的必要性。

从信息系统供应方角度看，众多"短命系统"及"孤岛"现象的出现，系统设计者和产品供给方无疑负有主要责任。走进企业内部，你就会发现，不少产品的研发没有按照系统的"整体性""相关性"和"涌现性"实施科学的组织，导致企业规模虽然已经很大，但并没达到很强。

从医院信息化主管角度看，一些人既不清楚医院信息化的学科定位，也不清楚技术与业务互为驱动这一规律，因此他们无法做出符合自身需要的发展规划，无法区分产品的优劣，不能组织科学有序的建设，从而导致信息系统的效费比不高。

从业务主管机关角度看，在规划信息系统时，业务部门只按照自身职责所对应的业务线提出需求，忽视了全局和整体，忽略了部门之间应有的关联，导致由他们规划出的信息系统完全孤立。其结果是，不仅让基层执行者为应对各个系统的数据填报耗费不必要的时间，而且这些系统互不关联，导致原本存在关联的数据被人为地隔断，很难综合利用。

从创业者角度看，一些创业者往往认为招聘一些年轻技术人员，再"砸"上一笔资金，就可以着手研发医疗信息系统。但是，由于创业者不熟悉业务规则，不具备"系统科学"理念，中途退场的不在少数。

以上这些情况足以说明，在这个行业中，从初级工作者到业务主管，从供应者到使用者，都需要建立"系统科学"理念，树立"系统科学"思维，知晓自己的学科及职责定位。我们认为，努力提高"系统科学"素养是把企业做强、把产品做优的必经之路，也是把信息系统建设好、管理好、应用好，从而产生应有价值的必由之路。

我们还发现，在以上的不同角度中，无论是哪一角度，如果缺少"系统科学"和"系统工程"的素养，即便设计出了高水平的信息系统，也不一定能做出高水平的工程项目或使项目获得高水平的应用。

因此，我们认为有必要通过"系统科学"的再认知，以及对医院信息系统的再认识，将理论与实践紧密结合起来，做到"知行合一"，以更为扎实的从业能力来促进医疗信息化的高质量发展。

为什么要写"续篇"

让医院业务跳出"围墙"，并在互联网环境中扩展各种应用，是利国利民的好事。这一发展不仅可以使包括医疗装备在内的优势医疗资源得到更充分的利用，还可以让医疗服务更具可及性和便利性。这一发展符合集约型发展的理念，是医疗保健业发展的大趋势。但同时我们也注意到，这方面的发展存在若干不符合"系统科学"理论之处。例如，把本属于基础系统的延伸应用，如预约挂号、移动医疗、远程会诊、分级诊疗、健康咨询等，作为一个个独立的系统；各项延伸应用生成的业务数据，本该汇集到基础系统的数据中心，却另存一套；各种形式的"医疗联合体"及"区域医疗系统"，实际上是以某单体系统为基础发展而成的一个更大的系统，而规划建设时却将其设计为另一套系统；等等。

将国家政策与本地实际情况相结合，运用"系统科学"思维，制定"医疗联合体"或"区域医疗系统"整体建设规划，在规划中重视中心医院基础信息系统的地位和作用，把扩展之后的系统仍然当作一个更大的系统看待，是我们设置"续篇"的初衷。

希望

医院核心业务信息系统（通常说的"医院信息系统"的基础系统部分）的设计研究是一个永无止境的课题，这一课题的研究绝不是一时之事，更不是几个人之事，而是一个随着需求的增长和技术的进步持续跟进的研究课题。本书的编写也仅仅是一个初步探索，鉴于我们认识水平和能力有限，不可能把应该写的内容都写清楚，甚至某些观点会有偏颇，在此恳请业内同行给予批评和指正。

致谢

本书在编写过程中得到了多位业内专家和多家企业主管的指导和支持，特别是解放军总医院信息科和 HIT 专家网，从主任、主编到每位同志，从主题策划到书稿编写和审核，全程给予了支持和指导，在此一并表示衷心的感谢。

编者
2021 年 5 月

专家观点

　　"HIS 设计之道"的含义深邃而广泛，为了使这一主题研究多一些视角，多一些实践佐证，引发更为广泛的思考，我们设置了"专家观点"，并邀请实践经验丰富、对行业发展有深入思考的四位专家赐稿，以助读者扩展思路，开阔视野。

　　薛万国　医院基础信息系统能够做到相对稳定

　　张晓祥　构建智慧医疗　助力医路畅通

　　王　涛　重构·塑下一个十年

　　常建成　固本鼎新·多元发展的医院信息系统

医院基础信息系统能够做到相对稳定

解放军总医院医学大数据研究中心主任　薛万国

医院信息系统发展到今天，已经形成了一个庞大的应用体系，一所大型医院拥有上百个系统的情形已不鲜见。这些系统分布于医院的各个业务领域，由于业务协同和数据共享的需要，各个系统交织关联，存在着千丝万缕的联系与互动。

医院信息化一直处于持续发展过程中，经过多家厂商参与，逐渐构成一个超级复杂的系统的情况下，如何做到局部系统的改变不导致体系性的颠覆，成为用户最为关切的问题，同时也理所当然地成为业内从业人员最需要思考的问题。如何研究未来系统整体架构的设计，这是业内从业人员必须关注的首要问题。

其中，**识别医院基础信息系统，认清其基础内涵，厘清其与整体系统的关系，建立稳定的集成接口**，是整体架构设计的重中之重，无论对于系统开发者还是医院应用方都极为重要。

一、什么是医院基础信息系统

医院基础信息系统是指**在整个医院信息化应用体系中，提供基本业务功能，对整体起到基础支撑作用，采用一体化设计的系统集合**。这一概念是在系统范围不断延伸、系统架构越来越庞杂、多厂商异构背景下的一种范围界定。有一种说法，传统的 HIS 就是医院基础信息系统。笼统地讲，这种说法并没有错，因为医院的信息化都是从传统的 HIS 发展而来的，但"传统的 HIS"这一说法过于模糊，范围宽泛、内涵不明，其特征需要在新的发展环境和整体架构下重新审视和凝练。

因此，医院基础信息系统的范围应包含三大板块：**患者管理、电子病历、计价收费**。"患者管理"包含门诊挂号、住院登记、患者入出转等功能，它们支持着医院的基本业务活动，更重要的是为其他系统提供患者的主索引和流动信息；"电子病历"包含医生工作站和护士工作站，支持医院的核心医疗业务，同时作为医疗数据的存储中心（CDR）为整个系统提供核心数据支撑；"计价收费"包含价格管理和收费系统，费用信息是伴随

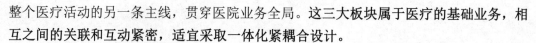
整个医疗活动的另一条主线，贯穿医院业务全局。这三大板块属于医疗的基础业务，相互之间的关联和互动紧密，适宜采取一体化紧耦合设计。

医院基础信息系统包含的内容应该是一个最小集，即无论哪级、哪类医院都必须具备这些内容。医院基础信息系统内部子系统之间由于数据耦合度高，因此适用于一体化同构设计，而非异构集成。

这种范围的边界划分仅是一种最佳实践，是相对的，而非绝对的。

二、为什么说医院基础信息系统能够相对稳定

医院基础信息系统在整个医院信息系统中具有基础性和支撑性的作用，因此它的稳定是整个医院信息系统稳定的基石。

基于政策变化、技术进步、应用发展等原因，医院信息系统一直处于发展变化之中。在这样的背景下，基础信息系统，特别是其基础支撑作用能否相对稳定呢？答案是肯定的，理由有二。

一是无论医院内外环境发生了怎样的变化，作为医疗业务数据基础的病历结构及内容一直没有发生大的变化。今天的病历记录与 100 年前相比，其记录结构及记录要求是一致的。这就决定了信息系统最重要的"数据结构"是稳定的。

二是无论新技术条件下医疗服务需求发生了怎样的变化，医院的核心医疗业务流程没有发生根本性变化。从患者登记，到就诊、问诊、诊断、治疗，这些基本过程如故，决定了基础信息系统的基本功能和流程相对稳定。

信息系统外围功能的变化并不影响核心业务功能，医院基础信息系统应能够保持相对稳定。既然如此，为什么在 20 多年的信息化发展过程中，又经常出现推倒重来的窘境呢？原因同样有二。

一是认识上不到位的问题。对电子病历数据的抽象，以及对信息系统功能的抽象有一个逐步深化的过程，如 HL7 由 2.0 版向 3.0 版的升级发展过程中，对医疗信息的认识抽象发生了跃变一样，今天我们对于基础信息系统的数据和功能有了更为科学的认知。换句话说，在医院信息化起步之初，对医院信息系统的认识大都比较粗浅，经过 20 多年的实践和总结，人们对医院基础信息系统的范围、功能和数据特征的认识，比以往更为清晰。

二是发展过程的问题。在医院信息化发展早期，其应用范围有限，数字化程度较低，整个工作流程中只有部分环节实现了数字化和自动化，还有一些环节必须手工处理。时至今天，基础信息系统实现全流程信息化已不是问题。

三、如何做好对整个医院信息系统的支撑

医院基础信息系统除自身的业务功能外，还对整个医院信息系统起到重要的支撑作用，因而需要做好以下几个方面的建设。

一是基础数据扩大支持范围。例如，基础数据字典，乃至数据结构和病人主索引的元素构成等，要为医疗服务在更广范围开展，以及为多个医疗机构实现互联提供支持。

二是构建医疗数据资源池。医院基础信息系统应作为医疗数据的汇集中心（CDR），既为内部的电子病历系统提供核心数据支持，又为所有其他外部系统提供医疗数据服务。

三是开放数据接口服务。医院基础信息系统是信息的"交互中心"，承担着"开放"和"支撑"的义务。可以通过开放多元化的接口库，建立集成规范，为整个医院信息系统构建集成框架。

四是建立核心功能服务。面向互联网时代多元化的业务模式需求，应该把一些稳定的基础业务封装为服务并对外开放，如挂号服务、缴费服务、医嘱服务等，以保持易变的外围系统与稳定的核心业务之间的平衡。

构建智慧医疗　助力医路畅行

华中科技大学附属同济医院信息中心主任　张晓祥

在新一轮医疗改革的有利政策影响下，我国五项重点医疗改革如期完成，覆盖全球人口最多的医疗保障网也已搭建完成，为我国人民提供了基本的医疗保障，信息化在其中起到了重要的支撑作用。

随着改革的进一步深入，公共卫生体系不健全、医疗资源分配不均、医疗机构重复繁杂等医改难题，使得重大疾病预防控制及突发公共卫生事件的快速应对成为我国医疗卫生的薄弱环节。为应对以上难题，我国政府积极推广医联体建设的四种形态，这就对当前医疗信息化提出了更高的要求。

就如何面向医联体进行信息化总体设计，实现医联体多分支机构间资源统一调度，优化业务流程，降低营运成本，提高诊疗质量和服务能力、工作效率和管理水平，业界同人曾进行过多次探讨，比较一致的认识是，未来医疗信息化的发展趋势应该体现在以下五个方面。

（1）一体化。坚持一体化规划与建设，建成一体化的 HIS/EMR/HRP 平台。一体化平台融合医院两大主营业务核心系统（HIS 和 EMR），以医护一体化和财务业务一体化为切入点，建立医院运营管理与主营业务系统之间的协作桥梁，将原本分散在各个"竖井"系统中的业务连接起来，应对各业务科室多变的功能需求和日益提高的管控要求，在此基础上建立各种业务闭环，逐渐形成业务管控的一体化。

（2）平台化。基于面向服务的架构（SOA）思路，将业务功能按照医疗业务域抽象、建模，并在此基础上形成一个个服务单元，实现服务的注册与发布。将所有服务单元标准化，使其能够灵活地被各种台式、平板、手机、自助设备终端调用，以此构建一整套服务化平台。高内聚、低耦合的 SOA 服务平台按照医疗业务域，划分出挂号管理、患者流转、医嘱管理、病历管理、患者供药、收费管理、医保管理等数十个服务单元，将业务层服务化，为医生、护士、药师、技师及患者提供更多的便利。依托统一的数据平台，为科研教学和"大数据"服务提供支持。构建一体化云平台，采取混合云，既支持公共网络，也支持内部业务，在区域内拓展连接多家各类不同的医疗机构。

（3）**互联网化**。在构建业务平台的同时，一定要着重考虑线上线下一体化的诊疗服务；构建互联网医院，建立医生和患者门户，建立随时随地的医患线上连接。互联网医院既为就诊者也为各级医疗机构提供线上服务，其就诊过程接受当地主管部门的安全监管，最大限度地构建智慧医疗，便民惠民。

（4）**区域化**。突破医院围墙，向区域辐射，拓展由政府主导和监管的医共体模式，建立多级诊疗和共享服务中心；通过统一的资源调度中心，为各机构提供便捷的资源调度、业务流程、运营管理等服务，打破信息壁垒，均衡医疗资源；通过临床共享服务中心，实现放射科集中阅片、跨院区标本流转，实现医疗服务的整体化，以提高资源利用效率、医疗服务质量，降低就医成本；通过运营共享服务中心，对医联体的人、财、物进行统一管控；实现集中化管理，统一流程，提高管理效率，降低管理成本。

（5）**无纸化**。无纸化包括患者就医无纸化、临床业务无纸化和办公无纸化。建立基于自助服务体系和移动端的服务体系，提供最优的患者就诊流程；建立无纸化体系的病案管理和无纸化电子病案，降低材料和管理成本；实现非接触传递，降低院感风险；优化办事和审批手续，建立无纸化流程，实现全流程办公无纸化。实现无纸化是智慧医疗的具体体现，这也是医院信息化水平进入新高度的重要标志。

在 21 世纪，HIT 正在悄悄地发生一场技术革命，云技术、大数据、人工智能和物联网正在和信息化密切融合。在这一轮技术革命中，谁能运用好这些支撑，谁就会赢得机遇、把握未来。

在这一革命性的大发展中，所有医疗 IT 工作者都必须清楚，医院的核心业务信息系统将一直起着基础支撑作用，希望通过这本《HIS 内核设计之道——医院信息系统规划设计系统思维》"一石激起千层浪"，引发业内人士对这个变革期的动向和趋势的思考。

重构·塑下一个十年

卫宁健康科技集团股份有限公司总裁　王涛

处在 21 世纪第三个十年的开端，医疗健康科技行业的下一个十年将会怎样？

科学技术蓬勃发展，我们已进入第四次工业革命时代，人工智能、生物技术、量子信息、基因工程、虚拟现实、清洁能源等技术的融合应用正在改变我们今天所知的世界。在这样的时代背景下，医疗健康信息化事业正在演化出新的业态。

一是数字化。信息技术提供了对实体医院各项业务进行数字化的丰富手段，通过打通物理世界和数字世界的沟通渠道，为医疗服务创新连接及跃升变革提供支撑，从关注业务流程的信息化服务转变为关注价值赋能的数字化重构。

二是智慧化。在数字化基础上融入知识，依托完整规范的医疗大数据及知识挖掘，在恰当的环节为临床诊断和治疗提供适合的智能医学建议，全面发挥医疗数据资产的价值，构建全新的智能医疗服务体系。

三是互联网化。医疗机构走出围墙，将线下服务数字化重构后搬到线上，从而释放线下资源，提升服务能级；引入医、药、险等产业资源，推动互联网在线医疗服务的开展及运营模式的创新。

四是生态化。机构之间、业务之间的边界正在被打破。新连接、新模式、新业态不断涌现，三医深化联动促进了基于价值的医疗服务生态体系构建。例如，医联体/县乡一体化促进医疗资源平衡供给、医养康护实现大健康业务领域融合发展等。

行业的上述变革对下一阶段的医疗健康信息化发展提出了挑战。只有通过重构医疗健康信息化系统架构，才能支撑行业全面数字化转型。同时，商业模式将发生改变，除 IT 产品外，用户还会有知识内容、运营服务的需求；收费模式也将在传统的按 license 收费的基础上，增加 SaaS 租赁等收费方式。

因此，我们认为下一代数字化医疗产品及服务应该承载颠覆、创新的职责。

1. 下一代数字化医疗

数字化医疗的核心是把实体医院搬到数字空间（CyberSpace）上，完成医疗实体元素的数字化描述，在数字空间构建全新连接，将经验与思维沉淀为知识，从而改变临床及管理决策的方式。

如何才能真正落实数字化医疗呢？我们认为必须关注三个层面：技术层面，将技术真正沉淀于产品中，持续提升算法及算力水平；业务层面，改变原来以业务流程为导向的系统设计，基于真实业务场景灵活提供服务应用；数据层面，捕获数字世界的全量数据，提供精准、个性、前瞻的决策。

2．下一代数字化平台

我们理解的数字化平台不是集成平台，而是中台。传统医院的集成平台，主要解决单业务系统间的技术互操作问题；而中台含有业务属性，通过提取共性、抽象沉淀，可以做到业务和技术的深度融合，为医院数字化建设打下基础。

数字化平台由业务中台、数据中台和技术中台组成，是医疗数字化转型的"新基建"工程。依托中台，能使用户更加专注于医业务本身——技术虽然消隐，却又无处不在。

3．下一代数字化服务

未来的 IT 服务也将发生改变，因此需要构建全新的医疗健康数字化服务体系及模式。

第一，交付、运维全面云化。新一代产品需要天然适应云化交付，实现云端标准与知识管理。

第二，提供运营增值服务。从一个单纯的 IT 供应商进化为业务生态合作伙伴，与医疗机构共建互联网创新服务及运营机制。

第三，数字化系统将成为医生的顾问，而不是助理。作为医生的顾问，数字化系统可以及时地为医生提供专业的医学信息服务，填补跨越不同医学学科的知识盲点。通过人类与机器的合作，组建更卓越的医疗团队。

2020 年年初，我公司提出了"**1+X**"战略，在"**1**"这个核心基础上，全力打造更快速响应市场、更贴合用户需求、传统与创新融合的各类"**X**"场景化解决方案。2000 年 4 月 18 日，我公司秉承"**1+X**"理念，正式发布的医疗健康科技产品 WiNEX 是这一战略的实践。

作为一家深耕医疗健康领域 26 年的科技企业，我们将持续推动医疗健康信息化发展及数字化转型，引领行业迈向全新的数字医疗时代。也许这是一条不那么容易走的路，但是我们依然愿意选择这条少有人走的路。下一个十年，让我们用远见超越未见。

固本鼎新·多元发展的医院信息系统

北京天健源达科技股份有限公司技术总裁　常建成

我国医院信息化建设已历经近 30 年，医院信息系统，尤其是核心业务系统的设计研发和应用，在行业政策、医院管理和业务变革、技术创新等多重因素作用下持续发展，无论医院信息系统如何演进，作为紧密贴近医疗需求、提高医疗服务质量和医院管理能力的重要工具，医院信息系统的定位始终未变；医院信息化的建设目标一直瞄准于提高医疗效率和医疗质量、协同各级领导提升管理水平、为医学研究提供高质量数据支持等方面。

在多年的市场推进中，我们目睹了多家医院遭遇系统更换之难、反复折腾之苦，以及宝贵的数据资源遭到损失以致无法挽回的遗憾。这些现象的不断出现，让我们深切地体会到，信息系统能够相对稳定、能够持续支持医院发展乃是用户的最大利益所在，同时也让我们意识到，让用户能够愉快地驾驭自己的信息系统，能够将财力、人力更多地用于系统的应用扩展，让系统产生更大效能，是产品和服务的供给者最为重要的使命。

信息系统到底能不能相对稳定地、持续地支持医院的长久发展呢？我们的回答是肯定的。

在我们看来，虽然"变化"是绝对的，但还要看到变化当中存在不变的元素。深入分析并抽取出医疗业务中的不变元素，把基础信息系统做细、做实、做完整，同时，系统的设计者以科学的系统思维，以最强的智慧，恰当地运用各种技术手段，在所设计的系统中提供方便的、甚至用户自己也可以运用的应变手段，应对政策性变更乃至合理的个性化需求，就能使基础信息系统保持相对稳定，就能使其适用于不同层级、不同类型的医院，就可以持续地支持医院信息系统中各种应用的发展。多年来，我们一直以此为目标，不懈地努力着、追求着。

进入互联网时代，医疗保健服务有了更为广阔的服务空间，互联网上的应用纷纷出现，诸如分级诊疗、远程会诊、医疗联合体乃至区域系统的建设、各种 App 的应用等，使百姓就医咨询更为方便；大中型医疗机构增加了自身的优质医疗资源及医疗装备服务半径，在更为广阔的天地中发挥作用，从而担负起核心和骨干的任务。类似的种种扩展服务，从系统学的角度看，其中很多功能和服务是医院原有功能和服务的延伸，也可以认为是基础信息系统在更大的范围上发挥作用。

智慧医院，包括智慧医疗、智慧服务、智慧管理等已被放在重要位置，尽管智慧、智能原本就是信息化的属性之一，但我们仍然认为，这是对新型的医院信息系统研究和设计的一个新的挑战。我们相信，在我们的持续努力中，不仅能够做出服务于各个方面的智慧、智能产品，以供用户选用，还能够让智慧和智能在信息化建设过程中，自然地融入信息系统的业务流程，成为信息系统的重要内涵。

国家"十四五"规划的核心思想是突出"高质量发展"，在实现方法上更加强调系统思维。按照这一指导思想，医院信息化必将进入新纪元。遵从"十四五"指导思想，立足全局、整体规划、思路一致、筑牢基础、架构稳定，是为固本；科学发展、智能应用，是为鼎新；着眼未来、需求导向、业务适配，医院信息化将走向固本鼎新之路，最终实现多元发展。

医院信息化已是医院发展的支柱之一，但它的艰巨、它的复杂，又常常不为人所知。"躬身入局者，皆为我辈"，向本书的编者，向中国医院信息化的全体从业人员致敬！

序一

在多年的业务实践中我体会到，医院信息系统的基础系统非常重要，它不仅决定着医疗业务基本功能的完整、合规、高效，决定着积累起来的数据资产的质量和价值，还决定着在基础系统之上开展各种应用时能否科学有序地支持医院的持续发展。我们再看国家信息化体系六大要素，其中多数与基础信息系统密切相关。"强基础"是医疗 IT 业最该下功夫的一宗大事。透过现象看本质，很多信息系统上层应用质量不佳，其实都与基础系统不良有关。

多年来，我们一直在"解决有无"的路上奔跑，新技术的不断出现，使得我们几乎将全部精力放在研发新的应用上。追求快速发展无可厚非，因为发展才是硬道理，但在发展中不断总结实战经验、寻找行业发展规律，以求更高的发展质量、追求更为扎实和高效的前进步伐也是必需的。只有这样，我们才能越战越强。本书编者在这方面为我们开了一个好头，他们在多年实践的基础上，从信息系统的全局出发，居于高点，针对医院信息系统的基础部分所涉领域开展了深入研究，凝成一本著作，阐述系统设计之道、建设和应用之道，这是从根本认知上推动我国医疗 IT 业高质量发展的举措。

我也注意到，一些企业在研发医院信息系统过程中正在以不同形式表示出对医院基础信息系统地位和作用的关注，如"一体两翼""多态智联"和"1+X"理念的提出，既表现出了各项应用发展对良好基础的依赖，也表现出了对打牢基础的重视。希望我国的医疗 IT 工作者借助《HIS 内核设计之道——医院信息系统规划设计系统思维》的出版，将这一重视程度进一步地提升，为广大用户提供他们热切期盼的精品。

加强医院基础信息系统设计绝不是一时之事，随着人们认识的提高和新型技术的发展，医院基础信息系统的思想和内涵也必然是持续发展的。现在已经提出的"智慧医疗"就是摆在我们面前的新课题。智慧不仅要表现在服务和管理方面，更要表现在医疗业务本身，我们的企业不应只研制各种智慧产品供系统调用，更应该将智慧和智能融入医疗业务流程，融入各项应用系统，让医护人员和各级管理者在不知不觉中就能享受智慧和智能的功效。

让智慧和智能成为信息系统的内涵和表征，在信息系统中无处不在，让信息系统充满智慧和智能也是医疗 IT 工作者永恒的课题，如同需要持续加强医院基础信息系统研究一样，发展"智慧医疗""智慧健康"同样需要我们持续的努力。

一个优秀的基础信息系统，应该像书中指出的那样，既能在内涵统一的前提下，满足不同医疗机构的多种形态的具体需求，又能按照万物互联的标准规范和互操作协议，收集数据，系统地加以分析研究，形成智慧和智能，且能通过基础系统融入医疗业务流程，从而实现全面的智联。

葛航

创业惠康科技股份有限公司董事长

2020 年 10 月于杭州

序二

我国医院信息化建设经历近 30 年的发展历程，已经取得了很大的进步，但仍然面临很多新的问题和挑战。这些问题，如业界内耳熟能详的"没有顶层设计""业务不协同""信息孤岛""需要的数据找不到"等，究其实质是业务线条不在同一个系统，各系统间缺乏缜密的逻辑设计，以及对各类生产数据缺失全局治理。例如，HIS、人力资源、行政管理等各有一套系统，每个系统都有各自的属性，缺少跨域、统一、完整的生产资料属性表达，造成管理者有心无力的局面一再延续。

真实世界的需求表达、缜密的业务逻辑设计及匹配这些业务逻辑的生产资料的持续治理，三者交织起来，相互影响，只有不断螺旋上升，各条业务线条才能被真实地通过IT 系统再现和优化，医院信息化建设中的问题才能得以根本解决。

基于以上痛点分析，医院需要一套能够表达真实运营场景的数字孪生系统，该系统的实质是通过应用数字孪生逻辑，将医院全场景业务操作同步表达在数字孪生世界中，对医院的现实全域场景的各项资源元素、业务状态进行 1∶1 的数字表达，并且能够利用数智中台（AI 中台+数据中台）驱动医院各个业务闭环可控、协同地、智能地开展工作，从而使医院具有"孪生与智慧"的特性，具备"智慧服务""智慧医疗""智慧管理"的能力和特点。

从数字孪生到智慧医院，再到智慧城市是一项复杂的系统工程，需要用科学的方法来指导。

《HIS 内核设计之道——医院信息系统规划设计系统思维》是一本少有的以医院信息化设计为角度，针对我国医院信息化建设方法的好书。全书内容丰富翔实，实践性强，为读者提供了一个进行医院信息化建设较为清晰的、完整的视角，系统地呈现了医院信息化建设的需求分析、数据架构设计、应用架构设计、系统集成设计、用户体验设计等核心环节，力图从设计者的角度梳理出适合我国医院信息化建设的一般规律、设计模式与设计方法。我特别推荐此书，建议医院信息化的管理者、设计人员、研发人员收藏学习。

韩士斌

东华医为科技有限公司董事长

2020 年 10 月于北京

序三

我国医院信息化建设走过了近 30 年的发展历程，经过几代人的持续努力奋斗，从可参考的国际评价来看，其最高水平接近世界一流水平；但针对电子病历应用水平的调查结果表明，其行业平均水平还处于一个相对较低的水平。

客观反思，在行业发展过程中，从理论域和先行者的视角来看，我们既有国际经验可以参照，也有高屋建瓴的思考；但从全行业整体发展路径来看，更多的还是受到行业成熟度的制约和现实需求的困扰。

由支付方驱动的医院信息化建设是全球的普遍事实，在被动信息化的过程中，医疗机构也慢慢体会到了信息化给自身管理带来的帮助，在医疗的质量、效率、安全、患者服务、绩效评价等领域，信息系统发挥着越来越重要的作用，逐步沿着广度、深度（领域化与专科化）、成熟度等维度立体展开。这样的发展历程使信息系统日益被寄予厚望，同时也日渐不堪重负，在不断解决既有问题的过程中面临着越来越多的新问题和新挑战，整个行业大致还在通过"盲人摸象"的方式完成领域认知——从局部而见整体，由形式而得精神。

回到医疗服务本身，我们容易看清医嘱所发挥的驱动医疗行为、承载医疗信息、推动环节授权、管理资源消耗、形成医疗记录等系统中枢作用，由此聚焦数据的一元化治理，清晰定义数据的生产者与利用者，让数据产生于客观医疗过程；进而沿着数据流和业务流程的断点，逐步找到运行在系统之外的隐性知识体系。随着隐性知识的显性化，医疗记录本身也自然由电子化进阶到数字化，诸多信息系统所承载的医疗过程，逐渐成为一个现实医疗过程的孪生体，现实世界与虚拟世界开始交融。在诊疗过程中，人与系统混合判断成为常态。

现存的问题和发展的挑战，已非现有系统通过修修补补，或者通过简单集成、升级改造所能支撑的，新一代医院核心业务系统呼之欲出。学者开始不断呼吁新一代医院核心业务系统尽快出现，企业各自小心探索，医院期盼而又犹豫。业内迫切需要集思广益，通过科学的方法系统定义新一代核心业务系统的典型特征、边界和建设途径。

如何透过现象看本质？任连仲主任等老一辈医疗信息人敏锐地观察到这个变局，以舍我其谁的担当，潜心研究医院信息系统发展规律，脑力激荡之中，一本行业专业用书应运而生。

本书汇集众多行业精英之真知灼见，以"系统科学"理念为指导，充分运用"整体性""相关性""涌现性"的系统科学知识，清晰地定义了医院基础信息系统、关联系统、扩展应用之间的关系，为新一代医院核心业务系统设计奠定了坚实的业务架构和指导原则；深入探讨了如何全面理解用户需求，界定核心业务系统的边界，确定数据架构、应用架构、系统集成策略，优化用户体验设计等关键设计原则；前瞻性地剖析了在业务不断发展、技术持续进步、政策环境变化的新常态下，医院信息化建设的可持续发展之道。

本书着眼思想、理念、策略和方法的指导，同时辅以丰富的案例、实践介绍，实是"深辨甘苦、惬心贵当"之言，既可作为新一代医院核心业务系统构建的参考文献，亦可用于行业人才的系统培养和医院管理者快速掌握医院信息化建设精髓的参考用书。

张陈

东软集团医疗管理事业部总经理

2020 年 10 月于沈阳

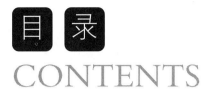

第三篇　续篇

第一篇　绪篇

　　明朝哲学家王阳明提倡要"知行合一"，毛泽东主席强调要"理论与实践相结合"，都是说，"知"和"行"具有同等重要性。一个医疗 IT 工作者，如果只埋头于工程项目，不研究本行业共性及其发展规律，则将很难跳出"必然王国"的圈子。大量实践证明，医疗 IT 行业，无论是信息系统的设计者、建设者，还是系统的管理者，只熟悉技术本身远远不够，还必须具有系统科学和系统工程素养，必须深谙医疗业务，深知"业务与技术互为驱动"的道理，真正做到理论与实践紧密结合。这是我们编写本篇的初衷。

第一章
系统科学门下的医院信息系统

第一节　系统思维与系统科学

一、从系统思想到系统科学

　　系统思想的发展经历了古代朴素系统思想、近代系统思想和现代系统思想三个阶段。中国古代悠久的"大一统"思想，以及15—16世纪欧洲的"大航海"行为，都被认为是朴素的系统思想所驱使的。19世纪，在形而上学和自然科学所取得的伟大成就基础上，马克思、恩格斯提出的物质世界普遍联系、无限可分、具有整体性的辩证唯物主义世界观，是对系统思想的丰富和发展。19—20世纪，工业化大发展促进了现代系统科学理论的大发展。

　　在基础理论方面，20世纪的物理学、生物学、心理学、社会学等领域同时提出了大量的系统问题，因此需要转变思维方式、建立相应的基础理论。

　　在技术科学方面，通信、大规模机械化生产和工业生产管理的需要，促进了信息技术、工程控制技术、组织规划技术等的发展，系统思想开始走向整体理论化、体系化阶段。

　　"系统科学"这一术语出现于20世纪60年代，但系统科学作为一个独立和基本完整的科学门类，通常将20世纪70年代作为其整体形成时间。

　　钱学森院士是我国系统科学理论研究的发起者和推动者。

二、系统科学的学科体系

　　20世纪70年代初，一般系统论创始人贝塔朗菲提出了系统科学的体系结构问题；20世纪70年代末，中国系统科学家、工程控制论创始人钱学森院士通过对大量科学门类的研究和解剖，发现了自然科学中普遍存在的共同模式，进而提出了著名的"三个层次一个桥梁"的系统科学体系一般框架，如图 1-1 所示，工程技术提供直接用于改造客观世界的知识，技术科学为工程技术提供理论指导，而基础科学又为技术科学提供理论指导，并通过世界观和方法论作为桥梁与哲学相连接。

马克思主义哲学（辩证唯物主义）	
各门科学（桥梁）	系统论（系统观）
基础科学	系统学（巨系统理论）
技术科学	信息学
	运筹学
	控制学
	事理学
	博弈学
工程技术	各门类系统工程
	自动化技术
	信息通信技术
（社会实践）	

图 1-1　系统科学体系的一般框架

钱学森认为系统科学既不是自然科学，也不是社会科学，而是一个独立的、横贯性的科学门类。

按照"三个层次一个桥梁"的框架，钱学森又把系统科学的体系结构分为四个层次，并给出了各层次的学科内容。第一层次（工程技术）包含系统工程、自动化技术、信息通信技术等，这是直接改造自然界的工程技术层次；第二层次（技术科学）包含信息学、运筹学、控制学、事理学等，是系统工程的直接理论；第三层次（基础科学）包含系统学，是系统科学的基本理论；第四层次，也就是最高层次，是系统论（系统观），这是系统的哲学和方法论。因此可以说，成形于 20 世纪 70 年代的系统科学还是一个处于"幼年期"的学科体系。即便如此，中国在航空航天、国防、经济建设、社会治理等众多的系统工程应用领域取得的成就，以钱学森为代表的"中国学派"对系统科学创立和发展的贡献已经获得世界范围内的认可。

三、信息科学与系统科学

最早对信息问题进行系统化理论的阐述见于申农（Claude Elwood Shannon，美国数学家，又译香农）的奠基性著作《通信的数学理论》，由此开始了通信科学的发展历程。我国学者把该理论翻译为"信息论"或"狭义信息论"。

信息科学是人们在对信息的不断认识与利用的过程中，在信息论、电子学、计算机科学、人工智能、系统工程学、自动化技术等多学科基础上发展起来的一门边缘性新学科。

"系统科学"与"信息科学"是相互伴生、彼此成就的两个体系。如果运用同样的层次化观点来审视，就可以发现它们甚至像一对"连体婴"。随着以"云、大、物、移、智"为代表的信息技术的发展和对现代社会的渗透，我们应该合理利用各种信息技术来构建任何复杂系统；同时，在运用信息技术解决复杂问题、构建复杂系统时，我们也应该主动运用已具有半个多世纪成功应用经验的系统工程方法，以保证问题的解决和系统目标的实现。

四、从工程技术到技术科学

早在 1947 年，钱学森在几所高校做报告时就提出了技术科学的概念，并在 1957 年全国首届力学学术会议上做了题为《论技术科学》的主题报告，全面系统地论述了技术科学的基本性质、形成过程、学科地位、研究方法和发展方向，由此形成了关于技术科学的完整观点。实践证明，"基础科学—技术科学—工程技术"这种三层次的结构，在层级之间存在着互相反馈作用。例如，从事过一定数量的"工程技术"实践后应该总结其中的规律，将其上升为"技术科学"理论；而一旦形成了"技术科学"理论，该理论又会对"工程技术"有重要的指导作用。认识这个三层次结构，以及各层次之间的相互作用关系，对于我们开展学科建设和社会实践都有重要的指导意义。

以医疗信息化这个应用领域为例。一方面，随着计算机、智能通信终端的普及，医院普遍已经跨过"科室级"信息化阶段，系统需要连接的物理终端越来越多，对业务逻辑闭环的要求也从单一、封闭的业务需求（如财务结算），拓展到了大量的"横贯式"业务需求（如电子病历），对业务协同性的要求越来越强。面对日新月异的信息通信技术、自身存在的问题和"别人家"的成功案例，医院容易产生"技术焦虑"，但又对技术应用的必要性、恰当性、逻辑性缺乏必要的把握。另一方面，IT 厂商因为了解或掌握最新技术，容易产生"技术冲动"，但对于具体技术应该怎样运用，才能满足医疗业务中的"事理"要求、融入业务系统，则缺乏必胜的方法论。如果说，二十多年前的医院信息化是从无到有的"挖坑时代"，那么今天则进入了一个"填坑"和"连坑"的瓶颈期，没有系统工程方法论的指导，整个行业的发展都会受到严重阻滞。

实际上，医疗信息化存在着大量的非结构化问题，是难以用已有的运筹学、信息学、控制论等技术科学来描述的。推广信息系统工程方法以指导医疗信息化实践，乃至推动作为技术科学层次的"事理学"，正是医疗信息化所面临的重大机遇。

第二节　系统的概念

一、系统的定义与分类

钱学森认为，**系统是由相互作用、相互依赖的若干组成部分结合而成的，是具有特定功能的有机整体，而且这个有机整体又是它所从属的更大系统的组成部分。**

系统是普遍存在的，从基本粒子到宇宙星系，从人类社会到人的思维，从无机界到有机界，从自然科学到社会科学，系统无所不在。

按照不同分类标准，可以将系统进行不同的分类。例如，按照实体性可划分为物理系统与事理系统；按照构成要素属性可划分为自然系统、人工系统和复合系统；按照形态或存在形式可划分为实体系统和概念系统；按照环境的关系可划分为封闭系统和开放系统；按照时变特性可划分为静态系统与动态系统；等等。

最常用的分类，是按照系统构成要素的多少及相互关系复杂程度划分为小系统和大系统。1979年，钱学森和乌家培等科学家在论述社会系统工程时又提出了"巨系统"的概念，强调这类问题的范围之大和复杂程度之高是一般大系统所没有的；后来又以是否有自组织行为、有无意识参与作为区分准则，进一步分化出"简单巨系统"和"复杂巨系统"，经过叠加规模与复杂性，最复杂的系统类型改变成了"特殊复杂巨系统"。钱学森提出的系统分类如图1-2所示。

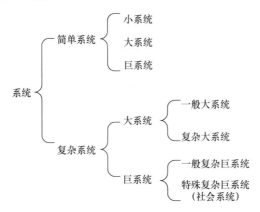

图1-2　钱学森提出的系统分类

按照医院信息系统的规模和复杂程度，可以将其归入"复杂大系统"。一个医院信息系统可能有数十个到数百个大大小小的信息化子系统。虽然从规模来看，它比不上一个大型航天器系统（可能多达数十万个零件），但它的跨专业、多学科属性和医院以人为本的社会属性，使它的复杂性远远高于一般的专业服务系统和人工系统。

二、系统的属性

从系统工程的观点来看，系统主要包括以下属性。

（1）**集合性**：集合性表明系统是由许多个（至少两个）可以相互区别的要素组成。

（2）**相关性**：相关性是指系统内部的要素与要素之间、要素与系统之间、系统与其环境之间，存在这样或那样的联系。

（3）**层次性**：一个大的系统中包含许多层次，上下层次之间存在包含与被包含、覆盖与被覆盖、领导与被领导的关系。

（4）**整体性**：系统是作为一个整体存在于环境之中、与环境发生相互作用的。系统的整体性又称系统的总体性、全局性。系统的局部问题必须放在全局之中才能有效地解决，全局问题又必须放在环境之中才能有效地解决；局部的目标和诉求、要素的特性和指标、要素之间的关系，都必须服从整体或总体的要求。整体性观念是系统概念的精髓。

（5）**目的性**：不同于自然系统，我们在研究、建造或改造一个人工系统时都有一定的目的性，希望该系统能具备某些功能特性、产生某些成果或维持某种状态。与"目的"一词意义相近及相关的术语有"目标""指标"等。系统的目的性通常通过具体的目标和指标来描述。

（6）**涌现性**：涌现性通常是指多个要素组成系统后，出现了在系统组成前单个要素所不具有的特性。所谓的"整体大于部分之和"，就是对涌现性现象的描述。系统特性是由系统的内部物质结构、外部环境及它们的关联关系决定的。"涌现性"要展现和揭示的是系统作为一个整体的物质基础，以及这些物质是如何被组织起来、互相作用并产生新物质的过程。

（7）**对环境的适应性**：任何系统都存在于一定的环境之中，必须与环境进行物质、能量和信息的交换才能维持存在。环境的变化必定对系统的要素产生影响、引起系统及其要素的变化。

第三节　以系统科学理念讨论医院信息系统

承接上一节对系统的定义及属性描述，本节将联系医院信息化实际，就系统属性中的目的性、整体性、对环境的适应性，以及十分重要但又常被人忽略的涌现性展开讨论。

一、医院信息系统的目的性

我国医院的信息化过程有四个阶段。第一阶段的目标是支持医院内部的医疗业务、实现与其相关的财和物的电子化管理。随着应用的深入，人们认识到经过信息化积累起来的数据是一份宝贵资产，于是人们着手建立了电子病历系统，这是第二阶段。随着互联网应用的兴起，医疗业务和医疗服务冲出医院的围墙，开始在互联网上开展各种应用，这可称为第三阶段。当前，人们又设法把"智慧"和"智能"融入医院信息系统，医院信息化开始进入第四阶段，即"智慧医院"阶段。

医疗卫生信息技术（Healthcare Information Technology，HIT）发展的阶段性并非事先的规划，而是随着技术发展和行业实践推进而自然呈现的发展趋势。可喜的是，行业内对医院信息化目的性的认识已经越来越全面。2019 年，在中国医院协会信息网络大会（CHIMA）上，国家卫生健康委员会医政医管局领导在《我国智慧医院建设的现状与未来》报告中提出："智慧医院将是未来一段时期医院信息化的发展方向。智慧医院建设主要包括三个方向：面向医务人员的以电子病历为核心的智慧医疗、面向患者的智慧服务和面向医院管理者的智慧管理。"这标志着我国关于卫生健康领域的"智慧"之旅已经正式启航。可以预见，随着主管部门推进措施的实施，医院信息化即将掀起一波"智慧医院"建设热潮。

在国际上，关于智慧医院（Smart Hospital）的中立性、理论化探讨很多，并有一些较为形式化的定义，其中不乏一些成果可供我们借鉴。

与这一趋势不匹配的是，我们对"智慧医院"的理论探讨远未到位，尚未形成关于"智慧医院"内涵、外延、建设内容、建设方法的基本共识。现有以"智慧"为主题的医疗信息化的研究大都基于技术运用和行业管理两种视角，而站在院长或 CIO 角度，对于智慧医院"建什么""怎么建"及"为什么要这么建"等基本问题的探讨，还未出现统一的结论。如果说，"智慧医院"建设是摆在医院面前的"必修课"，那么它就是一门公布了考试时间、有部分评分标准且完全没有教材的课程。

"智慧医院"是在"数字化"和"智能化"之后发展起来的概念，应该有比这二者更为"高级"的内涵。正如我们不能单纯地以某种能力（如记忆力、计算能力甚至推理能力等）来衡量一个人的"智慧"一样，我们也不能单纯地以应用技术先进性、数字化或智能化程度高低来衡量医院的"智慧"程度。智慧医院的"高级感"应该来自"智慧"基因，并应体现出医院在技术应用、业务发展，以及人文关照与社会担当等方面的协调性和均衡性。

医院信息化始终是医院整体发展的支持性力量。从这个视角看，如果将医院业务发展用"①基础建设→②基本业务功能建设→③专业能力建设→④追求总体卓越"的发展阶段进行描述，那么医院信息化发展也可以描述为"①基础信息资源建设→②业务应用功能支持→③应用效能和体验支持→④总体卓越支持"这几个发展阶段。如果说"数字化"和"智能化"为"专业能力建设"打下了基础，那么"智慧医院"建设应该着眼于第四阶段的支持。

综上所述，我们可以这样描述"智慧医院"：**智慧医院是医院信息化的高级阶段，**

是以数字化、智能化技术手段实现临床业务、运营管理和用户体验整体卓越的新阶段。智慧医院概念体系如图 1-3 所示。

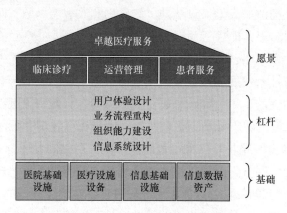

图 1-3　智慧医院概念体系

为进入"整体卓越"新阶段，我们将上述理念与医院信息化建设实际结合，提出如下主张。

第一，在信息系统设计过程中，将建立"智慧医院"列为重要目标。要确信"智慧"能产生巨大价值。这些巨大价值包括提高整体效率、降低运行成本；提高医疗质量、维系居民健康；改善服务、获得就诊者情感认同；提高管理水平、增强整体竞争能力；等等。

第二，医院信息化建设总体应遵循清晰的演进逻辑，防止"智慧医院"成为空中楼阁。例如，如果医院在部分业务应用上还没有实现基本的电子化、自动化，则应该进行有针对性的补短、堵漏，否则"智慧医院"建设将面临业务逻辑不闭合、数据质量不高等基础性问题。

第三，在业务系统设计中，要尽可能地将"智慧"深度融合于业务流程之中，形成相对完整的业务系统，而不是以"补丁"和"外挂"方式堆砌智能化产品（模块）。一些优秀的系统在这方面已经做出成绩。例如，智能完成计价结算，实现智能"报警"或"提醒"，自动平衡分诊，自动进行用药合理性审核，高水平的临床路径运用，将 AI 技术融入问诊和辅助诊疗过程，等等。

第四，在医院信息系统的架构设计方面，要在包容性、集成性的基础上体现规范、简洁和优化。一方面，要接纳优秀的"智慧、智能产品"所提供的方便；另一方面，要为来自实验室的"产品"提供落地条件，使其符合医院信息化的具体技术环境和应用需求。

二、医院信息系统的整体性

医院信息化发展的历史趋势证明，自下向上、碎片化（部门化）的信息化建设模式已经遇到了瓶颈，导致业务流程割裂、数据共享不畅等诸多问题，也使得大数据等先进的 IT 技术难以发挥其应有的效能。只有从总体上把握系统的整体性，才能满足"智慧医院"在质量、效率和安全性等方面的整体要求。

　　一个大系统（特别是医院信息系统）可以比作一棵树或一个人体，如图 1-4 所示。当将整个系统比作一棵树时，它有树干及茂密的枝杈，还有通往各个部分的输送水分的通道。当将整个系统比作一个人体时，它既有功能区分明显的躯干、四肢、五脏六腑等"子系统"，也有循环、神经、内分泌等"看不见"但联系整个人体使其正常运作的"分系统"。只有多重视角地分析、展现，才有可能充分勾勒出其器官的鲜活状态。以"手"为例，对于艺术家来说，了解了手的解剖特点（骨骼、肌肉、皮肤），就足以从外观上把它"画"出来、"塑"出来；但对于一个医生来说，还要了解神经、循环等系统在"手"这个器官中的情况，才能满足其对"手"这个有机器官的保健、康复需求。

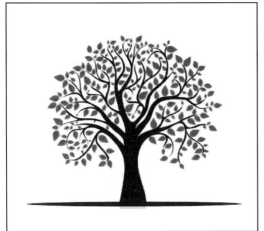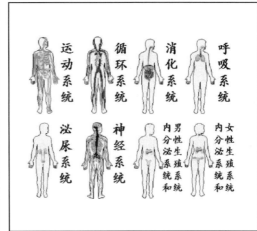

图 1-4　把一个大系统比作一棵树或一个人体

　　关于医院信息系统的整体构成，曾经有过多种表述，如把它区分为 HIS（Hospital Information System）、HMIS（Hospital Management Information System）、CIS（Clinical Information System）、HRP（Hospital Resource Planning）等几大板块，这是对医院信息系统在不断发展的过程中的多种表述。我们认为，随着对医院信息系统的认识的深化，这些表述已不合适。例如，HRP 是在强调人、财、物精细化管理背景下，引入企业资源管理（ERP）概念来命名，并在核心系统之外补上的一个系统。现在认为，医院的人、财、物精细化管理应该在医院核心业务信息系统设计过程中自然解决或给出解决所必需的基础，无须单独列为一套系统。我们认为，医院信息系统中的财务管理部分专业性很强，可将其等同于其他专业化系统，并对其实施系统集成即可。又如，HIS 的本义是覆

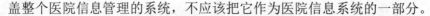

盖整个医院信息管理的系统，不应该把它作为医院信息系统的一部分。

我们认为，就单体医院来讲，把其信息系统的整体构成表述为由以下几大部分构成比较适宜：核心业务信息系统（或基础信息系统）；辅助诊断的检查检验和辅助治疗的医技系统；服务医疗的物资保障系统。

医院信息系统的建设应是一个"整体规划、分步建设、全面集成、整体提升"的螺旋式上升的总体过程。开局时的整体性规划至关重要，在这一过程中梳理出的所有全局性逻辑、共性基础设施，可以形成整个信息化建设的"最大公约"，可有效避免甚至杜绝业务子系统各自展开后的重复建设、信息孤岛等问题。

对于系统的设计者来说，建立这样的认识有助其树立整体性的理念，有助其对用户需求和功能设置做深入全面的考虑，有助其制定符合实际要求的集成策略。对于系统的建设者来说，建立这样的认识有助其制定符合自身实际的发展和建设规划，也有助其科学有序地实施各种应用扩展。

三、医院信息系统对环境必须有很强的适应性

信息系统对环境的适应能力，直接决定着系统生命力的强与弱、运维管控的易与难、扩展应用的方便与否，自然也决定了产品在市场上的竞争力。因此，系统的设计者应该对环境的适应性予以足够的重视。以《超越医疗：HIT 的拓荒——"军字一号"点滴回望》一书中"系统设计者一诺千金"一节中的一句话"让信息系统与操作系统无关"为例，这句话使得"军字一号"医院信息系统可以在任何厂家的服务器上顺利安装运行，这不仅为该系统的安装落地节省了大量人力成本，也使得用户已有的 IT 资产得以继续使用。

对于环境的适应能力到底需要考虑哪些因素这个问题，很难用一段文字讲解详尽。这里仅举出几个案例，给系统设计者做些提示。

第一，能适应政策的变化。医保政策因行政区域而不同，因时间而变，且有时还会因突发事件而变。为了应对这类变化，可以把变化的元素分离出来，将其作为参数，使用户或现场支持人员都能因需调整参数，从而可为系统的现场实施及后续服务节省大量成本。这里仍以"军字一号"医院信息系统为例，该系统的设计者考虑到了该系统将在全国各地使用，于是按上述思路设计"医保接口"，这使得该系统在各地落地实施时能够很快地与当地医保政策对接，所费人力很少，甚至用户自己就能调整。

第二，能适应机构设置变化。各个医院管理机构、业务执行科室都不一样，且随着改革的进行常有变化，为了应对这些变化，仅需把管理机构和执行科室装入"字典"，使执行程序调用相关"字典"即可。系统在落地实施时，只需初始化相关"字典"。当系统在互联网环境中运行时，同样一个医疗操作或事务管理可能在不同院区甚至不同地域进行，系统设计者在设计这类"字典"时仅需考虑这些因素即可，软件架构则无须改变。

第三，能适应诊疗项目变化。不同层级、不同类型医院的诊疗项目会有很大差别，其解决办法仍然是"适应机构设置变化"的方法。

第四，能适应物品价格变化。这类变化是经常发生的，在软件结构，特别是业务执行的流程设计上要融入"智慧"。通过观察某城市在完成取消药品加成时各家医院为此付出的人力和时间，"军字一号"医院信息系统在这方面所用的人力和时间与其他系统相比竟然有一至两个数量级的差别。"军字一号"医院信息系统的设计者在设计时坚持了"按职责分工"这一理念，"计价结算不是医护人员的事，应该由信息系统自身完成"，从而把解决前述问题这件事变得很简单。

第五，能适应功能配置和业务流程变化。适应这类变化，需要对医疗业务中变与不变的元素做深入分析，虽然"最大的不变是变化"，但是"变化当中有不变的元素"。把业务中相对稳定的元素分离出来并固化下来，将常变元素分离出来，以某种技术应对这些变化，是系统设计者应该遵循的法则。本书在第七章"应用架构分析与设计"中对这方面的适应能力有更为深入的研究。

第六，能够支持互联网上各项应用扩展。这种适应能力的设计主要依赖两点，一是基础系统的数据结构和数据字典支持互联网上的各种应用；二是基础系统开放接口，以方便集成各种扩展应用。

以上仅从"系统的适应能力"这一角度列举几例，就足以说明信息系统设计时重视"系统对环境的适应性"这一属性，并将"智慧"融入业务操作之中，就会使系统的效费比大大提升。

四、医院信息系统的涌现性

本章第二节中对于系统的涌现性也可做这样的描述：**系统的各个部分组成一个整体之后能够产生出整体具有而原来各个部分没有的某些东西**。结合医疗行业实际，对这个定义也可以做一个通俗的个性化的解释：一个对需求考虑周全且设计精良的医院信息系统，在未投入新的硬件的情况下，仅靠已有功能模块的集成、组合、融合，或者对积累起来的数据进一步加工，即可产生很多原系统不包含的功能。$1+1>2$ 和 $F>\Sigma f$ 两个表达式恰可用来形容信息系统的这一属性。

在爱德华·克劳利等人编著的《系统架构——复杂系统的产品设计与开发》一书中，对系统涌现性的作用及其价值曾有这样的概括：没有足够的涌现性的系统不是好系统。足见系统涌现性的重要性。

医院信息系统涌现的功能可大致归为以下三类。

第一类，是直接涌现的。其中，最典型的例子是电子病历。电子病历，实质上就是信息系统遵从医疗规程及医嘱要求，在完成各项医疗操作的同时，通过记录、采集及书写而形成的一套数据。因为这套数据的价值大、应用广泛，而且是检验和监督医疗质量的重要依据，故也称其为电子病历系统。这套数据（系统），完全是系统在完成各项功能操作的同时自然形成的，理所当然地应该把它看作信息系统的"涌现物"。各家电子病历系统的实际价值有高有低，反映出的是医院信息系统，特别是其中基础信息系统设计水平的高与低。在现实活动中，有些医院为了达到较高的"评审等级"，只是对不足的部分实施"补缺""拼凑"，而不是通过完善系统的功能使其自然地达到完整，这就违背了电子病历形成的本意。

第二类，是统计加工出来的。医院信息系统在完成各项必需的业务操作的同时，还应该为系统的使用者和各级管理者提供他们所需要的信息。这些信息生成的过程是：依据需求，拟定指标体系、设计信息条目，并从积累起来的数据中检索所需的数据，经过统计、加工、展示，给出所需结果信息。这类信息也属于系统的"涌现物"。例如，各种信息查询、医务统计、绩效考评、成本核算、运营状况、趋势分析，以及提供给就诊者的可用于保健参考的信息等都属于这类"涌现物"。充分利用好系统的这类涌现物，可大大提高信息系统的效费比。

第三类，是原有功能再组合产生的新功能。这里仅以实现分级诊疗为例。实施分级诊疗，是按照医疗机构的等级，将整个医疗业务在不同层级的医疗机构做合理的分配，从而使医疗服务更具可及性，使医疗资源得到更为合理的利用。实现分级诊疗，应该建立这样的理念：不同层级的医疗机构只是承接的疾病种类不同，或者在整个诊疗过程中担负的任务不同，执行医疗任务的规则和操作过程基本是一致的。按照这一理念部署分级诊疗信息系统，完全可以将中心医院已有的挂号预约、门诊住院、计价支付等相关分子系统，依据各级医疗机构的实际情况实行再次组合，即可形成次级，乃至再次级医疗机构的信息系统，无须重复采购，更无须另起炉灶研发设计。类似的应用将越来越多，诸如医疗联合体，乃至区域医疗系统的建设，都可参照这一理念实施。

对医院信息系统的功能涌现做这样的归类说明，至少可以在如下三个方面为企业、为用户创造更高的利益：①基础系统的功能和作用得到更充分的发挥，从而使信息系统产生更高的效费比；②有利形成反映企业产品关系的"产品树"，有利产品的科学管理和推广销售；③可有效提升产品研发和现场实施的效率，降低企业人力成本，提升企业竞争力。

（黄以宽、任连仲、张震江执笔）

本章参考文献

[1] 孙东川,柳克俊,赵庆祯. 系统工程干部读本[M]. 广州：华南理工大学出版社,2012.

[2] 郑哲敏. 从钱学森的技术科学思想谈起[EB/OL].(2017-12-27)[2020-12-09]. http://www.cas.cn/zjs/

201712/t20171227_4628129.shtml.

[3] 焦雅辉. 我国智慧医院建设的现状与未来[EB/OL].(2019-04-15)[2020-12-09]. http://dy.163.com/v2/article/detail/ECRF2MDD0530RT9P.html.

[4] SIDDHARTH S. Understanding smart hospitals and why most aren't there yet[EB/OL].(2017-10-23)[2020-12-09]. https://www.healthcareitnews.com/blog/understanding-smart-hospitals-and-why-most-arent-there-yet.

[5] NILS B, ULRICA S, VIKAS K, et al. Building smart hospitals[EB/OL].(2017-04-11) [2020-12-09]. https://pharmaphorum.com/views-and-analysis/building-smart-hospitals/.

第二章
医院信息系统是一个多学科综合体

医院信息系统的设计、建设和应用是一门学问、一个学科，而且是一个综合性很强的学科，但是在我国，很多人尚未具备这个认识。

由于缺少这种认识，很多医院只把信息化主管部门当作一个后勤部门，甚至当作一个"维修班"，使其机构设置、地位名称、人员配备等都与其学科属性不相符合。

由于缺少这种认识，很多人便认为谁都能从事医院信息系统的设计，这便导致了大量粗劣产品进入市场，形成鱼龙混杂的局面。还有一些创业者认为"不就是普通的'MIS'吗"，凡有一定计算机软硬件知识的人都能设计医院信息系统，干起来之后才发觉其深度和难度远超想象，不少人因此又退下阵来。

由于缺少这种认识，所以对这个学科的人才培育没有充分重视，使这个行业中合格的领军人才缺乏。

由于缺少这种认识，在一些医院出现了"瞎指挥""乱作为"的现象，导致信息化建设不能健康有序发展，致使系统的效费比很低。

这种认识的缺失，大大妨碍了本行业的高质量发展。

若要使我国医疗信息化事业高质量地发展，那么无论是系统的设计者、建设者还是管理者，都必须强化"医院信息化是一个学科"这一认识。

第一节　医院信息系统设计与应用是一个学科

医院信息系统设计与应用到底属于什么学科呢？依据《中华人民共和国学科分类与代码国家标准》（GB/T 13745—2009），就其所涉业务范围与所涉领域知识，它应该属于一级学科中编号为120的"信息科学与系统科学"学科，还有一个与其相近的是编号为413的"信息与系统科学相关工程与技术"学科。如果全面比较这两个学科的二级学科，则可知，后一学科的二级学科所含技术内容较多，但信息学方面的内容较少，而信息学的知识又是这个行业必备的核心内容之一。因此，把医院信息系统设计与应用归为"信息科学与系统科学"更为合适。

"信息科学与系统科学"的二级学科如表 2-1 所示。

表 2-1 "信息科学与系统科学"的二级学科

编 号	学 科
12010	信息科学与系统科学基础学科
12020	系统学
12030	控制理论
12040	系统评估与可行性分析
12050	系统工程方法论

由表 2-1 可以看出，这五个二级学科的内容与医院信息系统设计与应用的属性完全吻合。

因此，从其所涉学科领域之多、范围之广，可以进一步看出，医院信息系统的设计与应用是一个综合性很强的学科。

这里所说的医院信息系统设计与应用仅是医疗 IT 业的代表，实际业务中各式各样的医疗联合体、咨询问诊、远程医疗等都属于这个学科范围。

不能认为医院信息系统设计与应用属于计算机学科，因为按照国家学科分类标准，计算机学科属于"工程与技术科学"学科（编号 520）下属的一个分支，计算机仅是这个一级学科的一种工具，与"信息科学与系统科学"不在一个层面。

讨论完医院信息系统设计与应用的学科归属之后，再来讨论承载这个学科使命的机构在医院里的地位及其应有的名分。

承载医院信息系统设计与应用使命的机构，除肩负学科建设任务外，还要负责与信息化建设和应用管理有关的全局性的组织协调工作。实际上，该机构的地位应高于（至少不低于）医院的临床科室。医院信息系统的设计、建设、应用和管理所涉及的范围广度、综合性、内容复杂程度不亚于任何一个临床专科。既然临床专科可以对应一个学科，那么医院信息系统设计与应用更应该是一个学科。

学科地位明确了，对执行医院信息系统设计与应用任务的部门应该赋予什么样的名分？有的医院把这个部门命名为计算机室，这并不合适。计算机只是工作人员手中的工具，并不能体现这个部门的业务实质；当然，称为计算机中心、网管中心也不合适。有些医院把其比作"兼有组织管理职能的临床科室"，并命名为"信息部"，这比较恰当，称为"信息中心"也具有较强的代表性。

依据学科名称、内容及其肩负的任务，可以避免产生对医院信息中心的错误认识。这些错误认识包括把医院信息中心仅看作一个维护使用部门，或者认为任何人都可以担任这个学科的带头人，任何人都可以指导医院信息化。把信息中心当作一个维护修理部门，相当于取消了它的信息化建设和发展的规划制定、系统设计及应用研发的属性，这无异于剥夺了其应担负的使命和职责，降低了其责任担当的级别。如果这样的错误认识不纠正过来，执行部门的职责确认、人员配置、职务职称设置就不可能纳入相应的规范，将严重阻碍医疗 IT 事业的发展，也将严重阻碍医院信息化人才的培养和应有的业绩展现。

为医院信息系统设计与应用确定应有的学科地位、赋予恰当的名分，不仅有利于学科的建设、团队的培育和成长，更有利于医院信息化健康有序的发展，客观上还可避免"一个将军一个令""乱指挥"，以及"任何人都可以在这里'占位'"等乱象的发生。

明确医院信息系统设计与应用的学科地位，不仅是对医院信息化建设者和管理者的要求，也应该成为 HIT 企业的共识。只有在这一共识的基础上，才能完善医院信息化建设，获得双赢或多赢的发展。

第二节　什么样人能设计医院信息系统

看到这一节的标题，人们会问，我们搞了几十年的医院信息系统了，怎么还向我们提出这样的问题呢？

提出这一问题的目的，就是要强调把医院信息系统设计与应用当作一个学科看待的观点，使该观点能够在本行业各项业务活动中，特别是在医院信息系统设计这一关键环节中得到贯彻落实。

至于其现实的针对性，将在后文中给出相应阐述。这里只想再次强调经典而又朴实的两句话："科学的事要以科学的态度对待""专业的事应由专业的人来干"。

若要设计一套高品质的医院信息系统，那么主要设计者和团队骨干就必须具备如下几项基本素养。

1. 熟悉医疗业务，具有业务与技术互为驱动意识

既熟悉信息技术又熟悉医院业务，做到技术与业务紧密结合是我们这个行业的"铁律"。每个医疗 IT 工作者都必须牢记这一"铁律"，必须具备业务与技术互为驱动的意识。

以下几个问题，是医疗 IT 工作者在工作中经常遇到的问题：为什么医疗信息化发展过程中总是不断出现"围城"现象？为什么行业内生命力最强的医院信息系统或临床专业系统大都是在高等级医院里孵化出来的？为什么行业内几个被广泛接受的标准和规范都出自优秀 CIO 之手？为什么业内影响深远的著作大都出自医院用户群体？为什么"大数据"成果中真正融入信息系统并立见实效的反而出自人手少、投入少的医院的信息中心/大数据中心？

对这一连串问题的回答很简单，那就是因为身在医院的 IT 工作者更深谙医疗和医疗

管理各项业务,他们的"业务与技术互为驱动"的意识更强。观察行业内那些专家,几乎每个都是在医院环境中摸爬滚打出来的。再看那些创业失败或产品研发不成功者,他们普遍缺少在行业内的亲力亲为、经验积累和深入思考。以下用行业内较早时期的一个小型研发团队的成长经历来加深对这一条要求的理解。

在"军字一号"医院信息系统研发之初,有些人曾认为解放军总医院的"计算机室做不出好的系统",理由是"这些人不熟悉医疗业务。"

研发团队(计算机室)听到这些说法后觉得那些人说的是一个真理:不熟悉医院业务就做不出好的系统。于是,该研发团队在原有设计要求的基础上又明文列出了这样一条规则:无论设计人员承担哪一部分的设计任务,都必须首先到现场"体验生活",熟悉业务,熟悉操作,与使用者交朋友,之后才能开始书写设计文档。例如,承担"护士工作站"设计的设计人员,按照这一规定,分别去内科病区和外科病区各实习了一周,观察医护人员每天都在干什么、怎么干;做出系统原型后又请来两位熟悉业务的护士反复试用,请她们挑毛病、提意见。经过这样一番磨炼,系统顺利推向了应用。时至今日,尽管"护士工作站"有了很多的发展,但基本架构还是当初设计的那一套。还有一位承担计价收费设计的设计人员做得更为出色。他接到任务后,首先仔细考察收费处的业务操作和业务流程,并看出了这套业务的核心是"凭证";进而又深入研究收费结算的整个业务管理;最后创造出至今仍被多家医院沿用的"卫生经济业务管理"业务模型。在整个业务模型和业务流程(需求分析文档)书写过程中,他曾多次征求使用者的意见,其中包括著名的医院财务管理专家的意见。由于这位同志调研认真,虚心请教,对整个业务的分析综合工作做得深入,使原来认为研发团队做不出好系统的人的态度发生了转变,心服口服地说:"我现在完全相信他们能够做出好的系统。"

可贵的是,这些人在进入业务现场前都准备了若干问题,列出了"调研提纲"。这样做的结果是促使研发团队边调研、边思考,加深了对业务的理解,提高了调研效率。

由于坚持深入了解医疗和管理业务,并深入体会"业务与技术互为驱动"的内涵,所以该研发团队在做出优秀的医院信息系统的同时,还历练出了一批行业内的优秀人才。20多年来,这个仅十几个人的研发团队中先后产生了三位大医院的信息中心主任、一位国家重点实验室主任、两位企业技术主管、两位业绩显赫的企业家和一位跨国公司资深研究员。同时,这个团队出版了至少五部本行业专业书籍,为行业贡献了三套影响广泛的标准和规范。这个团队在基础数据准备方面不断研究,他们编制的"数据结构使用手册说明"(含"数据字典")"医嘱字典"一直在行业内广为流传。同时,他们编制的"疾病诊断和手术操作名称与代码标准应用指南"不仅使用在自行研发的信息系统中,而且经进一步整理后已由人民军医出版社正式出版,目前已经发行了数万册。

虽然这里涉及较多的是身在医院的 IT 工作者,但对于企业的 IT 工作者也具有借鉴意义。一位企业主管说过:"临床业务是医院信息化的发动机",这反映了他对这项必备基本素养的深刻理解。

2. 深刻理解用户需求,与用户同心

所有供应商无一不是将"把用户利益放在首位"挂在嘴边。可现实情况,包括"新一代"系统落地后的用户反映,又让人感觉"用户所求"和"供方所给"在一些基本点上还没有真正吻合。问题发生的根源就在于供方和需方没有真正同心。例如,用户期望"用最短的时间、以最少的操作得到所要信息。"可现实情况却是,越是新的系统就越让用户感觉"响应更慢了",界面花哨、内容丰富都不能替代用户对"方便"的需求;用户希望建设起来的系统真正成为"自己的系统",可现实却是,越是新系统就越脱离不了"保姆式伺候"。

为什么双方的意愿总是发生错位呢?笔者认为问题源于以下三点:一是,需方要求的是"迅速"和"解决问题",供方想得最多的是新技术的运用及创建"新概念",二者没有真正同心;二是,系统设计人员只注意满足"功能规范"的要求,忽视了对系统内部,特别是基础系统的精心设计;三是,系统设计人员忙于"产品交付"而忽视了测试、试用、优化、总结,以及可以上升为"技术科学"的研究,同时,现场实施人员只顾尽快"满足要求",尽早获得"验收",而没有全面思考如何做好"知识转移",以使用户能够自己驾驭系统。

笔者认为,只有真正站在用户的立场,全面理解使用者的需求,倾心研发用户喜爱的产品,才能从根本上优化行业业态。在当下,把基础信息系统做好、做实,使其具有极强的生命力才是用户最根本的期望。

3. 具备系统科学知识和系统工程素养

乍看起来这一基本素养的要求很高,其实人人都应该达到。《中国公民科学素质基准》就是这样要求的:

第一条,知道世界是可被认知的,能以科学的态度认识世界;

第二条,知道用系统的方法分析问题、解决问题;

第三条,具有基本的科学精神,了解科学技术研究的基本过程。

纵观行业内现存的种种问题,究其原因,都可以归结为系统的设计者和建设者缺少对"系统科学"的基本认知,缺少"系统工程"素养。

关于"系统科学"的概念,本书第一章已进行了阐述。

关于建立"系统工程"素养的必要性,我们可以借鉴钱学森院士在接受国务院和中央军委授予"国家杰出贡献科学家"和"一级英雄模范"奖章后的一段话:"'两弹一星'工程所依据的都是成熟的理论,我只是把别人和我经过实践证明的可行的成熟技术拿过来用,这个没什么了不起,系统工程与'总体设计部'思想才是我一生追求的。"由此可可见这项基本素养的重要性了。

在经过一二十年的高速发展之后的今天，我国医疗 IT 事业特别需要借用钱学森院士的"系统工程与'总体设计部'思想"进行逆向思考。

为了理解这项基本素养的重要性，下面讲述任何人都不愿见到但确实发生过的一件事。

两位青年创业者既有宝贵的医疗专家资源，也有可观的创业资金支持，在"互联网+"的启发下，他们认为通过互联网将专家组成一个协同会诊群体，开展网上协同会诊，就可以造福百姓，他们开发的系统一定会有可观的市场。于是他们便招聘了一批 IT 精英，建立专家库、编制软件，研制了一个"远程专家协同会诊平台"。

系统制作成后看似是一个不错的产品，但真正推向应用时问题就暴露出来了：开展这项业务，无法避免与医院信息系统建立多项连接。因为患者以往的资料都在医院，在会诊过程中很可能还需要再做某些检查、检验，而这些检查、检验需要在医院完成，与此相关的计价和收费，也需要与医院信息系统建立连接。因为在设计该系统时只考虑了"核心业务"，没有考虑这些在运行环境中会遇到的问题，他们在与 HIS 供应商洽谈对接时，对方提出的问题包括：设计和改造这么多接口的工作谁来做？所需费用谁来承担？遗憾的是他们在研发之初没有想到这些问题。

如果他们学过一点"系统学"知识，那么当我们提到系统学的几个要点之后，他们就不会说："你们怎么不早提醒我们？如果早知道这些就没有今天的被动了！"

4. 熟悉基础软件及开发工具的原理和运用

这一基本素养对于我国大多数医疗 IT 从业者似乎已不是主要问题，但将这一基本素养用得好、用得精就不那么简单了，需要既熟悉基础软件的开发原理，又能结合业务实际做出恰当选择。

对于数据库和操作系统的选择，作为一个系统设计师必须做到的是，在可选的范围内，首先对它们的操作效率、支持能力、成熟程度、安全性、稳定性及易操作性等进行全面的比较，然后才能做出选择。

对于开发工具的选择，作为一个系统设计师必须做到的是，在可选的范围内，用常用的典型例题，对它们的方便性、易用性、开发效率，特别是数据库的操作效率等各项指标性要求逐项测试，全面比较之后才能做出选择。

因此，在一个系统里，在保证设置要求得以实现的前提下，开发工具的种类越少越好，以便于用户掌握及维护。

本书第七章"应用架构分析与设计"将对此展开进一步论述。此外，《"军字一号"点滴回望》一书的"系统设计，一诺千金""'精品'意识"等章节的相关内容。

5. 运用系统工程方法，优化软件研发组织管理

我国军工产品的研发不仅技术突破快而且成功率高的原因是与我军的"双指挥"模

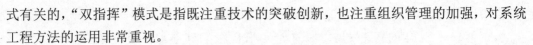

式有关的，"双指挥"模式是指既注重技术的突破创新，也注重组织管理的加强，对系统工程方法的运用非常重视。

反观我们的行业，我曾询问过多位本行业的研发骨干："你们公司的人力成本有没有降低的空间？"他们一致的回答是："有，软件研发和工程组织管理两方面都有，而且空间很大！"看来我们要向军工系统学习了。我们行业的软件研发的组织，哪些方面最该改进呢？我认为，以下两个方面的改进最有针对性。

一方面，必须以系统整体观安排研发任务。如果是一套新系统，则必须首先分析和确定它在整体中的地位。例如，面对一项局部的研发任务/产品，必须首先考虑它属于整体中哪个分/子系统，它与整体、与其他分/子系统有何关联、如何关联，沿用哪些基础数据和成熟技术，与哪些要求统一起来……考虑清楚这些事关全局的问题之后才能决定任务的安排——挂在某个相应团队门下，还是单独设立一个部门。这样做有助建立企业自己的"产品树"，而不是"产品堆"。这就是系统工程方法中的"规划"和"设计"。

另一方面，利用系统工程方法指导产品研发。这里需要强调经常被人们忽略的几个环节。一是，对研发的作品一定要严格测试。按正规要求，首先需要自测试，然后需要交由他人测试，测试的依据是系统设计需求，测试的环境要仿真。二是，坚持试用，在试用过程中不仅要"纠错"，更要检验是否达到了"两个最优"（技术路线最优，最终效果最优）。

如果对每个任务/产品的研发都坚持上述方法和步骤，那么研发的成功率和产品的成熟度定会大幅提升。

第三节　本章小结

本章的主题是阐明医院信息化建设、管理和应用不仅是一门科学、一个学科，而且是一个综合性很强的学科。承载该项任务的部门，其地位和作用应该不低于医院中其他任何职能部门，而且还应该高于医院的所有临床科室。

对医院来讲，只有明确了这点才可能依据学科任务和信息化建设要求选派称职的带头人。对医疗 IT 企业来讲，只有明确了这一点，才能选育真正符合信息系统设计要求的复合型人才。

（任连仲、黄以宽执笔）

本章参考文献

[1] 孙东川, 柳克俊, 赵庆祯, 等. 系统工程干部读本（修订版）[M]. 北京：北京师范大学出版社, 2019.

[2] 任连仲. 超越医疗：HIT 的拓荒——"军字一号"点滴回望[M]. 北京：电子工业出版社, 2016.

[3] 爱德华·克劳利, 布鲁斯·卡梅隆, 丹尼尔·塞尔瓦. 系统架构：复杂系统的产品设计与开发[M]. 爱飞翔, 译. 北京：机械工业出版社, 2017.

[4] 彼得·德鲁克. 管理的实践[M]. 齐若兰, 译. 北京：机械工业出版社, 2019.

[5] 布鲁克斯. 人月神话[M]. 汪颖, 译. 北京：清华大学出版社, 2015.

第三章
用系统工程方法组织医院信息化建设

目前，医院信息化获得了发展的有利条件，以"云大物移智"、区块链为代表的技术发展日新月异；"健康中国"战略带来社会需求呈现爆炸式增长；在"互联网+"条件下，卫生主管部门的鼓励性政策和规范性要求一波接着一波；尤其是 2020 年新冠肺炎疫情这一世界性的重大公共卫生事件，为反思和推进医院信息化提供了历史性机遇。可以说，医院信息化正处在一个压力、动力、支撑力和约束力都十分强劲的"力场"之中。

与此同时，我们也应看到医院信息化快速发展背后的一面：无论是作为"需求侧"的医院，还是作为"供给侧"的 IT 服务商，都普遍存在若干疑惑和问题。以下是一些比较典型的例子。

1. 站在需方观察

进入新的发展阶段，医院的信息化到底"要什么"？达到什么样目标？怎样达到这样的目标？

目标确定之后，需要采用怎样的组织路线和技术路线？应该选择什么样的合作伙伴？

组织路线确定下来之后，现有的信息系统如何升级？是彻底翻新，还是逐步改造？采取怎样的实施步骤才能保证健康有序的发展，并获得预期效果？

系统建立起来后，如何实现用户自己驾驭，摆脱"保姆式伺候"？

这一系列问题是极其复杂的，只有运用系统工程这一"组织管理技术"，才可能避免造成"问题项目""包袱系统"，甚至"烂尾工程"。

2. 站在供方观察

供方必须站在需方的立场上，把国家政策与用户利益融合在一起，而不是简单地套用和堆积"要求"和"规范"。只有这样才能从根本上改善供需双方的关系，优化产业生态。

只有挖掘医疗业务的规律，深入分析业务中的元素，"做实基础系统"，制定好"应变措施"，才能彻底摆脱"按要求拼凑"，甚至"你要什么我给什么"的被动设计的局面。

企业应用系统科学的思维理顺自己的产品系列，提升产品研发效率和系统实施效率，使自己具有实实在在的软实力，并始终处于稳步健康的"螺旋上升"状态。

国内外大量经验证明，要想达到这样的相对理想的状态，同样必须运用好系统工程这一"组织管理技术"。

第一节　系统工程是解决问题的方法论

一、系统工程的发展

系统工程的理论提炼从 20 世纪 50 年代开始。1957 年，美国出版了第一本完整的系统工程教科书《系统工程》。1962 年，A.D.霍尔出版了《系统工程方法论》。1965 年，麦克霍尔出版了《系统工程手册》。A.D.霍尔于 1969 年提出著名的"霍尔三维结构"，为解决人型复杂系统的规划、组织、管理问题提供了统一的思想和方法，在世界各国得到了广泛应用，标志着系统工程方法论的成形。

我国对系统工程的研究与世界基本同步。1956 年，中国科学院在钱学森和许国志教授的倡导下建立了第一个运筹学小组。20 世纪 60 年代初，著名数学家华罗庚大力推广统筹法和优选法，与此同时，钱学森将系统工程应用在导弹等现代武器的总体设计和组织管理中，取得了丰富的成果。1980 年，我国成立了中国系统工程学会。钱学森将他的系统工程思想进行了总结，提出了"从定性到定量的综合集成方法""从定性到定量综合集成研讨厅体系"及"总体设计部思想"，创立了系统工程"中国学派"。

钱学森结合中国的工程实践，形成了具有中国特色的系统工程方法体系，其主要贡献如下。第一，提出了总体设计部思想。钱学森提出的"总体设计部"的人员构成、职责设定和工作方式，为构建复杂的非线性系统、解决困难复杂问题指明了方向。第二，提出了从定性到定量综合集成方法。第三，将系统工程思想提升为适合于各个行业的普适性的理论，提出了包含工程系统工程、信息系统工程、军事系统工程等在内的 14 个系统工程方向，并将系统工程方法论向上拓展，形成了系统科学体系，对我国整个科研和教育体系产生了深远影响。

二、系统工程的定义

对于系统工程，多个国家的多位学者有不同的表述。我们最为推崇的还是 1978 年，钱学森与许国志、王寿云在《文汇报》上发表的《组织管理的技术——系统工程》中给出的定义：**系统工程是组织管理系统的规划、研究、设计、制造、试验和使用的科学方法**。这套方法贯穿了一个系统/项目从立项到成功的整个生命周期。

系统工程是一种具有普遍意义的科学方法论，通俗地讲就是，**用系统的观点考虑问题，用系统工程的方法研究和求解问题。**

除方法论的内涵外，系统工程还有回归"工程"的含义。当我们提及"医院信息化是一项系统工程"的时候，实际上包括了以下几个方面的含义：医院信息化的目标是构建一个复杂的大系统——医院信息系统；该系统既要符合医学业务逻辑又要符合信息技术逻辑，是业务与技术的综合体；该系统既是物理系统，也是业务系统和规则系统，更是社会系统；医院信息化是一系列有目的、有组织、有计划的活动，我们要用系统工程的原理和方法来组织和管理这一系列活动。

三、系统工程的三维形态

系统工程先后出现过许多理论模型，其中影响较大的是 1969 年美国贝尔电话公司工程师霍尔（A.D. Hall）提出的三维形态结构，也称"霍尔三维结构"，如图 3-1 所示。他把系统工程的整个活动过程从工程的生命周期（时间维）、解决问题方法（逻辑维）两个维度进行综合分析，并列出了这种结构可能应用的专业领域（知识维/专业维）。

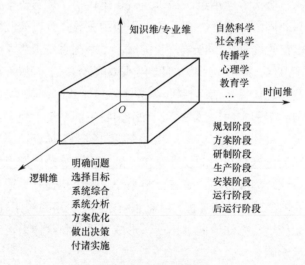

图 3-1　霍尔三维结构

时间维描述一个系统工程从开始到退役的完整"生命周期"中的活动顺序（如图 3-2 所示），一般分规划、方案、设计（研制）、生产实施、运行、更新或退役六个阶段（phase）。这些阶段形成了系统工程的"粗结构"。各阶段完成的具体任务如下：

（1）规划阶段：调查研究，明确目标，制定系统工程活动的政策与规划。

（2）方案阶段：根据规划目标，从社会、经济、技术可行性等方面进行综合分析，提出具体计划和方案，并选择一个最优方案。

（3）研制阶段：以计划和方案为行动指南，把人、财、物、信息组成一个有机的整体，使各个环节、各个部门围绕总目标，实现系统的研制方案，并制订生产计划。

（4）生产阶段：生产、研制或开发系统的零部件（硬、软件）及整个系统。

（5）安装阶段：对系统进行现场安装和调试，并提出系统的运行计划。

（6）运行阶段：系统投入运行，完成运行计划，实现运行功能。

逻辑维是指分析和解决问题时应遵循的程序，它是"霍尔三维结构"的核心维。在上述各个阶段中，每个阶段都可以有七个步骤（step），包括明确问题、确定目标、系统综合、系统分析、方案优化、做出决策、付诸实施。逻辑维也称系统工程的"细结构"。各步骤完成的具体任务如下。

（1）明确问题：明确所要解决的问题，即了解清楚问题的实质。通过尽量全面地搜集有关资料和数据，分析问题的历史、现状和发展趋势，从而为解决问题提供可靠的依据。

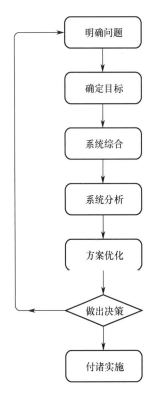

图 3-2　系统工程的生命周期

（2）确定目标：对所要解决的问题，提出应达到的目标，这是系统工程活动的关键步骤。同时，还要制定出是否达标的衡量准则。

（3）系统综合：根据问题性质、系统目标和环境条件等因素，形成一组可供选择的方案，这是一个创造性的过程。

（4）系统分析：运用推演、模拟、评估等技术，进一步说明各种方案的性能、特点及其与整个系统的相互关系，也可认为是对各个备选方案进行分析和比较。

（5）方案优化：根据各个方案对系统目标满足的程度，对每个备选方案都进行综合评价，从中选择最优方案、次优方案，并递交给决策者供其选择。

（6）做出决策：确定最优方案或实施方案。

（7）付诸实施：依照严格而有效的计划实施。

专业维是一个经常被误解的维度。"专业维"是指学科或专业领域，诸如工程、医学、建筑、商业、法律、管理、社会科学、艺术等。其中，工程领域的规范化程度最高，艺术领域距离"规范化"最远。

将成熟、通用的系统工程方法论运用到信息化领域，即运用信息技术解决业务应用

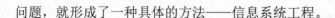

问题，就形成了一种具体的方法——信息系统工程。

第二节　用系统工程方法指导医院信息化建设

从系统工程方法角度，达成最根本的共识、具备最基本的能力，并开展一系列必要的活动，是成功完成医院信息系统这种复杂大系统的必要条件。本节将从**双方共识、需求方（甲方）、供给方（乙方）**三个视角来研究和讨论系统工程方法在医院信息化中的应用。

一、双方共识视角

（一）医院信息化的"专业性"体现

在我国，医院信息化发展进程中最大的一个问题是没有把这件事当作一个专业、当作一个学科，所以才闹出很多"非专业"的、"不靠谱"的笑话。

"专业的"信息化绝不是专业的技术或专业产品的堆砌。如果不熟悉医疗业务又没有系统科学思维和系统工程素养，那么用最先进的技术也解决不好昨天的问题，甚至会产生更糟糕的情况；相反，即便用昨天的技术也可能解决好今天的问题。

专业的信息化应该具体有以下表现。

专业的信息化可以帮助医院进行选择。面对日新月异的新技术、新产品甚至新概念，以系统科学的特性进行分析并进行适应性评价，可以鉴别出哪些是"新酒"，哪些是"新瓶旧酒"，哪些只是贴了新标签的"旧瓶旧酒"；哪些产品拿来就有用、就能用；哪些情况应该做改造、做适配；哪些情况会带来风险。一旦这种分析鉴别能力形成，医院就具备了主动选择决策的能力。

专业的信息化能提高医院运行的效能。医院信息系统的本质是效能工具，可以帮助医院达成预定发展目标，是用于解决问题的。医院的信息化要解决的"问题"主要指：业务流畅性、精准性和协作性；决策的科学性、管理的便利性、专业的服务能力及其可及性；系统运行的可持续性等。总目标是提升医院运行效能。

专业的信息化能够形成价值的"沉淀"。信息化的"沉淀"指信息化建设过程中留下来的有价值的资产，主要指数据资产、信息资产和技术资产。这些"沉淀"除可以实现既定的功能属性外，还包括一些其他重要属性。以数据为例，包括是否完整规范、易用实用易管理，以及结构是否科学清晰等。这些"沉淀物"就成了整个医院复杂大系统的"使能器"。"沉淀物"是否能够成为优良"资源"，取决于信息系统的设计质量、工程实施质量及运行管理的科学性。

专业的信息化过程应该是一条可控、收敛的路径。信息化过程的主流是一个多学科逻辑交织、运用成熟方法论的过程。对医学业务逻辑和系统工程方法的忽视是导致医院信息化"偏离方向"乃至项目失败的根本原因。专业的信息化规划和切实的可行性研究可以从总体上保证信息化获得成功；衔接规划的顶层设计和专业架构设计是保证系统建设不跑偏的有效法宝；适当的横贯性设计、通用性设计可以使整个信息化架构越来越优化、越来越精简，融合度越来越高，而且总体成本越来越低。

专业的信息化应该体现多学科逻辑。医院信息系统本身就是融合医、护、药、技、管等多学科知识的综合体。业务逻辑是信息化需求的源头，深入研究和理解这些业务逻辑是"专业的"信息化的基本要求。那些以技术运用为动力，做亦步亦趋的"听写者"和"翻译者"，或者以阶段性的政策要求为驱动的业务逻辑，最终只能导致信息系统的表面化或碎片化。

现在，医疗业务在往"多学科协同诊疗"方向发展，再加上人工智能技术方兴未艾，如何将智慧、智能技术及其产品融入医院信息系统中，给业务逻辑的分析研究提出了新的挑战。

除医学业务逻辑外，信息化本身还是一门关于人的科学，诸如人性化的界面设计、减轻就诊者的负担、贯彻法律要求和伦理要求等。最后，又需回到话题源头：运用系统科学理念分析这些业务逻辑，运用系统工程方法处理诸多方面的要求，是对信息系统设计者和运行管理者最基本的要求。

（二）构建三维立体信息化世界观

医院的信息化应该是一个什么样的过程？在这点上达成共识是讨论具体问题的基础。缺乏正确的世界观共识，可能造成供需双方信息化关注点的错位，导致不能在正确的时间做正确的事情。

一维世界观。在有些人眼里，信息化是一个线性的开发过程，即"瀑布模型"。经典的瀑布模型强调信息系统开发是一个单向（自上向下）的、分阶段的活动过程。信息系统开发的一维模型如图 3-3 所示，包括需求分析、概要设计、系统实现、系统测试、验收测试等过程。它强调以文档作为阶段产出物，每个阶段完成后再开启下一个阶段。瀑布模型产生于 20 世纪 70 年代，兴盛于 20 世纪 80 年代，是信息化领域最经典、最成熟的过程模型。20 世纪 80 年代被我国采纳并作为国家标准，至今仍当作成熟方法被大量使用。

对于具体从事软件开发、项目实施、系统集成或系统测试的技术人员来讲，这种一维的信息化世界观是非常有价值的。"一维模型"看似简单，实则已经充分体现了"问题导向"的系统工程思想的精华。

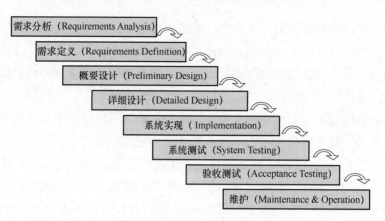

图 3-3　信息系统开发的一维模型

二维世界观。随着软件开发技术的发展和应用需求的推动，经典瀑布模型的过程僵化、需求反应迟钝等问题得到了重视，出现了快速原型法、敏捷开发、极限编程等新型开发技术和方法。同时，系统工程思想在信息化项目的管理组织中的应用也越来越成熟，出现了统一软件过程（Rational Unified Process，RUP）等一体化框架。信息化的世界观进入"二维时代"，可以用如图 3-4 所示的二维模型（也称 CMMI-Dev 模型）来表示。

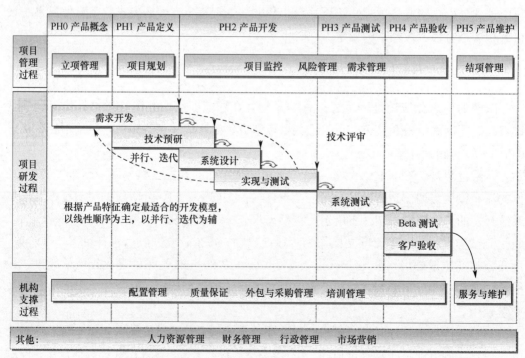

图 3-4　信息系统开发的二维模型（CMMI-Dev）

　　如图 3-4 所示的二维模型给出了信息化过程在"项目级别"的架构。"二维世界观"从两个方面进行了改进和扩充：一个方面是原来经典的线性过程扩展为一个可回溯的瀑布过程；另一个方面是原来单一的技术开发视角，扩展为包括组织管理、项目管理、后勤保障的多重视角。

　　这个二维模型可以成为项目级别的共识，起到凝聚共识、引导行动和简化沟通的作用。

　　三维世界观。信息化二维模型的普及还不能解答我们在信息化实践，尤其是卫生信息化领域的某些困惑：为什么在技术越来越先进、资源越来越充足的情况下，信息化项目的成功率却没有同步提高呢？为什么有的项目技术团队很强，项目经理也名副其实，但项目还是会失败呢？除"项目内"的开发、管理方面等原因外，是否还有其他原因呢？

　　为此，我们需要一个比项目级别世界观高一个维度的世界观和方法论，来洞察和解决"项目之上"和"项目之外"的信息化问题。若要系统地回答这些问题，就需要组织级别的信息化架构，行业内称为"企业级架构"（Enterprise Architecture，EA）。组织级别信息化的三维模型如图 3-5 所示。

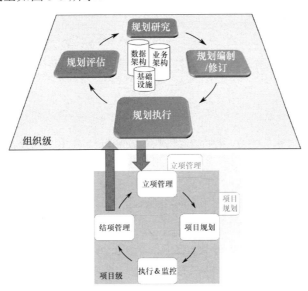

图 3-5　组织级别信息化的三维模型

　　三维的信息化世界观适合于高级管理层，包括组织的首席执行官（CEO）、首席信息官（CIO）、首席运营官（COO）和信息化部门主管。一般情况下，他们需要把握组织信息化的全貌、全局，使整个医院信息化建设和运营有序开展。

　　具备信息化的三维世界观后，就可以获得对信息化的某些"洞察"。例如，有的项目之所以"烂尾"，其实可能根本就不该立项，因为该项目经不起可行性研究；有的项目方案虽然符合"潮流"、有亮点，但与医院现有业务体系及技术架构有很大的矛盾，因此需要系统化的可行性研究。对于已经"烂尾"的项目，应该果断中止，吸取教训，避免再次出现同样的情况；有的基础性问题，已经到了影响全局的程度，则应以最高的优先级进行强化的专项研究，并且将既有的和在建的系统/项目进行一次"对齐"。

"高维度"的信息化活动本身属于软性建设，投资相对较少，但它的价值放大作用不可忽视。通过严谨、科学的信息化规划、可行性研究等咨询活动，可以有效地避免不必要和不成熟的项目建设，把信息化项目建设的最大风险扼杀在摇篮里，花小钱避免大浪费，使信息化架构步入稳定、科学、可治理的良性轨道。

（三）争取做到"两个最优"

"两个最优"是指任何工程项目，无论是整体的还是局部的，都要争取实现技术路线最优、最终效果最优。这是系统工程方法中重要的目标，它与中华民族文化中的"精益求精"一致。如果我们的从业人员，无论是需方的还是供方的，对任何工程项目都秉持这样的态度，将 "两个最优"理念贯穿于工程项目的全过程，那些"得过且过""头痛医头，脚痛医脚"及"只管自己、不管周边"的做法就会逐渐消失，那些"烂尾工程""不要尾款"的不健康现象也将不复存在。

二、需求方（甲方）视角

（一）最关键的能力——需求把握

IT 行业有一句经验之谈：70%的项目失败都跟需求有关；需求把握好了，项目就成功了一大半。

我们把运用系统工程原理进行需求实践的全过程叫作需求工程。CMMI-Dev 模型将需求工程分为两个部分，需求开发和需求管理，如图 3-6 所示。需求工程是一个甲乙双方都需要深度参与、深度协作、双方互相补台的过程。其中，甲方最不可替代的工作就是需求确认。需求确认包括早期的需求确认、中期的方案确认及后期的结果确认。

从医院信息化的角度，甲方的"业务需求代言人"，无论其个人的专业是临床、护理还是医务管理，职位是高还是低，都无一例外地扮演着业务需求方面的权威角色。这个角色必须对业务理解足够深、足够透、足够全面，其最重要的能力包括能够深刻认识业务需求，能够清晰无误地描述业务需求。作为个人，业务需求"代言人"并不需要对医院业务做到面面俱到的精通，其重要的职责是充当业务知识的组织者、呈现者和沟通者。

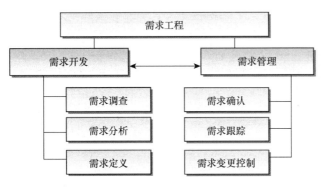

图 3-6　CMMI-Dev 模型

需求工程是一个甲乙双方都需要深度参与、深度协作、双方互相补台的过程。如果甲方能够熟练地掌握建模工具，就可以有效地支持以乙方为主的需求开发工作；如果乙方有专业的分析师，也可以帮助甲方快速、全面地挖掘出自身的业务需求。

需要补充的一点是，如果把医院信息系统看作一个长期建设、持续运营的复杂系统工程，那么上述需求工程的范围还需要扩展。感兴趣的读者可以参考以"连续服务"为核心而不是以"研发"为核心的 CMMI-Svc 模型，以获得关于"需求"的更全面的认识。

正如一位业内著名专家所言："纵观我国医院信息化发展，那些表现好的、有生命力的信息系统大都是在医院这个环境里孵化出来的。"对于从事医院信息化的 IT 工程人员来讲，把握好信息化的"需求"，掌握正确的目标、思路和方法是项目成功的首要条件。从事医院信息化的 IT 工程人员不仅应该掌握 IT 技术，还应该熟悉工程项目所涉及的业务，包括内容、操作、规则，以及其运作规律。

本书将在第五章"核心业务需求分析"中就用户需求的本质、需求的分析与开发及需求的实现进行全面阐述，建议医院信息系统的设计者和建设者深入阅读该章内容。

（二）最重要的活动——规划与顶层设计

面对一项事业的发展，面对一个工程项目，首先要做的就是制定发展规划，又称顶层设计。

医院信息化建设规划，是指在理解医院目前状况和发展战略基础上，结合新技术的发展，提出信息化发展的远景、目标和战略，并制定系统选型和实施策略等规划。

医院信息化发展规划从内容上还可以分为总体规划、专项规划，以及在情况发生重大变化时的调整规划。

虽然这些具体的规划有其特定的目标、条件和关注点，但它们都有着相似的共性逻辑，即站在最高的层次上，运用系统工程方法对未来系统的目标、内容和规范等做出全局性、长期性的安排。这种逻辑可以表现为一种"力场模型"，如信息化建设规划的"四力模型"或"五力模型"，如图 3-7 所示。

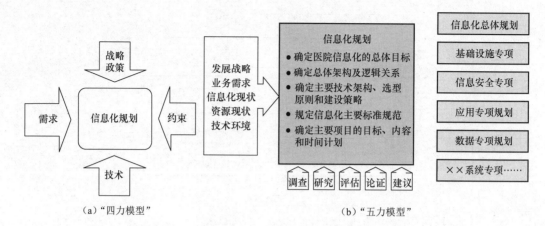

图 3-7 信息化规划的"四力模型"和"五力模型"

规划应该成为医院获得信息化建设主动权、化优势为生产力的主要抓手。实践证明，忽视规划，任由各种信息系统"野蛮生长"，或者将规划随意交给项目承建商"顺便做做"，都会给医院信息化的可持续性发展造成大问题。如果医院信息化研发团队感到自身力量不足，那么借助专业的、中立的规划咨询力量，协助医院找到适合其自身发展方向、提高信息化效能、解决信息化困境将是有效路径。

在规划上的投入不一定会带来十倍的收益，但有可能避免十倍甚至百倍的浪费。

与规划相关的一个新词是"顶层设计"。顶层设计的概念是系统工程方法对社会的另一大贡献。顶层设计在系统工程学中的本义是运用系统科学方法，从全局的角度统筹考虑项目/任务/系统各层次和各要素，追根溯源、统揽全局，在最高层次上寻求问题的解决之道。顶层设计具有**顶层决定性**、**整体关联性**和**实际可操作性**三大特征。从中共中央关于国民经济"十二五"发展规划的建议开始，顶层设计的概念就已经在国家治理、城市建设等领域被广泛接受。

顶层设计与前文所述的系统规划非常相似，简单地讲，可以把顶层设计视为系统总体规划的强化版、精化版，也可以看作（专项）概要设计的总体版；精确地讲，通过顶层设计可以实现宏观规划与专业的概要设计（软件、网络、业务、信息安全等分/子系统设计）的无缝衔接，从而使规划精确、无偏差地落地。这与钱学森院士提出的"总体设计部"思想高度吻合。

最近几年，顶层设计概念从国家治理层面"回流"到信息化领域，尤其在涉及国计民生和生命财产的复杂大系统、大工程中。例如，启动于 2003 年 SARS 疫情之后、因新冠肺炎疫情再次吸引全球关注的"中国传染病与突发公共卫生事件监测信息系统"（又称"网络直报系统"），其系统建设的重要经验就是重视顶层设计。

本节以该系统为例，列举专业的顶层设计应该具有的三种表现。

第一，好的顶层设计能识别最本质的功能需求。

例如，"传染病直报"系统涉及公共卫生应急管理体系"测、防、报、抗、救、援"六大功能的"测"和"报"两个部分，是该体系最本质的业务需求。"传染病直报"系统不应包括临床治疗、指挥调度和病毒科研等内容，但必须与相关系统实现信息共享和业务协同。

顶层设计虽然是居于"顶层"的"粗线条"设计，但也要准确识别该体系的最本质的需求。"粗略"不代表没有深度；相反，不经提炼的"细"和"多"却有可能掩盖对业务的肤浅认识。如果抓不住"测"和"报"的业务本质，就很容易模糊系统的边界和范围，导致问题复杂化，使项目陷入"开口"状态，并带来成本过高、效益不明显等一系列问题。

第二，好的顶层设计在非功能特性的设定上趋向极致。

以"传染病直报"中"报"的需求为例，虽然在功能上比较简单，但应该着重考虑特殊业务背景下众多的非功能性需求。例如，它应该实现如下特性。

（1）快速、多渠道、无边界的"报"。体制内的医生、公共卫生人员、管理人员、社区负责人可以系统地报，普通公民也可以随机地报；利用"体制内"的专用系统可以报，利用政府的乃至社会的各种大数据平台也可以报；有专用计算机、专用网络可以报，只有互联网甚至只要有任何一种通信网络就可以报。

（2）"无痕"的"报"、友好的"报"。专业医生在操作已有相关系统（筛查、分诊、问诊、检验报告等）的时候不知不觉地报，这样做对业务系统干扰小，甚至不需要专门培训就能上手，从而避免了任何可能的"操作不方便""找不到入口"的借口。

（3）足够的通用性和应变性。作为立项依据的国务院文件《突发公共卫生事件应急条例》对传染病报送提出了清晰的通用性要求，即对"不明原因的群体性疾病"的情况实现"早期发现和早期预警"。对于防控业务来讲，实现"38种传染病"的监测代表了扎实的业务能力；但如果在信息系统设计时就对38种传染病做针对性的算法、流程乃至界面设计，就属于"偷工减料"，是典型的不良设计。

（4）足够的鲁棒性。应该实现"想掐也掐不断、想瞒也瞒不住"的"报"，为此需采取多种措施。例如，实现业务过程中同步、自动、智能化地报；进行后台的多源数据比对处理；控制报送权限；减少人工干预等。

上述所列看似"感性"的特性并非凭空想象，也绝不是本次新冠肺炎疫情发生后的"马后炮"。它们是对2003年立项时的"初心"进行需求分析的结果，也是系统工程方法在结构化思维、极致思维、逆向思维等思维方式上的体现。

第三，好的顶层设计是一个逻辑闭环。

顶层设计不是一个"悬空"的设计，更不是"一锤子买卖"。例如，不了解建筑结构和原理的画家也能画出漂亮的房子，但那不是"设计"，如果完全按照画搭建房子，房子可能会塌。

顶层设计的背后是系统工程的完整逻辑。系统工程"V 模型"中包含了三种主要逻辑：分析逻辑、验证逻辑和集成逻辑。系统工程"V 模型"及其三种主要逻辑如图 3-8 所示。

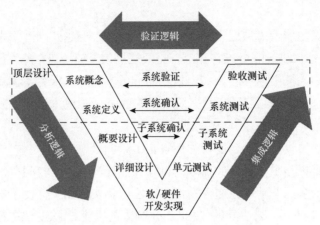

图 3-8　系统工程"V 模型"及其三种主要逻辑

"网络直报系统"作为一个国家公共卫生应急体系的技术子系统，是一个"战时系统"，应该在常态化的模拟中不断地发现缺陷、解决问题，并在解决问题的过程中不断地改进体验、优化架构，将鲁棒性、通用性、友善性和应变能力推向极致，这样才不致在真正的战争到来之时"状况频出"，甚至出现不能用等状况。

医院信息系统虽然"级别"不如"直报系统"高，但其业务更丰富、局面更复杂，因而更有必要在总体层面借鉴系统工程成熟方法，在软性建设阶段就做好顶层设计，以避免出现大的问题。

（三）特别关注数据资产

如果说"系统"是"流水的兵"，那么"数据"就是"铁打的营盘"。"系统"的价值可能随着技术进步而逐渐萎缩，直至归零，唯有"数据"的价值仍会与日俱增。对于系统积累起来的数据，需要特别关注如下几点。

（1）把数据质量及其所能表现出的价值作为评价信息系统的重要指标。

（2）关注数据的完整性。对于人、财、物的数据，都要追求完整。

（3）关注数据的规范性。所有数据，除自由文本外，都必须符合相应的标准或规范。

（4）关注数据的关联性。按照数据之间应有的关系，在需要时实现自动关联、准确比对，如财务上有些地方要求实现勾稽关系。

（5）关注数据的易用性。数据是为了用的，因此要关注其易用性。

（6）关注数据的安全性。对数据库中的数据应按照其属性赋予不同的安全等级，对不同的人授予不同的读取权限。

如果读者需要进一步了解如何保证数据质量、如何设计数据的存储结构、如何管理数据等，请参考本书第六章"数据架构分析与设计"中对这些方面的论述。

（四）稀缺的"软建设"——可行性和适用性分析

在 HIT 行业中，在关键决策环节中"拍脑袋"的现象还比较多。解决这类问题的方法是加强决策过程的科学性，尤其是加强可行性研究和适用性分析。可行性的含义不仅包括可能性，还包括必要性和合理性。可行性研究作为一种咨询活动，其流程如图 3-9 所示，《计算机软件文档编制规范》（GB/T 8567——2006）等文件对可行性研究的范围和内容进行了规范。

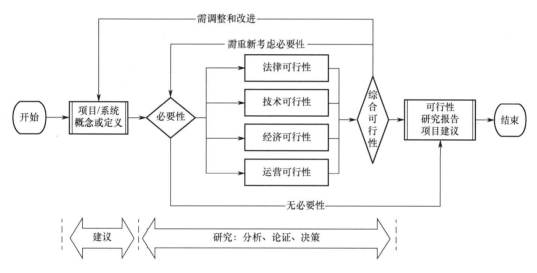

图 3-9 可行性研究的流程

可行性研究的结论可能有以下几种。

（1）不必要——应说明不必要的原因，并给出解决问题的建议。

（2）必要，但当前条件下不可行——应说明不可行的具体原因。

（3）必要，且当前条件下可行——应说明项目定义、所需条件和采纳的方案。

货真价实的可行性研究不是为了"论证"某种意图、"落地"某项政策或单纯地"证明"/细化某个项目动议，而是一个兼具逻辑性、创造性和批判性的咨询过程。它包含了探究、演绎、论证、否定、回溯等活动，是一种高价值、关键性的高端咨询。只有秉持**中立性和开放性**，才能使可行性研究得到有价值的结果。

在"技术可行性研究"中，尤其应该重视对新概念、新技术或新产品的"适用性"研究。IT 技术的更新换代是事实，但也混杂着一些概念"翻新"甚至生造的现象。面对这些表面的或打包的"创新",不妨对其内涵与来龙去脉进行一些粗浅的分析和研究,并对照本机构(本院)的信息化实际和需求多问几个"W"——是什么(What)、为什么(Why)、怎么样(How),以获得该"创新""对我是否适用"的回答。

(五)实现可持续的动力——服务采购和服务补偿

与一般商品的购买不同,HIT 服务的构成方式多种多样:既有产品购买,又有专业技术服务;在各种专业服务中,既有低水平的复制、粘贴,也有高价值含量的问题解决和模式创新。然而在 HIT 行业内,服务的价值评价和经济体现还普遍存在着不科学、不客观等问题。这里面既有行业管理的问题,也有甲方认识的问题。在 HIT 行业中,很多高价值的服务是以没有软/硬件购置,甚至连开发和集成都没有的"软性建设"形式出现的。软性建设的内容虽然一般花费不多、历时不长,但其具有明显的"杠杆"效应,因此其作用不可小觑。例如,一次高水平的需求分析和问题咨询,可能只需要资深咨询师几个人周的工作,但它有可能会减少上百个人月的软件开发,或者可以避免数十万元的产品购买费用。又例如,专业的规划团队认真做一个专项规划或顶层设计,就可能避免数千万元的盲目投入,并极大地提速医院信息化建设。如果甲方能够认识这些软性服务的价值,为高端咨询服务买单,促进健康的行业生态,则是其对 HIT 行业最大的贡献。

三、供给方(乙方)视角

(一)最核心的能力——需求分析能力

"需求工程"的另一方面,就是以乙方为主的需求开发。

对乙方来讲,需求开发能力是其最重要的能力。笔者曾接受过这样一个挑战,某公司 CEO 与我公司一起认真切实地研究过程改进——如果对项目过程进行最大限度的精简,去掉一切不必要的形式化的东西,应该怎样做?咨询人员给出的答案是,保留"需求评审",聘请真正的需求分析专家介入每个项目的需求评审,在系统流程运转起来后巩固流程,最终实现制度化。

"需求"在信息化中是一组内涵丰富的概念。需求从"需要"(Needs)到"需求"(Requirements),再到"需求规格"(Specification),最终成为附着在产品上的"特性"(Features),有一个完整、严密的演化过程——需求工程。读者可以参照 CMMI 相关文档或 RUP 文档进行相关学习。

需求管理和需求开发既是 IT 公司最重要、最核心的能力,也是区分 HIT 行业专业能力的主要标志。从图 3-10 所示的 CMMI-Dev 的金字塔分层视图中可以看出,"管理级"(L2 级,实现基本项目管理)能力包括了"需求管理";而"定义级"(L3 级,实现过程标准化）能力则包含了"需求开发"。

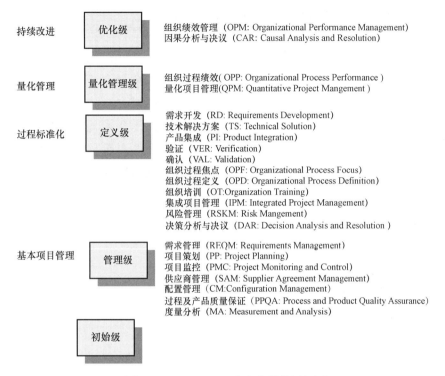

图 3-10　CMMI-Dev 的金字塔分层视图

换句话说，对于 L2 级企业，要求其能够忠实地实现和管理需求，"甲方叫干什么就干什么"，但对于 L3 级企业，则要求其能够根据目的、动机、约束、资源等要素，发掘、分析和定义需求。遗憾的是，真正具有"定义需求"能力的企业凤毛麟角。大多数 HIT 企业，哪怕标称 L4 或 L5 的企业，在需求开发的能力上都名不副实，具体表现为，他们能"听写"和忠实地执行需求，但会将需求定义的责任推给甲方；产品不具备需求灵活性，并极力控制需求变更；方案缺少应对新技术、新政策等环境因素的弹性，动辄推翻重建原有系统；经常将需求变更作为项目延时、经费超支的借口；等等。

面对众多的需求，HIT 企业显然需要高等级的需求管理与需求开发的能力。对于乙方来讲，应着力提升实际的需求开发能力；对甲方来讲，则应该有能力识别服务商在"标称"能力下的真实能力。

（二）展现"靠谱"形象——提高企业级能力成熟度

关于"能力"还有一个重要的概念值得重视，即"能力成熟度"。

在 HIT 实践中，经常会遇到如下几种场景。

场景一：在项目招标时，潜在供应商讲解的方案引人入胜，而一旦项目签约，后续进场人员的表现却判若云泥，甚至不能完成任务。

场景二：企业的核心产品和核心技术掌握在少数人手里，这些人因而获得了极高的职业筹码。

场景三：一些供需失衡或非常"时髦"的岗位（如掌握 PowerBuilder、懂 Python）非常难以招到人，为此企业不惜花重金挖人、留人，导致管理成本居高不下。

这些现象的背后是一个共性的问题——企业的能力成熟度不足，实际能力成熟度为 2 级甚至为 1 级。由于没有进行标准化和制度化建设，因此个人能力不能转换为团队能力，团队产品不能转换为企业资产。如果能够建立常态化的沟通、培训和考核机制，并建立完善的项目管理（含项目资产管理）制度，那么这些问题都会迎刃而解。

企业能力成熟度就是企业是否"靠谱"的标志。对于乙方来说，应着力提升实际的能力成熟度至 3 级以上；对于甲方来讲，则应该有能力识别服务商在"标称"成熟度时的真实成熟度。

（三）重视标准化与规范化设计

标准化和规范化是医院信息化的基础，是实现信息资源共享的必要条件，这一点已经成为行业内的共识。我国卫生领域的标准化已经取得了可观的成绩，我国已先后发布了《电子病历系统功能应用水平分级评价方法及标准》《医院智慧服务分级评估标准体系》等一系列评估规范，在指导医院信息化建设的同时，提供了大量的"外部"约束。

对于如何看待和应用这些标准和规范的问题，我们认为，不能简单地用"遵循"或"采纳"来概括，而是要根据具体的需求场景和目的实行不同的策略。例如，对于以"数据"为主要内容的各种标准（包括电子病历），应该尽量遵守标准和规范，并将其作为数据规划和应用设计的依据；对于各种功能性规范和各种以评估为目的的规范，应视为需求分析的基础元素，对其进行挖掘、分析，找寻其背后的全局性的业务和技术逻辑，直至形成稳定的企业级架构。

标准和规范是为解决复杂大系统的分工协作而制定的。这些标准和规范是否符合行业现有标准，是否具有开放性和扩展性的设计，是决定系统生命力的重要指标。在未确定标准和规范的情况下，还需要进行自有标准和规范的设计，以求获得系统的最大价值。

（四）重视通用性和横贯性设计

医院信息化与其他行业信息化相比，其特点在于具有通用性和横贯性的设计。

通用性是指在某个环境下构建的系统能够不加修改地在另一个环境（包括软/硬件）中运行的特性。理想的通用性是一次性研发的成果（产品）可以反复运行，仅需要做一些环境针对性的数据配置而不需要重复设计和编写代码。

虽然产品化和高通用性设计有一定难度，但这些特性应该成为每一个 HIT 企业的目标，这是因为，通用性的设计能够数量级地节省研发成本。对于整个行业来讲，推行产品化和高通用性的设计可以将大多数 HIT 企业从重复性、低价值的研发中解脱出来，从而可以减少资源浪费，避免同质化竞争。

与通用性设计不同，横贯性设计是指以共用的底层设计（如公用数据结构）对不同的上层设计（如各种应用功能）进行支持。

在 HIT 领域里存在大量的横贯性设计需求，如电子病历系统、医嘱录入系统（CPOE）、临床决策支持系统（CDSS）都需要横贯性设计。这些系统不是一般意义上的封闭性系统，而是基于标准化的公用数据结构、定义标准化交互接口的开放式系统。例如，电子病历系统并不是一个边界清晰的独立应用系统，而是一个基于公用的电子病历数据结构，通过与多个相关应用系统（如门诊、住院、护理、医技等）交互而完成其功能的"篮子系统"。统一的院级数据规划（而不是任由每个应用系统各自独立、自由定义的数据结构）是保证横贯性设计成功、避免信息孤岛的必要条件。

（五）成为"问题解决者"，而非"问题制造者"

在 2020 年新冠肺炎疫情期间，有很多 HIT 厂商积极地为抗疫信息化做贡献，他们纷纷捐献设备、物资，捐献信息系统，甚至派出团队提供驻场服务。但大多数厂商都遭遇了疫情的严酷"教育"和无情打击。其原因非常简单，在充满未知和风险、使用者连呼吸都不方便的环境中，信息系统只有具备了足够的稳定性、鲁棒性，具有足够的应变能力，部署简便，甚至"免维护""免培训"，才能存续下去。反之，如果不具备这些条件，则会因不能适应应用环境而无法使用。

严酷的场景印证了一句话：HIT 企业要做"问题解决者"，而非"问题制造者"。

其实，制造问题并非本意，解决问题才是初衷。医疗卫生健康事业是一项关乎健康、关乎生命的事业。医院信息系统已经成为医院正常开展业务、实施治病救人的不可或缺的工具。如果不掌握系统工程的方法，不具备提升能力的自觉性，就很有可能成为"问题制造者"。

我们把"问题解决者"的成长路径，作为本章的总结：

- 掌握系统工程方法，具备"项目级别"的识别问题、解决问题的能力；
- 建立企业的制度规范，提高需求开发等企业级核心能力；
- 帮助客户进行规划与顶层设计，建立以数据为中心的系统架构，实现信息化价值持续积累；
- 赋能客户解决问题、应对技术发展和优化系统架构，与客户共同成长。

（黄以宽、任连仲执笔）

本章参考文献

[1] HALL A D. Three-Dimensional Morphology of Systems Engineering[J]. IEEE Transactions on Systems Science & Cybernetics, 1969, 5(2):156-160.

[2] 林锐, 王慧文, 董军. CMMI3 级软件过程改进方法与规范[M]. 北京：电子工业出版社, 2003.

[3] 黄以宽. 世博会信息化规划的逻辑[J]. 信息化建设, 2011(2):14-18.

[4] 金水高. 我国公共卫生信息系统发展的回顾及展望[J]. 中华预防医学杂志, 2008,42(z1):65-70.

[5] CSDN. 信息系统可行性分析[EB/OL]. [2020-12-09]. https://blog.csdn.net/q947448283/java/article/details/105074850.

[6] 沈剑峰. 现代医院信息化建设策略与实践[M]. 北京：人民卫生出版社, 2019.

第二篇　核心篇

医院核心业务系统（医院信息系统的基础系统）是构建数字化医院、数字化医疗联合体、区域医疗应用及互联网医疗应用的基石。因此，医院核心业务系统必须具备稳定的系统能力、高效的响应速度，以及应对复杂场景的灵活性、适应变化的可扩展性、互联互通互操作性、数据安全和隐私保护等特性。医院核心业务系统对于整体医院信息系统的价值和作用非常重要。

本篇以用户为中心，以系统工程方法论为指导，着力为读者呈现完整的医院核心业务系统软件的设计过程。本篇内容包括核心业务系统界定、核心业务需求分析、数据架构分析与设计、应用架构分析与设计、集成策略与用户体验设计，旨在阐述医疗信息化工作的科学世界观与方法论，在每章的内容安排上突出基础理论、需求概述、设计过程、典型案例分析等。

第四章
核心业务系统界定

本章通过分析医院（或医疗机构）信息化发展过程、建设模式及建设理念，提出强化医院核心业务系统建设的必要性，并给出医院核心业务系统建设的内涵、目标与边界，以及划分核心业务系统边界的原则。

第一节　核心业务系统的提出

一、"烟囱式"医院信息化建设模式亟待终结

"烟囱式"信息化建设模式似乎离我们已经很远，很多人会认为我们现在有一体化的 HIS、HRP，有集成平台，有 CDR、患者 360 视图和临床数据中心等，因此就能够实现流程闭环，怎么还存在"烟囱式"建设模式呢？

回顾历史，医院信息化由单机应用、部门级应用向企业级应用的升级始于 20 世纪 90 年代中期，以"军字一号"工程、"金卫工程"等为代表的国家级项目建立，并形成了具有里程碑意义的医院信息系统基础框架（简称"原 HIS 框架"），该框架明确定义了患者主索引，覆盖了从住院、入科、出院、结算、病案编目到统计的主要医疗业务流程，形成了就诊记录，建立了以医嘱为主线的业务模型，该模型很好地满足了临床医嘱、收费管理、药品供应与医嘱执行的业务需求，实现了医院信息化从管理向临床的过渡，医生工作站和护士工作站的应用为后续的临床信息化的大规模应用打下了良好的基础。"原 HIS 框架"在技术实现上突出了一体化设计，以一体化模型为基础进行统一设计，以关系型数据库为支撑，功能模块之间紧耦合，数据高度共享，整个系统简洁、高效。

医疗供需矛盾与医改政策不断推动医疗信息化的发展，尤其是近十年来，围绕信息化主题的规范、方案层出不穷。2010 年 4 月，卫生部印发关于《电子病历基本规范（试行）》的通知，同年 11 月发布了《电子病历系统功能规范（试行）》，并先后发布了《电

子病历试点工作方案》（卫医政发〔2010〕85 号）、《关于推进以电子病历为核心医院信息化建设试点工作的通知》（卫办医政函〔2011〕436 号）等一系列文件，医疗信息化建设的热情日渐高涨。

首先，围绕电子病历为核心的应用受到了医院的高度重视，以"自由文本+结构化模板"作为病历书写方式的电子病历编辑器产品被普遍接受，各类辅诊系统蓬勃发展，医院中检查、检验环节的信息化产品不断成熟并丰富，这都为完善电子病历的内容奠定了重要基础；同时，集成平台和 CDR 数据中心建设得到重用，在此基础上，患者 360 度视图等系统不断涌现出来，实现了主要医疗环节之间的数据共享，医嘱（申请）、报告、费用等作为主线，实现了主要业务网络化协同，优化了工作流程，提高了工作效率。同时，一些流程实现了闭环管理，已经能够完成从医嘱发起到医嘱执行全过程的数据共享，每一个环节的信息都能反馈到医生端，实现了医嘱闭环管理。

其次，智慧患者服务飞速发展。国家卫生健康委认真贯彻落实党中央、国务院关于发展"互联网+"的重要决策部署，促进了互联网、物联网、大数据等信息技术与医疗相融合，推动了医院信息化建设进入新的阶段。医院各类患者服务信息系统从功能到形态不断花样翻新，在功能上（预约挂号、支付、导诊、结果查询、随访、咨询等）不断扩展，从形式上（自助、电话、网站、短信、微信、App 等）不断扩充，如实现了医院的挂号途径少则 2、3 种，多则 10 余种，足见医院对患者服务的重视。

医院信息化发展至今，在取得巨大成就的同时，依然面临着很多问题。2017 年 8 月 5 日，由 HIT 专家网、福建省卫生医疗行业计算机用户协会共同主办的"2017 中国医院信息系统创新与应用论坛"上，解放军总医院医学信息情报所高级工程师薛万国在其《医院信息系统的过去、现在和未来》的主题报告中对此进行了明确而深刻的阐述。在此引用如下。

首先是普遍存在的问题即集成的困扰。当前，国内医院中的异构系统数量越来越多，接口数量快速增长，但都普遍缺乏标准化接口，既不支持标准，也不开放接口与事件，几乎全为封闭系统。同时，所有的集成工作还离不开厂家配合，在集成的过程中，接口需要双方去约定，所以无法实现医院自主集成的问题。近两年，很多厂家大力推广集成平台，但是在一个非标准、不开放的情况下，集成平台只能实现接口的统一管理，不能解决非标准带来的接口定制问题，所以集成的工作量并没有下降，根本的原因在于缺乏开放的标准化的接口，这是我们普遍面临的一大问题。

其次是目前系统存在的碎片化现象。由于原有系统功能不完善，因此不得不引进新的功能模块"打补丁"，原本按业务域划分的系统演变为按功能和技术划分，本应一体化设计的系统被割裂。这些年来，电子病历、移动护理等厂商崛起且生存得非常好，这一方面推动了临床信息化的应用，但另一方面反映出病房信息管理系统和电子病历系统被割裂开。系统的碎片化对系统的发展造成了重要影响，不利于建立统一的基础架构，同时也增加了集成的难度。

最后是形式上的繁荣和内涵上的不足。外围系统繁荣，患者服务形式不断翻新，但不触及也解决不了医疗的根本问题，信息化含金量低。作为医院信息系统的核心，临床医疗信息化及相关的系统整体性技术等医院核心业务发展门槛高、周期长、进展迟缓，并且市场短视效应明显。大家都愿意围绕所谓的热点、亮点和能够短期见效的问题去做研发，不愿意花功夫投入在长线的、基础性的系统研发上。

从总体上来看，现阶段的医院信息系统实现了电子化记录和网络化传递，实现了"面"的覆盖，在取得这一巨大成就的同时，现阶段的系统在"点"的深化应用上有迫切需求。面对系统的发展需求，基础框架不适应的问题更加突出。现阶段的系统在基础架构上更多的是对过去系统的继承和延续，未来需要更为彻底的升级。

由此可见，目前医院信息化建设所面临的问题本质还是"烟囱式"的建设模式在作祟。现阶段，虽然医院信息系统经过 20 多年的发展，但是其基础架构仍然是"原 HIS 框架"的继承与延续，医院信息系统建设一般采取的模式是，首先建立一个基础的 HIS 系统，而后由医院根据自身发展及政策要求不断完善医院的信息化建设，一般由业务部门提出需求，信息部门进行产品厂商的入围筛选与招投标，再进入需求收集、客户化开发、测试、上线的项目周期中。某种程度上，每个新系统的上线都预示着一座新的"烟囱"矗立而成，这种基于简单业务需求，有时甚至是对功能要求或对技术实现方式要求进行的系统建设的方式已经成为过去相当一段时间内医院信息化建设的标准流程，该流程导致医院信息化建设早期的医院内部"烟囱式"系统林立，有些医院住院医生需要切换操作两三个软件才能完成其日常工作。这正是今天很多医院在面对医改、互联网转型时感到困难的根节所在。

对于"烟囱式"系统建设为医院带来的弊端至少有以下三个方面。

1. 重复建设、重复投资

无须仔细梳理那些"烟囱式"系统，就能发现大量的功能、业务和冗余的数据在多个系统中同时存在，仅从建设和运维这两个方面的成本投入的角度，对于医院来讲这都是很显性的成本和资源浪费。但这些对医院带来的危害还是最小的，只是成本的损失。

2. 集成共享成本高

随着医院的建设与发展，打通这些"烟囱式"系统间的壁垒，以提高或优化医院运营效率、改善医疗安全与质量势在必行。特别在如今互联网、医改深入推进的时代，尤其是国家相继推出电子病历应用水平分级评价、医院信息互联互通测评及医院智慧服务分级评估等活动后，更好地整合医疗资源、确保医疗安全与质量、提升患者服务、实现各个系统间的交互已成为必然。

渐进式建设应该是医院信息化建设中最为常见的，一方面是出于医院资金分批投入的考虑；另一方面由于医院信息化产品本身是随市场需求的推动逐步出现的。很多医院，尤其是信息化建设投入较早的医院，由于早期系统不够完善，没有提供门诊医生站、电子病历编辑、移动护理等功能，因此当对这些功能的需求出现时，他们相继建设了这些系统，导致医院的系统越建越多，少则几十个，多则一百多个，而这些系统普遍缺乏标准化接口，既不支持标准，也不开放接口与事件，几乎全为封闭系统，而医生在临床诊疗活动中，需要随时掌握患者在各个诊疗环节的医疗信息以确保医疗安全，但门诊就诊记录、处方信息、检验检查结果、护理记录、体征信息、医嘱执行情况等信息都被之前的"烟囱式"系统拆分到了不同的系统中，因此医院不得不开始打通这些"烟囱"，以获得完整的患者诊疗信息。

面对上述业务需求和系统处境，很多厂家大力推广集成平台，以重点解决异构系统之间交互的问题。一时间，不少医院纷纷建设集成平台项目，但是在非标准、不开放的情况下，集成平台只能实现接口的统一管理，不能解决非标准带来的接口定制问题，所以集成工作量可想而知。

纵观医院集成平台项目的实施，医院为了打通系统所花费的费用高昂，这其中涉及大量的协同与开发费用。

3. 不利于医院核心业务能力的积累与可持续发展

从传统医院信息系统建设的生命周期看，一旦系统上线后，就进入了运维阶段。在运维阶段，也会有系统功能完善和新业务需求升级的需求，但往往周期较长，一般为数月、半年、一年或更长。而事实上，新业务的需求是与日俱增的，在现今的国家医改政策及互联网技术的双重因素驱动下，来自政府、患者、市场的反馈都要求系统提供快速响应，而传统项目的迭代周期对业务的响应和支持就显得越来越吃力。

之所以出现上述情况，其根本原因还是因为存在着封闭式的"烟囱式"系统。系统一旦交付，厂家就希望系统处于"稳定"状态，这里的"稳定"当然不仅仅是指系统运行的稳定，而且还是指这些系统提供的功能变得"稳定"，也就是说，这些系统上线后，在接下来的几年时间里几乎不会增加新的功能。

虽然厂家与医院签订了维保合同，但往往只涉及系统漏洞的修复，对于医院的一些新业务需求，一方面需要厂家与医院进行商务谈判及执行复杂的招投标流程，另一方面，由于系统是封闭的、紧耦合的，对系统的任何改造都需要谨慎对待，因此必须进行认真的分析和梳理，既需要考虑系统内部的影响，也需要考虑系统外部的影响，这就需要时间，而且时间越久越难以下决策，最后往往又是新建一个"烟囱式"系统了事。

上述弊端是基于成本和效率的角度，以下弊端则是基于发展的角度。采用"烟囱式"建设的系统体系，医院中同一业务领域的数据往往被打散在不同的系统中，采用系统集成的方式可以解决目前相关业务间的交互问题，但这样的方式治标不治本。随着业务的发展，系统集成的方式最终无法满足业务快速响应和业务模式创新的需求。因此在一段时间中，很多医院经常出现如下情况：一个系统上线并运行几年后，医院信息中心会向医院领导反映现有系统无论是技术架构还是业务模型都不能满足现在医院发展的需求，需要整体系统升级，而这样的升级往往意味着对原有系统的推倒重建。这样推倒式的重建不仅会对正在运行的业务产生影响，造成大量的基础功能的重复建设与资源投入，更重要的是还会对之前多年的业务沉淀能否得到保留提出挑战，这对于医院来说可能是最大的资产流失。

综上所述，"烟囱式"系统亟待终结，因此需要一个开放的、可扩展的医院核心业务系统架构，从而能够支持其服务能力随着医院的发展而与时俱进。

二、践行系统工程理念成为必然选择

（一）医院信息化需要整体性思维重构

系统论"鼻祖"贝塔朗菲认为，对于一个有生命的系统，其功能并不等于每一个局部功能的总和。例如，熟知人体每一个细胞的功能，并不等于研究清楚了整个人体的功能。因此，多出一个部分功能，整体的功能未必增强，而少掉一个部分功能，相应功能未必失去。系统是由要素与要素之间的关系构成的，并且系统具有原来的单个要素所不具有的性质，包括量的增加和质的飞跃，即"系统的整体大于部分之和"。

系统论思想给我们最大的启示就是要建立"整体性思维"的观念，系统的要素之间的相互关系及要素与系统之间的关系应以整体为主进行协调，局部服务整体，整体效果为最优，简单地说就是，要想办法做到整体大于部分之和，要充分运用好"系统工程升降机"原理，这是一个形象化的说法，也就是说，要把要研究的对象系统标记为 A，A 是处在某一个特定层次上的。研究系统 A 时，我们不但要面对 A，而且要上升一个层次，看清 A 的全貌，总揽全局；同时还必须下降一个层次，深入 A 的内部，了解 A 的内部结构，了解某一部分与其他部分的联系或结构。

例如，研究医院的信息化问题，就必须上升到医院的层次分析有关情况，首先需要了解和分析医院的人员、部门构成，组织使命，当前现状，存在问题与痛点；还要了解医院在区域中的定位、有哪些行政主管部门、对医院都有什么要求与影响、与其他医疗机构的关系，以及如何进行医疗协作，才能对医院信息化的总体需求与目标有比较清晰的认识；另外还必须深入医院具体的业务流程中，如门诊、住院、药品耗材供应、维护管理、MDT、日间病房、财务、质控、医疗管理、行政管理等，以了解这些具体业务的运行现状、探索改进优化方案等，从而对医院的信息化问题产生比较全面的认识，才能研究和制定出医院的信息化发展规划。

在宏观层面，随着取消药品加成、医院管理体制建设、医院运行机制改革、医疗服务体系建设、鼓励社会办医等医改举措的深入和推进，医院在组织架构、任务目标、服务方式、考核办法等方面正在悄然发生着变化。首先，在组织架构层面，医疗联合体、医疗共同体、医生集团、医生多点执业等情况成为常态，民营医疗呈集团化发展态势，资源整合需求强烈；其次，破除公立医院逐利机制，取消药品加成，逐步推行 DRGs 付费制度，加强药品耗材采购、使用监管制度，有效缓解群众看病难、看病贵问题；再次，大力鼓励医院服务创新，为患者提供多样化服务手段；最后，逐步推行医院绩效考核，2019 年年初，国务院办公厅印发《关于加强三级公立医院绩效考核工作的意见》，要求三级公立医院先行建立绩效考核指标体系，同时逐步推广对所有医疗机构的绩效考核，通过绩效考核，推动三级公立医院在发展方式上由规模扩张型转向质量效益型，在管理模式上由粗放的行政化管理转向全方位的精细化绩效管理，促进收入分配更科学、更公平，实现效率提高和质量提升，促进公立医院综合改革政策落地见效。

在微观层面，随着药品取消加成，DRGs 支付方式的落地，医院在运营方面发生了改变。第一，医院在改善流程、提升效率上做足了功课，如临床路径的应用、日间手术的开展、全资源预约的推行、SPD 项目的上马等；第二，医院在医疗安全质量管理上进行了有益探索，开展了多学科联合会诊，建立了各类急诊抢救中心，试行了区域性医疗质量监管；第三，医联体机构之间协作，如转诊、转检、会诊、带教、随访等需求强烈；第四，医院开展多元化服务的热情提升，开设了互联网医院，不少医院在线上开展咨询、慢病复诊、随访、护理等业务。据报道，2019 年 8 月，江苏省中医院、江苏省第二中医院、江苏省肿瘤医院、南京医科大学第二附属医院、东南大学附属中大医院、连云港第一人民医院、连云港第二人民医院等医院作为首批获得互联网运营牌照的医院，正式上线运行；第五，人工智能、5G、物联网等新技术不断推动医疗工具升级与医疗方式变革，如智能导诊、智能读片、临床辅助决策、5G 远程手术等技术不断出现；第六，精益化管理要求越来越高，无论是从医院、科室到人员的绩效考核，还是从医院各类运营计划、预算到计划执行、预算落实的财务核算管理，以及从各类资源的配置（如专家、设备、床位）到其预约、使用、评估、调整的闭环管理，甚至从药品、耗材的计划、采购、保存到使用的全程监管等均提出了越来越具体的精细化管理要求。

无论是根据宏观层面还是微观层面的分析均可看出，当前医院对信息化的期待是很高的，主要表现在以下方面。一是需要支持开放式的多机构运营管理，医院信息服务不再局限于医院内部，而是需要满足多院区运营、资源共享与业务协作，跨机构的业务协同（如药品、耗材的 SPD、处方外流等），多类型人员注册与权限管理，开放的患者服务等功能要求；二是需要支持多场景服务的有效性、可用性与一致性，医院流程优化的需要及移动互联网技术的进步，医院内各类岗位应用场景越发多样化，移动化应用的需求越来越多，因此保证相同服务在不同应用场景中应用的有效性、可用性与一致性是亟待解决的问题；三是数据隐私与安全保护越来越得到重视；四是支持单岗位多角色职责的有效履行，基于医院精益化管理的要求，一个岗位往往需承担多个角色的职责。这些职责的履行，有些是医生擅长的，有些是医生不擅长的，但无论是否擅长，都需要软件系统为其赋能，不能有短板；五是支持新技术应用的适应性与包容性，大数据、人工智能在医疗领域的研究成果不断出现，但如何将这些成果可持续地应用于临床，这就要求临床信息系统要有足够的适应性与包容性。

然而就医院信息化现状来看，上述需求是难以满足的，不少医院通过开发补丁软件、集成平台等方式进行了一些有益的尝试，但其结果是只能在部分要求上满足需求，且实施成本高、可复制性差，没有很好地体现系统论的思想，难以达到整体大于部分之和的效果。信息系统的整体性决定了它对于来自外界环境的任何影响都是以系统的身份出现，并从整体上做出反应。信息系统的个别因子或子系统在受到外界作用时，在没有把这种作用传递给系统中枢并由系统整体做出调节前是不能做出任何适当的反应的，即使有，也是本能的、下意识的、临时的、单一的、影响力有限的自发行为。因此从系统的整体性出发，重构医院核心业务系统时，通过调节系统的结构、完善系统的功能，达到系统与外界环境的新的平衡和协调，保持系统相对的有序性和稳定性，不失为一个明智的选择。

（二）核心业务系统是医院信息化的基石

系统的层次性原理指的是，由于组成系统的诸要素的种种差异包括结合方式上的差异，因此使系统组织在地位与作用、结构与功能上表现出等级性和秩序性，形成了具有质的差异的系统等级。利用层次概念可以反映这种具有质的差异的、不同的系统等级或系统中的高级差异性。

系统是由要素组成的。一方面，某一系统只是上一级系统的子系统（要素），而上一级系统又是更大系统的要素。另一方面，该系统的要素是由低一级的要素组成的，因此该系统被称为系统，实际上只是相对于子系统，即要素而言的，而它自身则是上一级系统的子系统，即要素。客观世界是无限的，因此系统的层次也是不可穷尽的。高层次系统是由低层次系统构成的——高层次包含着低层次，低层次属于高层次。高层次和低层次之间的关系，首先是一种整体和部分、系统和要素之间的关系。高层次作为整体制约着低层次，又具有低层次所不具有的性质。低层次构成高层次，就会受制于高层次，但仍会有自己的一定的独立性。例如，有机体由器官组成，各个器官统一受有机整体的制约。但与此同时，各个器官在发挥自己的功能的同时，又有着一定的独立性。一个系统如果没有整体性，那么这个系统也就崩溃了、不复存在了。同时，一个系统如果其中的要素完全丧失了独立性，那么该系统也就变成了"铁板一块"，这时，该系统也就不存在了。系统的层次区分是相对的，相对区分的不同层次之间又是相互联系的。往往可以看到这样的情况，不仅相邻的上下层次之间相互影响、相互制约，而且多个层次之间相互联系、相互作用，有时甚至多个层次之间存在协同作用。系统发生自组织时，系统中出现了众多要素、多个不同的部分、多个层次的相干行为，它们一下子全都被动员起来，使得涨落（系统的非稳定状态）得以响应、得以放大，造成整个系统发生相变，从而进入新的状态。

通过研究成熟的企业管理信息系统可知，企业管理信息系统是一个以人为主导，利用计算机软硬件、网络通信设备及其他办公设备，进行信息的收集、传输、加工、储存、更新和维护；以企业战略竞优、提高效益和效率为目的，支持企业高层决策、中层控制、基层运作的集成化人机系统，其层次结构如图 4-1 所示。

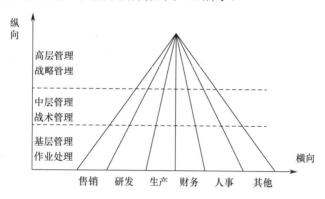

图 4-1　企业管理信息系统层次结构

借鉴企业管理信息系统层次结构，本书结合当前医院信息化发展现状，以及未来发展需要，提出基于核心业务系统的医院信息系统分层模型，如图 4-2 所示。

决策分析层	管理决策、临床科研……	信息管理
管理控制层	财务核算、医保管理、感染控制、病案统计、质控、绩效考核……	
业务保障层	影像、超声、内镜、电生理、检验、输血、供应室、手术麻醉……	
核心业务层	核心服务、资源调度、药品物资保障、运营执行	

图 4-2　医院信息系统分层模型

核心业务层包括就诊流程管理、医嘱处理、病历文档记录、药品物资保障、资源预约管理、结算支付、医保支持等事务型处理系统，以及各类业务规则、临床诊疗知识库等知识管理及临床决策支持系统，是整个医院管理信息系统赖以存在的基础，它的输出是业务保障层及管理控制层的主要数据来源。业务保障层主要支持医技科室，包括手术室、核医学科、放射科、超声科、心血管超声和心功能科、检验科、病理科、药剂科、内镜室、消毒供应室、营养科等，其运行依赖于核心业务层，一般由核心业务层的系统发起，其运行结果反馈给核心业务层的系统，为临床诊疗提供有价值的诊断、治疗信息。因为这一层使用的软件专业性较强，所以也常被称为医院信息流中的"专用系统"。管理控制层以医院管理质量指标、运营效率指标、可持续发展指标等为依据，以核心业务层、业务保障层生成的数据为数据源，通过分析形成各种报表、预警信息等信息，反映医院运行状况，同时又将这些信息通过信息系统或激励手段反馈给当前科室、个人，用于指导和纠正临床人员的业务行为，使医院整个系统处于可控、稳定的状态。决策分析层通过汇聚核心业务层、业务保障层、管理控制层提供的数据，以及其他数据，利用数学建模，有针对性地选择和管理数据，并对临床科研问题进行分析，形成决策建议或知识模型，同时将分析成果应用于核心业务层，以优化诊疗流程、提升医疗质量。

从医院信息系统规划设计的角度来看，核心业务层反映的是医院各个岗位的需求，管理控制层反映的是医院的业务需求，而决策分析层用于制定医院的战略方向、调整业务需求和业务目标。医院作为一个整体，通过核心业务层、业务保障层、管理控制层及决策分析层的相互作用，确保医院业务价值的最大化。医院信息系统的层级特性如图4-3所示。

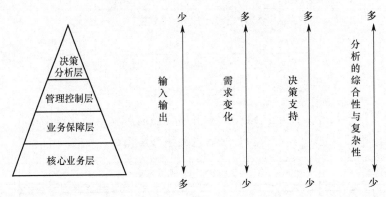

图 4-3　医院信息系统的层级特性

第二节　核心业务信息系统的定义与目标

一、核心业务信息系统的定义

医院核心业务信息系统是否可采用 HIS+CIS+HRP 的方式来搭建呢？回答是否定的。

首先，这几个概念都是因市场推广需要而产生的，在内含和外延上并没有精确的定义和清晰的边界，有的还歪曲了它本来的含义，在指导医院信息化建设时不具有科学性与严谨性。

医院信息系统（Hospital Information System，HIS）在理论上，是指完整的医院信息系统，应涵盖医院临床业务、医技、药品物资、财务、后勤及数据中心等信息系统。然而，由于在医院信息化早期，HIS 系统只承担了挂号、收费功能，后来也有一些厂家将其功能扩展到药品、物资管理等方面，并将收费直接前置到临床，因此人们习惯地认为这样的系统是 HIS 系统，便形成了狭义的 HIS 的概念。

临床信息系统（Clinical Information System，CIS）是继医院挂号、收费等业务信息化后，不断出现的医疗、护理与医技部门信息化产品，如医护工作站 PACS、LIS、心电等专用系统。人们为区别于前期的系统，将该部分的系统总称为 CIS。

医院资源规划（Hospital Resource Planning，HRP）是由于早期一些医院信息系统的人、财、物管理比较粗疏，有的医院提出要对人、财、物实现"精细化管理"，基于此，有些商家便采用企业资源管理的理念和手段实现这一目标，于是便出现了 HRP 这样的概念。

其次，那些已采用"HIS+CIS+HRR"的方式来规划医院信息化建设的医院，是受历史条件限制不得已进行的选择，而非最佳或合理选择。例如，HRP 系统是独立于 HIS 开发的，目的是提高精细化管理程度，然而现实情况是，绝大多数 HRP 项目在实施时，都遇到了共同的困难，那就是从 HIS 中取数据时，若 HIS 系统缺少相关数据，如不额外补充，那么"精细化管理"的目标就无法达成。当对 HIS 内部数据结构或含义不熟悉时，无法获取数据，或者即使得到数据也无法利用，因此目标也无法达成。

综上，我们认为，简单地将"HIS+CIS+HRP"组合起来构建医院核心系统是不科学的，是不应提倡的。本书主张恢复 HIS 本来的含义，抛弃 CIS、HRP 的概念。

从医院层面看，采用集成平台的方式来搭建核心系统是否可行呢？不可否认，集成平台在规范接口管理方面确实有明显成效，但在应用系统普遍不遵守标准规范的情况下，集成平台在提高集成效率、降低集成成本方面的优势很难显现；更为主要的是，集成平台无法解决基础系统本身的设计不足或不完善等问题。因此，总体来讲，集成平台不是解决当前医院信息化问题的根本办法。

从区域层面看，医院建设正处于新一轮的"规模"化发展阶段，有人说："不对吧，现在不是内涵建设、质量建设吗？"其实并不矛盾，只不过现在强调的不是过去那种单纯地从医院自身利益出发的基础设施、设备、人员的规模扩张，而是在内涵与质量建设的基础上，强调医院服务能力的提升、更专业化的分工与分级协作，并通过机制改革、创新与信息化手段来扩展医院的服务内容、服务时间与服务空间，以获得规模化运行带来的红利，如降低医疗成本、改善服务体验、增强百姓获得感等。正如韦斯特在 2018 年出版的《规模》一书中指出的那样，复杂系统生命律动的核心秘密是"规模"，具有一定规模的复杂系统可呈现出自组织的"涌现"性。例如，城市的规模越大，人均所需要的道路、电线等基础设施长度越小。区域医疗要想达到这样的规模化发展效果，并不是通过简单的扩展规模就可以实现的，医院系统要具有调动组织规模资源的能力，而这种能力的实现需要依靠信息化，而信息化的关键在于医院核心系统的能力。

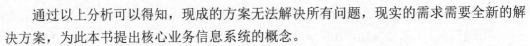

通过以上分析可以得知，现成的方案无法解决所有问题，现实的需求需要全新的解决方案，为此本书提出核心业务信息系统的概念。

医院核心业务信息系统是基于医院核心业务，以人员为主导，利用 IT 信息技术及设备进行信息采集、传输、加工、存储、更新和维护的信息系统，是医院信息系统的关键组成部分及主要数据来源，是**智慧医院的基石**，是**医院运营的底层操作系统，其他任何第三方系统的建设都需要服从它的统一规划。**

第一，核心系统是基于医院的核心业务，但不仅限于医院的核心业务，与医院核心业务交互频繁、耦合性强的一些基础性支持业务也应属于核心系统研究的范畴，如预约挂号、人力资源、财务收费、药品物资保障等；根据医院发展趋势，核心业务不应仅限于线下院内业务，如医联体之间会诊、转检，线上的慢病管理、互联网医院等。

第二，核心系统应以人为主导、以信息技术为手段，目的是为人服务、为人赋能。

第三，核心系统是医院信息系统的关键组成部分及主要数据来源，是智慧医院的基石，其他第三方系统的建设需要服从它的统一规划，以确保医院信息资源的完整性与一致性。

第四，核心系统是医院运营的底层操作系统，除应具备通用核心业务信息服务能力外，还必须具备对接第三方信息服务的能力，以及医疗资源的调度能力。

核心系统主要特征包括标准化的业务共享服务；精益化的资源调度；目标导向的闭环流程；多样、高效的交互方式支持；开放式的集成应用体系；自组织的可叠加式发展；自主可控的运维服务模式等，以实现医院的智慧化医疗、智慧化服务、智慧化管理，促进各医疗机构之间的整合和协作，形成相互依存的生态体系。

核心系统以医院战略目标为导向，提供医疗安全、质量管控，资源化服务保障与流程调度的精细化管控能力；以标准化医疗行为管理为原则，提供共享统一的医院核心业务服务；以人性化高效率服务为目标，支持多样化交互方式与服务手段，并确保服务内容、质量的一致性；以开放互联为基本特性，支持跨机构、异构系统间信息的互联、互通、相互操作，以及人工智能、物联网等新技术的集成应用。

二、核心业务信息系统的目标

核心业务系统要达到业务与技术两个方面的目标。

（一）业务方面

核心业务系统要达到的业务方面的目标有以下几个。

实现医院核心基础能力的共享与持续改进。"一体化运营、同质化管理、差异化发展"是当前多数医共体、医联体建设者的共识，然而基层医疗机构与三级医疗机构在管理模式上存在差距，并且信息系统相互独立，对同质化管理有不小的妨碍。医院核心业务系统需要将"医嘱处理、病历书写与质控、临床知识库、药品知识库、辅助检查检验知识库"等作为可共享的核心基础能力，在医共体内提供统一的共享服务，并持续改进，为同质化医疗、同质化管理提供有效的工具与手段，同时也为快速构建不同类型的前端应用提供技术基础。

高效的集成整合能力。随着医院建设的不断发展，各类专业信息系统不断引入医院，但其数字能力资源却在不断上线的系统中被隔离，这些数字能力资源既无法跨系统、跨业务赋能，也无法让所有业务数据资源实现实时的共享和调用。而医院核心业务系统的建设，不仅可把原来在多个独立系统内重复建设的数字能力资源，如组织架构管理、权限管理、基础数据管理等，以共享的方式提供给所有部门，同时还可以定义统一的数据架构、各类专业辅助系统的标准接口，以实现医院内跨系统的高效集成交互。同时，核心业务系统还可以支持医院上下游数字能力资源全链路打通和赋能的能力。其中，医院上下游包括区域平台、医保、120、血站、供应商、基层医疗机构、公共卫生、银行及商业保险等。

柔性化业务运行能力。核心业务系统可以支持配置信息的统一控制、下发和隔离，支持动态业务规则和业务流程引擎，以实现医院业务运行灵活性和应变能力，支持业务流程的持续改进与优化。

个性化业务扩展能力。在医院实际运营中，信息系统除应对通用能力提供支持外，对专科能力、科研能力也提供支持。因此，医院核心业务系统必须预留适当的系统扩展能力，来保证系统的可成长性，以减少定制的工作量及其难度，从而降低维护成本。

数据赋能的能力。规则核心业务系统时必须同步规划数据赋能点，以降低数据利用的建设成本，提升数据利用的价值，推动业务、数据的良性互动，提升临床决策支持、质量控制、运营管理等方面的用户体验。

数据安全与患者隐私保护能力。核心业务系统应具备可靠的数据安全管理能力与患者隐私保护能力。

（二）技术方面

核心业务系统要达到的技术方面的目标有以下几个。

高可用性。可采用操作人员使用满意度、系统功能使用率等指标对核心业务系统进行评价。新一代核心业务系统必须具有较好的人机交互体验，较好地满足业务功能需求，并具有较高的使用满意度与系统功能使用率。

高稳定性。可采用年平均故障时间、年平均故障修复时间、年度累计非计划停机时间等指标对核心业务系统进行评价。由于医疗业务关乎生命安全，并且 7×24 小时无间

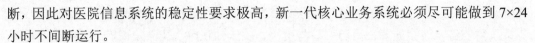

断，因此对医院信息系统的稳定性要求极高，新一代核心业务系统必须尽可能做到 7×24 小时不间断运行。

高性能。一般采用系统响应时间、吞吐量等指标对系统性能进行评价，医疗业务对系统响应速度的要求较高，尤其是在窗口部门，以及在临床业务工作并发量较大的情况下。例如，医嘱集中处理时段、摆药时段，以及在医院开放互联网应用时面对不确定用户数量的情况下，都需要保证系统性能平稳不受业务量、数据量的影响。

可迁移性。由于医疗业务具有连续性，其数据具有长期性要求，因此必须确保医院核心业务系统及数据不依赖服务器硬件、操作系统及数据库等基础设施，以方便系统的升级或迁移。

可扩展性。系统应具有根据业务量、数据量横向扩展的能力。

可维护性。维护的内容包括基础设施监控、应用开发监控、日志管理及报表展示等，以及统一认证、鉴权、安全防护、流量管控、缓存、服务路由、协议转换、服务编排、熔断、灰度发布、监控报警、备份等，以确保系统的稳定运行。

确保研发运维协作能力。建立需求、研发、发布、运维一体化协作管理平台，注重用户参与，串联需求管理、设计研发、运维服务等流程，实现从需求采集到应用反馈的闭环式管理，避免割裂式研发，使新一代医院核心业务系统的规划、开发、部署、测试、使用、运维成为一个有机整体。

第三节　核心业务系统边界划分

一、核心业务系统边界划分原则

核心业务系统边界划分的原则是对软件架构设计经验的总结。架构是一种追求平衡的艺术，不仅是设计原则上的平衡，还是在技术、成本、资源、性能、团队等各方面的平衡，以便用最高效的方式解决主要问题。偏执地追求单一维度的完美往往会在其他方面付出代价。

核心业务系统边界包括核心业务系统与其他第三方系统之间的边界，以及核心业务系统内部各业务域之间的边界。其中，核心业务系统与其他第三方系统之间的边界是较为清晰的。业务域之间的边界划分则需要兼顾设计、应用与工程三个方面的需求，如果不能兼顾，就要抓住需要解决的主要矛盾。

核心业务系统业务域边界划分的目的是通过业务拆分来降低系统的复杂性；通过服务共享来提供可重用性；通过服务化来达到业务支持的敏捷性；通过统一的数据架构来消除数据交互的屏障。所以，所有的原则和方法都是为了这些目标服务的，应秉承"以终为始"的观点看待业务域划分的原则和方法。

从设计层面来看，主要是要遵循面向对象的分析和设计方法，即业务和系统建模应遵循面向对象的基本原则。

从应用层面来看，业务域应该是一个完整的业务模型，且要有数据赋能业务的价值，如就诊业务域，绝不只是简单的预约挂号服务接口，而是建立了完整的对外医疗服务资源库，以及基于人员主索引的全程就诊管理模型，这个模型可为患者提供个性化智能就诊导引，并整合医院挂号、床位、医技、手术、治疗等资源提供一体化预约等服务。

从工程层面来看，基于业务域的设计方法必然引入新的软件架构方法，而新的软件架构方法会带来软件开发、测试、部署、运维等方面的难题，所以在规划和设计业务域时，一定要综合评估业务域划分在数据库、业务及运维方面的需求和技术上的投入。

因此，我们应从设计层面、应用层面和工程层面三个维度来决定业务域的设计与评估。

下面具体介绍一些常用的划分业务域的原则。

1. 高内聚、低耦合原则

这是系统设计一开始就会强调的一个基本原则，不过很多时候在实践时却不知不觉地违背了这个原则。依据高内聚原则，可以从完整的业务流程中将业务目标一致、相关性强、依赖性高的业务活动划定为一个独立的业务域；低耦合原则是按照业务域之间的不同关注点，将耦合关系最弱的点划定为业务域之间的边界，并通过保护和隔离的方式来避免因业务目标的不单一而带来的混乱与概念不一致。

2. 数据完整性原则

这个原则其实和上面的"高内聚、低耦合"原则一脉相承，是把该原则穿透到数据模型层面的结果。不同业务域需要的数据是不同的，这就是业务相关性，参与到业务域中的活动也与业务域数据有关。如果执行业务活动却不具备对应的数据，则说明对活动的分配不合理；如果活动的目标与业务域的业务目标保持一致，却缺乏相应的数据，则说明该活动需要与其他业务域进行协作。

3. 业务可运营性原则

业务域是指承载业务逻辑、沉淀业务数据、产生业务价值的独立业务单元。业务的可运营性是指业务域的划分要有利于业务能力的持续改进与提升，具有两层含义，第一层含义是指业务价值实现的灵活性，其运营目标是满足上层的业务需求，如在临床业务域中医生既有多终端（PC端、平板端、移动端）融合应用的需求，也有专科化应用的需求，业务域的划分需要基于统一的业务数据模型与业务服务，通过规则配置、业务配置、流程定义等手段，在保证业务质量的前提下满足业务应用的灵活性。第二层含义是指能基于业务数据化的结果实现医院核心业务能力的持续改进与优化。例如，基于大数据分析技术生长起来的智能过程质量控制、临床决策支持等。这就要求数据模型不仅要满足

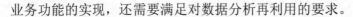

业务功能的实现，还需要满足对数据分析再利用的要求。

4. 渐进性建设原则

渐进性建设原则是指从降低风险和实施难度这个角度出发，以小步快跑的方式逐步推进，而不是轰轰烈烈地推翻重来，并应尽可能控制核心业务系统的范围，以保证系统的稳定性与灵活性。

有些人会觉得医院核心业务系统是医院的基础，应该足够全面、稳定和灵活，所以一开始规划设计的时候应用了太多的设计原则，最后从设计的角度看的确很清晰，但是在实施阶段，可能会碰到划分得过细，系统难以维护、难以理解，性能不能满足应用要求，服务接口过于庞大等问题。我们推荐从简单开始，只有真实的业务需求才会锤炼出稳定可靠的应用系统。

二、核心业务信息系统业务域划分

企业核心业务是与多元化经营相联系的概念。通常，核心业务是指一个多元化经营的企业或企业集团中具有竞争优势，并能够带来主要利润收入的业务。在企业的业务组合中，企业的核心业务一定是在该行业中最具有竞争能力的业务。核心业务可以给市场和消费者一个明确的概念："我（企业）主要是做什么业务的。"

根据企业核心业务定义，医院的核心业务无疑是医疗服务。虽然医院核心业务总体来讲是医疗服务，但医院的类型众多，其核心业务的侧重点也有所不同，本书研究的核心业务信息系统是各级各类医院通用的基础业务信息系统，所以在识别界定核心业务系统业务域时，除遵循上一节讲述的原则外，还应遵守以下三个原则，首先，核心业务系统业务域应该是大部分医院通用的核心业务活动，即不同医院都存在的业务活动，并通过这些活动推动医院发展，体现不同医院间的核心竞争能力；其次，核心业务系统业务域应涵盖通用核心业务流程，该流程是由医院职能、使命决定的，是不同医疗机构都存在的最根本的业务流程；最后，核心业务系统业务域应还包括信息交互耦合性高但非核心业务活动，如预约、挂号、药品物资供应与服务等。

2019 年 7 月，麦肯锡公司发布的智慧医院发展趋势研究报告显示，单体医院为所有人提供全部服务的传统模式正被逐步取代，医院与其他医疗服务提供方（如家庭医生、诊所、药房、康复中心等）深入整合，形成相互依存的生态系统。在美国，一些领先的零售药房开始为病人提供多种常规检测和治疗服务。在我国，医疗资源目前集中在三级医院，政府正在通过大力发展家庭医生服务、社区卫生中心和第三方服务机构，推动医疗服务的去中心化。例如，检验等传统的医院核心业务有可能成为独立的第三方服务，因此，对于影像、检验等辅助检查，一方面应考虑其业务的相对独立性与第三方软件的成熟性；另一方面应考虑那些可能发展为独立的第三方的服务部门，因此在核心系统设计时不应将这些业务作为核心业务系统设计的一部分，而是应将其作为第三方业务支撑系统，通过标准接口与核心业务信息系统进行集成。

医院通用核心业务价值链模型如图 4-4 所示，按照以患者为中心的观点，图 4-4 展示的业务发生点直接为患者提供服务并创造价值，可作为分析医院核心业务的起点。根据上述业务域划分原则，医院核心业务信息系统可以划分为人员信息域、就诊域、临床信息域、护理与执行域、药品物资域、计费与结算域、支付平台域、运营基础域、知识域等业务域。

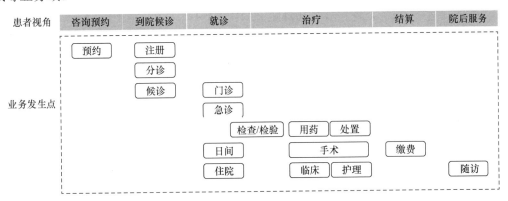

图 4-4　医院通用核心业务价值链模型

人员信息域。传统医院信息系统中通过患者主索引来管理人员信息，它很好地解决了门诊、住院患者统一身份识别的问题，然而这种方法有一个很大的局限，那就是将人限定在患者这一个身份上，在面向未来的医疗服务中，医院服务的人并不局限于真正意义上的患者，而是包含多种人，就诊时是患者、体检时是受检者、线上咨询时是咨询者，本院的医生、护士也可能成为患者，医生、护士只是人的一个属性，患者只是人就诊时的角色。人员信息域，可包括人员社会属性的基本信息、健康摘要信息、卡账户信息、医疗保险信息及人员信用信息等与人及医疗服务高度相关的信息。通过定义人员信息域可以统一人员信息管理，为人员全程健康管理提供条件，并可以通过人员信息域，实现随时随地采集、统一存储、多处共享的目的。例如，人的健康情况、过敏信息等可在各个业务环节或系统中共享。

就诊域。传统就诊管理一般分为门（急）诊、住院、体检等管理，它们往往是相互割裂的，系统是分开的、数据是独立的，有的甚至分别存储在不同的数据库中，这对于需要数据共享的连贯的临床诊疗工作是非常不方便的。一般患者通过体检、门诊等就诊方式发现疾病，通过住院进行治疗，后续需要康复管理、门诊随访等医疗服务，整个治疗过程需要连续不断地进行全程跟踪和管理。传统方法需要付出较高的集成代价来满足这样的需求，同时当出现新的就诊方式时，如日间病房，就需要开发新的应用来满足这些新的问题，这种方式的成本高、效率低。传统就诊方式与医疗资源的预约方式也是相互独立的，患者的就诊体验较差。就诊域是与患者就诊业务高度相关的业务，包括预约、门诊挂号、入出院、转院、体检登记、日间病房登记、医疗资源管理等。通过设计该业务域可以统一就诊管理，为不同就诊方式的一体化信息共享、构建以病人为中心的 CDR 提供条件，为优化改进就诊方式提供便利，还可结合统一医疗服务资源管理，实现根据患者临床诊疗特点的智能化随访宣教、智能化复诊提醒、智能化预约诊疗等服务。同时，医院可根据预约服务需求动态调整服务资源安排（包括门急诊排班、检查、治疗、手术服务等），以实现资源利用率的最大化及患者服务体验的最优化。

临床信息域。传统临床信息往往分散于门诊、住院、治疗、手术、检查等患者治疗的各个环节中，信息标准化程度低、共享协作难度大，而医改正在推动的分级诊疗、全程慢病健康管理，要求更大范围地实现以病人为中心的共享协作。例如，不同医疗机构间检查结果互认与共享，多学科联合会诊，远程健康管理与干预等。标准化是协作的前提与质量保证，临床信息域对应临床诊疗的关键环节与主要记录，包括诊断、诊疗计划与路径、医嘱及诊疗记录等。该业务域首先解决的是临床业务工作的标准化问题，不仅包括信息的标准化，还包括工作流程、诊疗规范的标准化等，并解决在标准化基础上患者临床观察信息的采集、收集、分析、预警、决策与临床诊疗协同等问题，从而可以有针对性的实施临床诊疗措施，记录临床诊疗结果，对临床诊疗流程进行质量监管，形成完整的以病人为中心的 CDR，实现临床质量、安全、效率的持续改进与优化。

护理与执行域。通过该信息域可以进一步完善临床诊疗执行，如护理执行、治疗执行、辅助检查执行等各个环节，明确执行目标、跟踪执行状态、反馈执行结果、评价执行效果，从而实现临床诊疗流程基于诊疗目标的闭环管理。

药品物资域。该信息域主要为临床诊疗提供耗材、药品等物品支持，为辅助临床提供药学支持、药品耗材追踪，从而确保临床运行高效安全、杜绝风险隐患；提供标准化服务接口以适应不断翻新的药品、物资供应链模式及自动化管理设备，从而不断提高采购供应效率、降低管理成本。

计费与结算域。该信息域主要建立各类医疗服务项目定价模型，以实现各类医疗服务的收费、结算、记账、收款等业务，为医院经济核算、财务核算提供数据支持，同时也为医院的经济运营提供重要的技术支撑。

支付平台域。随着支付渠道的多样化，医院财务在支付方面的管理难度也越来越大，构建统一支付平台可为医保、商保及第三方支付渠道提供统一接口并对其进行统一管理，还可进行统一对账，从而可以大大减轻医院在支付管理方面的投入，并为医院支持多样支付手段、改善患者服务体验提供保证。

运营基础域。该业务域包括组织架构管理、人力资源管理、财务核算、排班管理、通信管理等医院运营所必需的一些基础性保障管理服务，它们是医院运营的基础，所以必须进行统一管理，以确保数据的一致性与权威性。

知识域。知识域服务于临床诊疗、护理、执行等业务过程中所需的知识库、文献、诊疗指南、业务规则等内容。它可由第三方知识服务提供商提供，或者由大数据分析、机器学习产生，还可由医院内部总结得出，其作用是不断丰富、完善临床诊疗流程，改善医疗质量，确保医疗安全。

第四节 本章小结

新一代医院核心业务信息系统是医院信息化发展的必然产物，也是践行系统科学思想的必然选择。它是医院信息化的基石，承载着无数医疗信息开发人员的梦想。希望随着医疗行业信息化的发展，医院信息化可重用、可持续改进的建设理念能够继续发扬，医疗领域开发人员不断积累知识，业务创新与系统涌现性不断出现。

（陈一君执笔）

本章参考文献

[1] 薛万国. 新一代 HIS 需要打破对既有系统的"修修补补"[R/OL].(2017-8-17) [2020-12-09]. https://www.hit180.com/ 27411.html.

[2] 孙东川, 柳克俊, 赵庆祯. 系统工程干部读本[M]. 广州：华南理工大学出版社, 2012.

[3] 中华人民共和国国家卫生健康委员会医政医管局. 政策解读：《国务院办公厅关于加强三级公立医院绩效考核工作的意见》[EB/OL].(2019-01-30)[2020-12-09]. http://www.nhc.gov.cn/yzygj/s3594r/201901/9744bd173d3940caae624458ccfcb85d.shtml.

[4] 斯特. 规模：复杂世界的简单法则[M]. 张培, 译. 北京：中信出版社, 2018.

[5] 钟华. 企业 IT 架构转型之道[M]. 北京：机械工业出版社, 2017.

[6] 陈波, BAUR A, 王锦, 等. 未来已来：智慧医院发展之路[R/OL].(2019-7-22) [2020-12-09]. https://www.mckinsey.com.cn/%E6%9C%AA%E6%9D%A5%E5%B7%B2%E6%9D%A5%EF%BC%9A%E6%99%BA%E6%85%A7%E5%8C%BB%E9%99%A2%E5%8F%91%E5%B1%95%E4%B9%8B%E8%B7%AF/.

第五章
核心业务需求分析

第一节 需求分析概述

一、需求与设计

需求与设计是软件开发所必需的两个关键步骤，然而在实际工作中，经常可以发现一些重设计轻需求、以需求映射设计，或者用设计简单定义需求的现象，通过这种方式形成的软件产品的质量可想而知。本节从分析需求与设计之间的关系入手，厘清需求在软件开发中的价值与重要性。

潘加宇在《软件方法》一书中给出了这样一个经典公式：

$$软件产品利润=需求-设计$$

该公式很好地说明了需求与设计的关系，以及需求在软件开发中的价值。本节将基于这一思想做进一步阐述。

在软件开发过程中，需求工作致力于解决"产品价值"的问题，设计工作致力于解决"生产、交付、运维成本"的问题，二者不能相互取代。通常，一方面，即使可以低成本地生产某个系统，也不一定能保证该系统的市场推广价值；另一方面，即使该系统好卖，但是如果生产和交付成本太高，最终也不会产生市场价值。

从需求直接映射设计，只会得到功能简单堆砌、重复代码严重、信息冗余、互操作性差、可扩展性差、可维护性差、数据利用难、缺少涌现性的系统。如果从设计角度来定义需求，则往往会得到一大堆"伪需求"。

以众所周知的福特汽车的发明为例，福特公司在设计汽车之前，到处去问人们"需要一个什么样的交通工具"，几乎所有人的答案都是一匹"更快的马"。直接的用户需求是"更快"的"马"，其中"更快"是核心需求，是需要解决的关键问题，也是用户期望与现实之间差异的反映，"马"是用户根据自身认知提出的解决方案，而"交通工具"是福特公司在理解用户核心需求后的更高认知。

专业思维与普通用户思维的区别在于，面对同样的问题，其解决方案的认知不同及系统性思维不同。

一个设计者如果简单地听从用户的需求，听到"更快的马"，就去设计一匹"马"，那么无论其在"马"的方向上怎样做创新，思路都已经被框死，很难突破，最终只能得出平庸的设计，产品的生命周期很难长久，且产品易被模仿和超越，无法实现更多的商业价值。

而福特公司在听到用户需求时，能准确把握用户的核心期望——"更快"，同时又能突破大众对交通工具的认知局限——"马是最好的交通工具"，并根据当时的技术条件提出创造新交通工具的设想，开始针对汽车进行设计、开发与探索，本着满足功能期望、可标准化生产、快速交付、易维护的原则最终设计出由发动机、底盘、车身及电气设备等构成的汽车，其中底盘具备传动、行驶、转向、制动等功能。从本例可以看出，汽车设计并非简单的需求映射，更不能从设计角度盲目地定义需求，如果仅向消费者说"我的汽车有传动功能"，那么消费者是无法理解的，也是没有必要的。

需求与设计的区别与联系如表5-1所示。

表5-1 需求与设计的区别与联系

区别与联系		需求	设计
区别	目的	聚焦产品价值，着眼发现问题	聚焦产品成本，着眼解决问题
	内容	具体地描述已存在的事物。例如，一个正在运转的业务流程，一套现有的硬件设施，一批针对业务问题的解决方案等	抽象地定义期望实现的事物。例如，新的用户界面，替代原有应用的新系统，业务再造（新的业务流程）等
	方法	产品当项目做	项目当产品做
联系		设计源于需求而高于需求；分析是需求与设计的桥梁，实现需求与设计的统一	

首先，从目的的角度分析。一方面，需求解决的是软件开发中做什么（What）、为什么做（Why）的问题，是保证软件开发方向正确的前提。若要回答"做什么"，就必须识别和把握住用户真正的问题；而若要回答"为什么做"，就要以所解决的问题是否为企业带来业务价值作为核心判断标准，业务价值体现在效率、安全、质量、社会意义、满足组织核心战略等多个方面，同时也可具体化为一些工作量、增长率、满意度等可衡量的指标。没有价值的需求是伪需求，这是在软件开发过程中经常被忽略的问题，只有解决了这个问题才能确保软件开发方向的正确，从而满足市场需求。另一方面，设计解决的是在满足需求的前提下，最大限度地降低软件交付、推广、使用、应变、运维、管理等成本，最大限度地延长产品生命周期，最大范围地满足应用场景，其核心目标是解决成本问题。面对成本问题，存在一种通过片面追求开发效率达到降低开发成本的观点。实践中，这种方式带来的交付、推广、使用、应变、运维、管理等成本将大幅增加，甚至会成为软件产品的致命伤。

其次，从内容的角度分析。一方面，需求的内容往往是通过业务建模、用户需求调研、系统需求分析而得出的具体业务场景下的具体问题，包括人物、时间、地点、具体任务、任务目的、任务的前置条件、任务的后置条件、业务规则等，这些问题需要真实地反映当前系统现状与系统利益相关方对系统预期之间的差距。另一方面，设计需要对需求所反映的问题进行概念化、归类、抽象化，在同等研发投入并满足其他约束的条件下，使软件尽可能地稳定、可靠、灵活、通用，同时还要使软件适应变化、符合标准，具备可互操作性、可扩展性、可复用性，以减少软件开发、应用、运维和管理成本。

最后，从方法的角度分析。一方面，需求更加注重借鉴项目管理思维，需求调研、需求收集、需求分析特别强调以用户为中心，需求过程始终围绕用户目标与项目利益相关方开展深入的需求沟通、找出需要解决的问题、提出相应解决方案。另一方面，设计更加注重借鉴产品思维，从规划、开发、推广、维护产品的角度出发，使产品的应用范围更广、市场推广价值更高，因此对产品逻辑性、代码运维性等也提出了更多的要求。

综上所述，需求是软件开发的基础，设计源于需求而高于需求；分析是需求与设计的桥梁，实现需求与设计的统一。通过需求分析，在软件开发与业务人员之间建立统一的业务概念、术语与知识表达，以不同的表达方式在开发人员之间，以及开发人员与业务人员之间建立有效的沟通桥梁，为高质量的软件开发提供保证。

二、需求的三个层次

对于面向企业或组织的软件开发，应把握好业务、用户与系统这三个层次的需求，而医院核心业务系统开发的研究对象是医院这样一类特殊的组织。下文将结合医院的特点，以图 5-1 所示的需求的三个层次为例逐一展开分析。

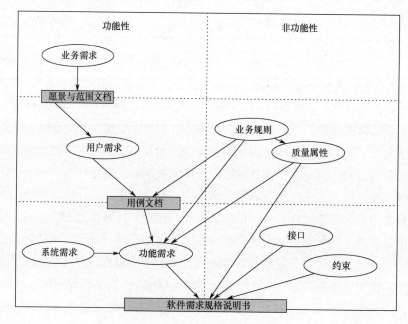

图 5-1　需求的三个层次

第一个层次是业务需求。它描述组织或用户的高层次目标。通常，问题定义本身就是业务需求。业务需求就是系统目标，它必须是业务导向、可度量、合理与可行的。这类需求通常来自高层，如项目投资人、购买产品的用户、实际用户的管理者、市场营销部门或产品策划部门。业务需求从总体上描述为什么（Why）要开发系统，以及组织希望达到什么目标。一般使用愿景和范围文档（Vision and Scope Document）来记录业务需求。愿景和范围文档又称项目轮廓图（Project Charter）或市场需求文档（Market Requirement）。

业务需求分析的主要手段是业务建模（Business Modeling）。在业务建模过程中，业务流程分析员对企业目前的业务流程进行评估，根据要进行的项目得到一个业务愿景（Business Vision），描述项目成功后的样子，并在利益相关者范围内达成一致。业务需求层次需要投入的精力视具体项目而定，而业务需求是目标系统的上下文，又对用户需求和功能需求具有限定作用，任何用户需求和功能需求都必须符合业务需求。

第二个层次是用户需求。用户需求是指对用户必须要完成什么任务、怎么完成任务进行描述，通常是在问题定义的基础上进行用户访谈、调查，对用户使用的场景进行汇总，从而建立用户角度的需求。用户需求必须能够体现软件系统将给用户带来的业务价值，或者用户要求系统能够完成的任务，也就是说，用户需求描述了用户能使用系统来做些什么（What），因此这个层次的需求是非常重要的。用例、用户故事、特性等都是表达用户需求的有效手段。用户需求层次的重点是如何收集用户的需求，即确定用例名称、用户角色、前置条件、后置条件等要素，并记录到用例文档（Use Case Document）中。需求分析工作很难，很多需求都是隐性的，不仅难以获取，而且难以保证完整性，而需求又是易变的，因为用户有时很难准确地表达他们的需求。

第三个层次是功能需求。功能需求是系统分析员对在产品中应当实现的软件功能的描述，重点关注如何（How）将用户需求反映到最终产出的软件系统中，以实现用户需求、满足业务需求。软件需求规格说明（Software Requirements Specification，SRS）中完整地描述了软件系统的预期特性，其中既包含功能需求，也包含非功能需求。本书推荐采用面向对象需求分析方法——用例规约，作为生成 SRS 的具体方法。用例规约是指将业务需求、用户需求推导出的系统用例进行计算机建模的过程。它将待开发的软件作为一个黑盒，根据业务场景分析具体业务参与者与待开发软件的交互过程，并综合考虑企业愿景、业务目标及其他利益相关者诉求，对软件用例过程中涉及的业务概念、属性定义、业务规则描述、可用性、质量属性要求和设计约束等内容进行详细分析与描述。用例规约是开发、测试、质量保证、项目管理的重要依据。

相对于数量较少的用户需求而言，功能需求的数量是巨大的。在需求分析的过程中，两者往往被混淆在一起，导致需求重点得不到应有的关注、重要的业务特性被忽视，这对业务分析来说是非常有害的。因此在系统分析与开发过程中，有必要区分不同的需求层次，图 5-2 展示了需求的三个层次之间的关系。

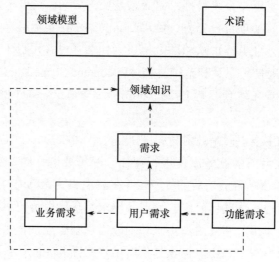

图 5-2　需求的三个层次之间的关系

三、需求开发的具体活动

需求开发包括需求获取、需求分析、编写规约和需求验证这四个具体活动，这些活动一般以循环迭代的形式演进，需求开发的一般步骤如图 5-3 所示。

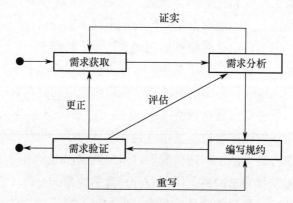

图 5-3　需求开发的四个具体活动

需求获取。通常，人们需要通过用户访谈及用户调研等方式来获取需求，因此需要预先对访谈问题、访谈时间和访谈人员进行规划，做好充分准备。

需求分析。需求分析是指通过对业务需求、用户需求进行收集、整理、反复交流，以及对业务场景进行建模与分析，明确软件功能需求与边界范围的过程。

编写规约。编写规约的目的是让开发团队与业务专家之间的对话变得更加高效，使不同角色对相同业务的理解能够迅速达成一致。编写规约的最佳做法是在团队中形成一种相对固定的场景分析模式，包括用例、用户故事、测试驱动等模式。

需求验证。通常，人们需要通过需求评审、项目组成员讨论、原型测试等方式对需求加以验证。

第二节　医院核心业务建模

对于像医疗机构这类业务密集型企业，通过业务建模，将目标系统所处的业务流程上下文梳理清楚是医院核心业务系统需求分析的首要步骤。该步骤可以为后续探索自动化步骤，优化运行流程，得到充分、合理的软件需求规格奠定基础。

一、业务建模概述

业务建模（Business Modeling）是指以软件模型方式描述企业管理和业务所涉及的对象和要素，以及它们的属性、行为和彼此关系。业务建模强调以体系的方式来理解、设计和构架企业信息系统。

业务建模的对象为业务的执行主体或目标组织。本章讨论的业务建模对象为医院。

业务建模的目的包括：第一，理解目标组织（医院）当前问题，并识别改进机会；第二，评估系统对组织的影响；第三，确保用户、开发人员和其他相关人员对目标组织（医院）的业务有统一的认识；第四，导出软件系统（医院核心业务系统）的需求，以便支持目标组织的业务需要；第五，理解被部署的软件系统如何适应目标组织。

根据应用上下文和相关需要，业务建模主要有以下几种方式：①领域信息模型：针对信息密集型业务（主要是管理和呈现业务信息），在业务层面对这些关键信息建模，但忽略该层面之上的业务流程；②领域参考（通用业务）模型：当开发一种被多个组织使用的应用系统时，通用业务模型可以用于规整不同组织的业务处理方式，避免软件需求过于复杂；③一种业务多个系统：对于复杂的企业业务，往往需要多个软件来满足企业应用需要，可以仅建立一个业务模型，并同时成为多个软件项目的输入；④新业务：常用于目标组织在开展一种全新的业务时，通过业务建模发现软件需求，论证新业务操作的可行性；⑤业务重组：当目标组织决定全面重组业务时，业务建模可以分为多个阶段实施，包括构思新业务、反向工程已有业务、正向工程新的业务、部署新的业务。

统一建模语言（Unified Modeling Language，UML）已经成为业界支持业务建模的最佳选择。业务建模通常包括以下几个步骤：描述目标组织；识别用户、供应商和合作伙伴（业务执行者）；识别外部可见的业务价值（业务用例）；建立以用户为中心

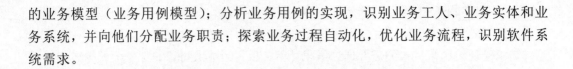
的业务模型（业务用例模型）；分析业务用例的实现，识别业务工人、业务实体和业务系统，并向他们分配业务职责；探索业务过程自动化，优化业务流程，识别软件系统需求。

二、认识医院

（一）医院的定义

本书的研究对象是医院核心业务系统，其目标组织为医院。根据百度百科中的定义："医院是指按照法律法规和行业规范，为病员开展必要的医学检查、诊断、治疗措施、护理、接诊服务、康复、救治运输等服务，以救死扶伤、防病治病，为公民的健康服务为宗旨的医疗机构。其服务对象不仅包括有症状的病员和伤员，也包括不能自理或活动受限有医疗护理需求的人员，或者有其他特定情况的人群，如健康人（如孕妇、产妇、新生儿），以及有特定健康服务需求的人（如来医院进行健康体检或口腔清洁的人）等。"

医院按技术水平可划分为一级医院、二级医院和三级医院共三个等级，按收治病种范围又可分为专科医院、康复医院、综合性医院等；按治疗手段可分为西医医院、中医医院（中西医结合医院）；按医院所有制形式可分为公立医院和民营医院；按医院的收入分配方式可分为营利性医院和非营利性医院。

有研究显示，医院的性质具备多重性，包括公益型福利性、生产性、商品性和经济性，它们在不同社会、不同国家、不同医院（指国家、集体、个人所办医院）的含意又有不同。医院诸多性质之间有广泛、密切的联系，并且分别从各自不同层次、不同侧面体现医院的特点。正因为这些性质是客观存在的，所以不能因强调某一个方面，而否定另一个方面。例如，医院的公益型福利性，可列为社会属性，而生产性质，只能划为自然属性，两者既不能互相排斥，也不能互相代替。因为公益型福利性受社会及社会制度的宏观控制和影响；而生产性质着重研究社会生产方式、生产力、生产关系等，在不同的社会制度中都是一样的。

在以往相当长的一段时间内，由于过分强调医院的商品性、生产性和经济性，使医疗行业的发展走了弯路，而新医改使医院最基本的属性回归了公益属性，尤其"三医"联动的医疗体制改革，使医院的业务目标、组织架构、功能定位与发展等方面均有较大幅度的调整。

（二）医院的业务目标

业务目标是指业务必须满足的需求，描述了在未来某个时间点进行某种度量时所期望的结果值，常被用于规划和管理业务的各项活动。它具备以下特点：一是将抽象的业务策略转化为可度量的具体步骤，从而推动业务运作朝着正确的方向进行，并根据需要加以改进；二是具有层次性，高级的抽象目标具有长远的关注焦点，并被低级的具体目标所支持。

医院的业务目标通过国家卫生健康委发布的《国家三级公立医院绩效考核操作手册（2019 版）》可见一斑。图 5-4 展示了国家三级公立医院绩效考核指标体系，其中包含 4 个一级指标、14 个二级指标、55 个三级指标（定量 50 个，定性 5 个），具体考核指标及指标导向如表 5-2 所示。国家通过对公立医院实行绩效考核，引导医院坚持公益性导向，以提高医疗服务质量效率；以满足人民群众健康需求为出发点和立足点，引导三级公立医院进一步落实功能定位，推进分级诊疗制度建设，服务深化医药卫生体制改革全局；改革完善公立医院运行机制和医务人员激励机制，实现社会效益和经济效益、当前业绩和长久运营、保持平稳和持续创新相结合。

由此可见，医院在运行目标上将出现较大变化，具体表现为五类转型。

1. 发展模式上由规模扩张型转向质量效益型

当前，中国经济发展从高速转向中高速的新常态阶段，经济发展方式正从规模速度型转向质量效率型转型。面对人口老龄化加速及慢性疾病谱变化等问题，无论是国民经济、财政投入，还是医保基金都需要与大环境相适应，医院发展方式也必须随之变化。伴随医保支付制度改革，医院增收遇到红灯，绩效考核方式引导三级医院围绕疾病诊断相关分组（Diagnosis Related Groups，DRGs）进行医保支付制度改革，以提高医疗技术水平，从规模扩张驱动发展模式，转向内涵质量效益型发展模式。

2. 管理模式上由粗放的行政化管理转向全方位的绩效管理

绩效考核方式引导医院管理模式，从粗放型的行政化管理，转向全方位的精细化绩效管理模式，用数据说话，通过加强信息化建设，用现代管理替代经验管理，从而提高管理水平。

3. 投资方向上由投资医院发展建设转向提高医务人员收入

传统的三级医院为了跑马圈地实现虹吸，主要的资金用于医院建设和设备购置。绩效考核方式引导医院，将资金更多地用于提高医务人员待遇，充分调动医务人员积极性。

4. 服务功能定位上由医疗服务数量型转向医院功能定位型

三级医院按照功能定位，主要提供急危重症和疑难复杂疾病的诊疗服务。绩效考核方式引导医院从目前的医疗服务数量型转向功能定位型。

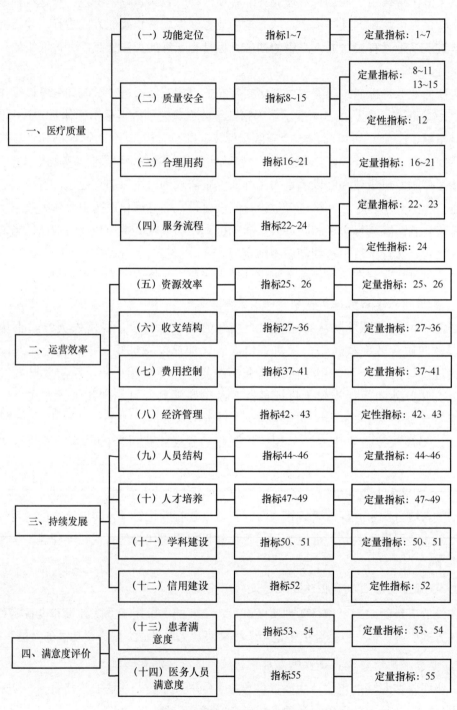

图 5-4　国家三级公立医院绩效考核指标体系

表 5-2 考核指标和指标导向

序号	相关指标	指标导向
1	门诊人次数与出院人次数比	监测比较
2	下转患者人次数（门急诊、住院）	逐步提高↑
3	日间手术占择期手术比例	监测比较
4	出院患者手术占比▲	逐步提高↑
5	出院患者微创手术占比▲	逐步提高↑
6	出院患者四级手术比例▲	逐步提高↑
7	特需医疗服务占比	监测比较
8	手术患者并发症发生率▲	逐步降低↓
9	I 类切口手术部位感染率▲	逐步降低↓
10	单病种质量控制▲	监测比较
		逐步降低↓
11	大型医用设备检查阳性率	监测比较
12	大型医用设备维修保养及质量控制管理	监测比较
13	通过国家室间质量评价的临床检验项目数▲	逐步提高↑
14	低风险组病例死亡率▲	逐步降低↓
15	优质护理服务病房覆盖率	逐步提高↑
16	点评处方占处方总数的比例	逐步提高↑
17	抗菌药物使用强度（DDDs）▲	逐步降低↓
18	门诊患者基本药物处方占比	逐步提高↑
19	住院患者基本药物使用率	逐步提高↑
20	基本药物采购品种数占比	逐步提高↑
21	国家组织药品集中采购中标药品使用比例	逐步提高↑
22	门诊患者平均预约诊疗率	逐步提高↑
23	门诊患者预约后平均等待时间	逐步降低↓
24	电子病历应用功能水平分级▲	逐步提高↑
25	每名执业医师日均住院工作负担	监测比较
26	每百张病床药师人数	监测比较
27	门诊收入占医疗收入比例	监测比较
28	门诊收入中来自医保基金的比例	监测比较
29	住院收入占医疗收入比例	监测比较
30	住院收入中来自医保基金的比例	监测比较
31	医疗服务收入（不含药品、耗材、检查检验收入）占医疗收入比例▲	逐步提高↑
32	辅助用药收入占比	监测比较
33	人员支付占业务支出比重▲	逐步提高↑
34	万元收入能耗支出▲	逐步降低↓
35	收支结余▲	监测比较
36	资产负债率▲	监测比较

序号	相关指标	指标导向
37	医疗收入增幅	监测比较
38	门诊次均费用增幅▲	逐步降低↓
39	门诊次均药品费用增幅▲	逐步降低↓
40	住院次均费用增幅▲	逐步降低↓
41	住院次均药品费用增幅▲	逐步降低↓
42	全面预算管理	逐步完善
43	规范设立总会计师	逐步完善
44	卫生技术人员职称结构	逐步完善
45	麻醉医师、儿科医师、重症医师、病理医师、中医医师占比▲	逐步提高↑
46	医护比▲	监测比较
47	医院接收其他医院（尤其是对口支援医院、医联体内医院）进修并返回原医院独立工作人数占比	逐步提高↑
48	医院住院医师首次参加医师资格考试通过率▲	逐步提高↑
49	医院承担培养医学人才的工作成效	逐步提高↑
50	每百名卫生技术人员科研项目经费▲	逐步提高↑
51	每百名卫生技术人员科研成果转化金额	逐步提高↑
52	公共信用综合评价等级	监测比较
53	门诊患者满意度▲	逐步提高↑
54	住院患者满意度▲	逐步提高↑
55	医务人员满意度▲	逐步提高↑

注 1 指标中加"▲"为国家监测指标；

注 2 指导导向是指该指标应当发生变化的趋势，供各地结合实际确定指标分值时使用，各地应当根据本地实际情况确定基准值或合理基准区间。

5. 服务理念由"以疾病为中心"转向"以患者健康为中心"

党中央、国务院发布《"健康中国 2030"规划纲要》，提出了健康中国的建设目标和任务。党的十九大做出实施健康中国战略的重大决策部署，强调坚持预防为主，倡导健康文明生活方式，预防控制重大疾病。国发〔2019〕13 号《国务院关于实施健康中国行动的意见》进一步明确健康中国行动的指导思想，"以习近平新时代中国特色社会主义思想为指导，全面贯彻党的十九大和十九届二中、三中全会精神，坚持以人民为中心的发展思想，坚持改革创新，贯彻新时代卫生与健康工作方针，强化政府、社会、个人责任，加快推动卫生健康工作理念、服务方式从以治病为中心转变为以人民健康为中心，建立健全健康教育体系，普及健康知识，引导群众建立正确健康观，加强早期干预，形成有利于健康的生活方式、生态环境和社会环境，延长健康寿命，为全方位全周期保障人民健康、建设健康中国奠定坚实基础。"

三、识别医院核心业务

（一）识别医院业务执行者

业务执行者（Business Actor）是指在目标组织之外，和组织交互以获取业务价值的人或事物。它可用来定义业务（目标组织）的边界，代表业务之外的事物，必须与业务进行交互，以获得有价值的结果。业务执行者图例是一个小人，头上有一道斜杠，如图 5-5 所示。

一般情况下，业务执行者有以下几种类型，可供业务建模执行者识别时参考。它们分别是用户（Customers）、供应商（Suppliers）、伙伴（Partners）、所有者/管理者（Regulators）、目标组织外的同事或单位等。

图 5-5　业务执行者图例

根据医院的职能与业务特点，梳理其主要业务执行者如图 5-6 所示。

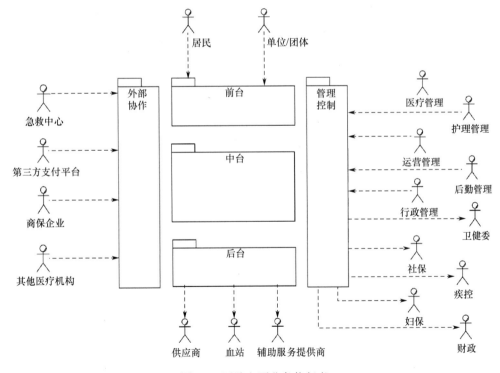

图 5-6　医院主要业务执行者

参照业务执行者识别分类方法，可将医院业务执行者识别为以下几类。第一类是医疗健康服务的接受方，即居民、单位/团体，他们希望通过医院获得满意的医疗健康服务。第二类是为保障医院正常运营所需物资、后勤及辅助性服务的提供方，分别是：①各类供应商，负责为医院提供药品、医用普通材料、植入材料、医用器械、医疗设备、后勤物资设备等供应保障；②血站，负责为医院提供血液制品的保障；③各类辅助服务供应商，负责为医院提供后勤保障、医疗设备维修、医疗辅助性工作等服务。第三类是与医院有业务协作关系的协作方，如为医院输送急诊患者的急救中心，根据需要开展相关医疗协作（如会诊、转检、转诊等）的其他医疗机构，为患者提供支付服务的商保企业，以及为患者提供支付便捷渠道的企业与第三方支付平台等。第四类是医院的管理方，如公立医共体医疗机构，由县级党委、政府牵头，由机构编制、发展改革、人力资源社会保障、财政、卫生健康、医保等部门及医共体成员单位等利益相关方代表参与的管理委员会，它们负责统筹医共体的规划建设、投入保障、人事安排和考核监管等重大事项，如制定医共体领导班子成员选拔、任免原则和程序，明确医共体内统筹使用资产的核算、调配、使用规则等工作。

（二）识别医院业务用例

业务用例（Business Use Case）代表了用户（包括供应商、合作伙伴）等业务执行者希望通过和目标组织交互达到的，而且组织能提供的价值。业务用例描述了一组可能

Use Case Name

的执行序列，表达了所执行业务的行为，它必须由业务执行者发起，必须有明确定义的开始和结尾，并且必须为业务执行者提供可观测得到的价值。

图 5-7 　业务用例图例　　　　业务用例图例如图 5-7 所示。其一般惯用表示模型如图 5-8 所示，在其关联中使用箭头来标识业务执行者参与用例的方式是发起方、接收方，还是支持方，需要注意的是其箭头方向并非表达通信方向。业务用例模型体现了目标组织的业务本质，是有意义的业务目标（Business Goal）。

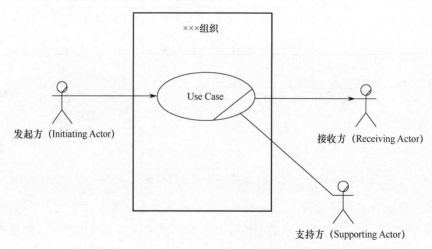

图 5-8 　业务用例表示模型

业务用例的分类。通过分析目标组织的业务活动，可以归纳出三类业务用例。第一类是核心业务用例，它们是直接面向用户的业务用例，能够提供可见的价值，如医院的门诊业务、住院业务等；第二类是管理业务用例，它们属于组织内部、政府行政监管部门、行业监管部门，用于控制和协调支撑目标组织业务的整个价值链，如医院战略规划、医院绩效考核、医保监管、医疗质量管理、院感控制、运营管理等；第三类是支持业务用例，它们属于组织内部，用以支持核心业务形成完整的价值链，如药品、卫生材料、通用物资采购、消毒供应、护工、工勤服务等。

业务用例的识别方法。业务用例的识别方法有两种，一种是直接获得，从业务执行者的角度，从外部推导出来；另一种是拼装法，从里面向外面看，查找内部业务流程的目标。

通常认为，医院能提供的业务用例有门诊、急诊、住院、体检等。以门诊业务用例为例，发起方为患者，从预约挂号开始，通过门诊排队、门诊诊疗、辅助检验、检查等步骤明确诊断，形成治疗方案，完成支付并获得该治疗方案相关的药品、材料及治疗服务后结束，或者根据病情需要调整诊疗方式（如安排住院、会诊等）后结束；接收方为医保结算中心，接收审核由诊疗过程形成的各种医疗费用清单，辅助完成患者费用结算；支持方有药品供应商、物流配送商、服务提供商等，为患者提供药品供应、物流配送及轮椅租赁等保障支持的、非核心的业务服务。

（三）识别医共体业务用例

长期以来，我国医院主要以单体医院的组织形式存在，随着国家医改不断推进、分级诊疗制度的逐步落实，医院组织架构、对外服务的要求发生了较大变化。以医共体为例，国家卫生健康委办公厅2019年5月17日印发的《关于开展紧密型县域医疗卫生共同体建设试点的指导方案》指出："医共体建设要按照精简、高效的原则，鼓励实行医共体内行政管理、业务管理、后勤服务、信息系统等统一运作，提高服务效率，降低运行成本。医共体实行药品耗材统一管理，统一用药目录、统一采购配送、统一支付货款。有条件的地区，要打破县域内不同医共体之间的区别，探索县域内药品耗材的统一管理和采购配送等。鼓励以县为单位，建立开放共享的影像、心电、病理诊断和医学检验等中心，推动基层检查、上级诊断和区域互认。加强医共体内部和医共体之间床位、号源、设备的统筹使用，进一步贯通服务链，实现资源共享。"

这预示着单体医院组织架构将逐步消失，医共体、多院区形式的医疗集团化组织形式将成为主流，传统的医疗服务模式将进一步升级，图5-9为集团化医疗机构的一般组织架构形式。

医疗集团或医共体由牵头医院（总医院）、分院和下属医疗机构组成，其中下属医疗机构一般为社区卫生服务中心或乡镇卫生院，以及下下属医疗机构，如社区诊所或村

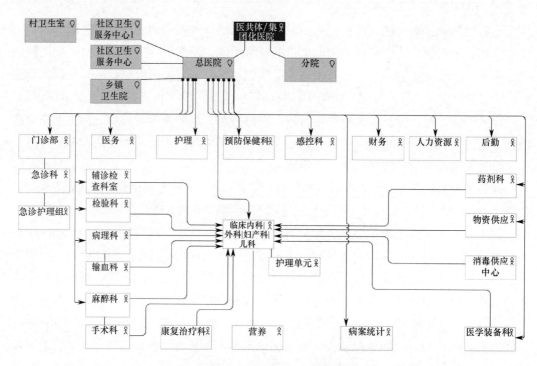

图 5-9　集团化医疗机构的一般组织架构形式

卫生室等。在这样构成的组织架构中，医共体牵头医疗机构，重点承担急危重症患者的救治和疑难复杂疾病向上转诊服务，统筹管理医共体内疾病预防控制工作；基层医疗卫生机构提供常见病、多发病诊疗服务，重点为诊断明确、病情稳定的慢性病患者、康复期患者提供接续性医疗卫生服务，并按要求落实基本公共卫生服务和重大公共卫生服务。该组织架构配合政府考核政策、医保支付及医药等多维度的改革执行，有效推进分级诊疗制度的落实，最大化、集团化医院规模优势，实现资源集约与民生满意的双丰收。这预示着医院运行目标的转型，以及医院业务用例的升级，我们按照业务用例的识别方法可识别出医共体类医院的业务用例如图 5-10 所示。从图中可以看出，医院为居民提供的业务用例不再是单纯的门诊、急诊、住院等片段式以疾病为中心的医疗服务，而是更加强调以人为本，以健康全程连续服务为宗旨，实现基层健康档案管理、公共卫生服务与医院医疗服务的集成整合，增加了基层医院与上级医院间的业务协同，如协同门诊、多学科联合会诊、转检、转诊等业务，通过检验中心、心电中心、影像中心，以及远程诊断业务实现医共体内设备资源、人才资源的充分共享，充分利用互联网技术开展在线咨询、在线预检分诊、在线复诊与续方、术后康复、慢病随访等服务，进一步方便百姓的健康服务需求。同时，即使是门诊、急诊、住院这样的传统业务也被赋予了一些新的服务内涵，如更强调预约与人性化服务体验等。在支持性业务方面，医院通过统一人力资源管理、统一财务管理、统一资产管理、统一药品耗材采购配送管理、统一消毒供应管理等手段，确保医共体内资源合理配置。另外，通过配套的管理业务用例，如医疗质量管理、预约服务管理、会诊管理、转诊管理以确保实现医院各项业务目标。

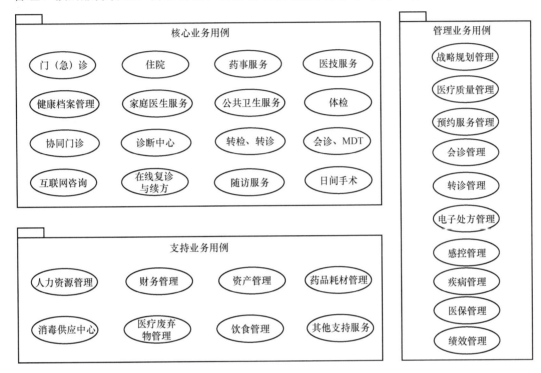

图 5-10 医共体类医院的业务用例

四、医院核心业务用例分析

（一）基本概念

业务用例是对业务流程的封装，在业务建模过程中需要逐一描述其内部细节，即业务用例的细化。

业务用例分析通过对业务用例的细化，从业务工人的角度定义业务过程，详细说明业务用例的工作流程，体现业务工人之间通过协同工作、处理和使用业务实体来完成业务的过程，并反映业务工人、业务实体之间的静态和动态联系，其目的是使目标组织、系统开发方对业务本质的具体实现达成统一共识，并在上述共识的基础上明确业务流程的改进点。

下面对业务用例分析中的几个重要概念进行说明。

业务工人（Business Worker），表示在目标组织内执行任务的人或硬件、软件系统。业务工人之间相互协作，操作业务实体来完成各自的职责。业务工人有属性集和操作集，属性集体现业务操作者的状态特征信息，操作集体现业务操作者能够对外提供的服务。在门诊业务用例中，挂号收费员、门诊医生、药师等均为业务工人。业务工人图例如图 5-11 所示。

业务实体（Business Entity），表示重要、持久保存的信息单元，由业务执行者和业务工人所操作。业务实体是被动的，自己不能发起交互操作，为业务工人之间共享信息提供了基础。业务实体可以是有形的实物抽象，也可以是无形的概念抽象。业务实体不关心自己被谁使用、如何使用。业务实体没有操作集，只有属性集。在门诊业务用例中，挂号单、处方、检查申请单、检查报告、药品等均为业务实体。业务实体图例如图 5-12 所示。

图 5-11　业务工人图例　　　　　　　　　　图 5-12　业务实体图例

业务工人、业务实体在具体业务过程中的实例统称为业务对象。

业务事件（Business Event），表示在业务活动中发生的重要情况。触发业务事件的几种典型情况包括业务执行者发起业务用例的开始或结束、业务实体状态的改变、业务工人关注的业务用例实现中某个特定的点及某个其他时间点。

（二）业务分析方法

业务用例细化的方法有多种，主要包括文本业务用例规约和活动图。

1. 文本业务用例规约

业务用例规约一般包括名称、用例目标（利益相关者的利益）、简述、业务执行者（Actor）、利益相关者（Stakeholder）、支持的业务目标、触发事件、基本事件流（正常执行路径）、扩展事件流（可选/异常执行路径）、前置条件、后置条件（最小保证和成功保证）和其他特别需求（与用例行为关联的附属特性）等元素。

以下为某医院门诊业务用例基本事件流现状。

> 1.患者至门诊收费窗口排队办理挂号业务
> 2.患者根据所挂号的科室至候诊区签到
> 3.患者候诊等待就诊
> 4.医生叫号就诊
> 5.医生进行病史采集（询问病史、体格检查等）
> 6.医生进行初步诊断
> 7.根据需要开具检查、检验申请单
> 8.患者至收费处缴费

9.患者根据申请单提示，至检验标本采集处取号、排队，完成检验流程

10.患者根据申请单提示，至辅助检查科室登记，完成辅助检查流程

11.患者等待所有检验、检查报告完成，并获取报告结果，至候诊区进行二次分诊

12.患者候诊等待回诊

13.医生叫号继续就诊

14.医生分析所有检查、检验报告结果

15.医生明确诊断

16.医生根据诊断选择治疗方案

17.医生开具处方

18.医生明确随访计划

19.患者至收费处缴费

20.患者至门诊药房取号领药

21.门诊药房进行药品调剂

22.门诊药师进行处方审核

23.门诊药师发药

可以明显看到，以上基本事件流的缺点是不够生动直观，效率较低，不便于和用户交流。而业务建模注重生动与效率，所以通常不推荐在描述业务流程时使用文本业务用例规约的方法进行业务用例细化。

2. 活动图

活动图是相对灵活的建模工具，既可用于对一个用例内部的工作流建模，也可用于对跨越多个用例的工作流建模。它能直观清晰地分析业务用例，理解分析业务用例由哪些活动、动作、状态组成，以及它们之间的依赖关系、并发关系。对于一些难以区分识别的业务用例，如果目标组织的工作流程十分清晰，则可首先建立活动图，然后采用分析流程目标的方法识别业务用例，即前面所述的拼装法。

活动图一般采用泳道技术来表达对象与活动、动作之间的关系，但由于画法上的局限性，这种表达方式有时无法严谨准确地表达上述关系，这也可以说是活动图的一个缺陷。为弥补这种缺陷，可结合文字标注或其他图形，如状态图、序列图等来解决。在下文中将对活动图进行详细说明。

（三）活动图

1. 基本元素

活动图中包含的基本元素有起点和终点、判断、活动与动作、转移、合并、泳道、

同步、对象与对象流。

（1）起点（Start）和终点（End）。

起点表示活动图中所有活动的起点。起点不能有输入转移，但可以有多个带有转移条件的输出转移。需要注意的是，在 UML 规范中没有限制一张活动图只能有一个起点，也就是说，一张活动图中可以有多个起点，也可以没有起点。但是，为了避免遗漏起点而找不到流程起点，建议一张活动图至少放置一个起点。在遇到多个起点的情况时，建议拆分成多张活动图，尽量保持一张活动图仅有一个起点的单纯情况。在某些场景中，也可能存在由除起点以外的另外一些节点启动流程的情况。

终点表示活动图中活动的终点。一般每幅活动图有一个或多个终点。

起点和终点的图例如图 5-13 所示。

（2）判断（Decisions）。

判断用于表示活动图中的特殊位置，工作流在此处基于转移条件的取值形成分支。在任何一条业务流程中，都可能会遇到一些判断节点，也因此会改变流程的路径，引发不同的活动或动作。判断节点是空心菱形，如图 5-14 所示，其内部留白。

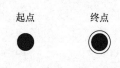

图 5-13　起点、终点图例　　　　　　　　图 5-14　判断节点图例

在判断的每一条转移分支上都要设置一个转移条件。流程的图标是带箭头的实线，转移条件则放置于中括号中，只有转移条件（评估为真）时，流程才能按照实线的箭头方向动作。注意，在设置转移条件时必须不重叠，也不遗漏。转移条件重叠时，可能导致难以判断应该引发哪一条转移路径的问题；转移条件遗漏时，也可能会因为所有离开转移路径都无法通过转移条件继续动作，而导致流程无法继续。

以某医院门诊挂号为例，由于医院要求持卡就诊，所以患者在挂号时如果没有就诊卡则需要首先办理就诊卡，然后才能进行挂号，如果有就诊卡则可直接挂号。其判断流程示例如图 5-15 所示。

（3）活动（Activity）与动作（Action）。

活动表示工作流中执行的任务或职责。活动可进一步分解为动作或更低层级的活动，它们都采用圆头矩形表示，如图 5-16 所示。动作是一条业务流程中最重要的节点，代表一个不可再往下细分的最小工作片段。

为清晰表达业务对象与动作的关系，动作图标内部文字标注可采用如下格式：第一行标注动作的负责人，并将负责人名称放置于小括号内；第二行标注动作名称，建议采用动宾结构，并具有明确的业务含义。以门诊挂号为例，挂号是一个业务活动，可进一步分解为就诊卡判断、办理就诊卡与办理挂号等业务动作，如图 5-17 所示。在进行业务动作拆分的过程中，注意要尽量保持动作的单纯性，每一个动作都要有明确的业务目标，最好一个动作只有一位负责人。如果一个动作需要多个人合作才能完成，则可能因为这个动作的粒度太大，需要进一步进行细化和拆分。

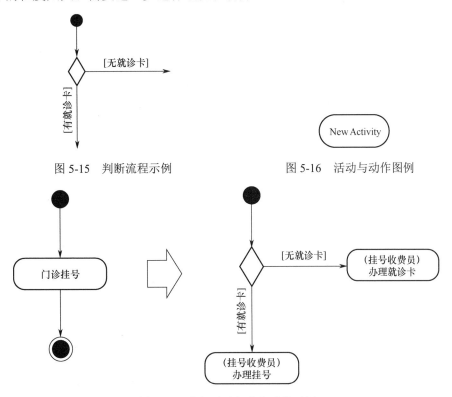

图 5-15　判断流程示例　　　　　　　图 5-16　活动与动作图例

图 5-17　业务活动与业务动作示例

（4）转移（Transition）。

活动图是用转移连接起来的一系列活动、动作的集合，转移是两个活动或动作之间的联系，说明处于源状态的对象在特定活动或动作发生后，或者满足特定条件时进入目的活动或动作。转移在图例中表示为连接活动或动作的箭头，如图 5-18 所示。

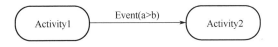

图 5-18　事件或条件转移图例

（5）合并（Merge）。

在活动图中，转移流的合并需要通过合并节点来实现。合并节点与判断节点共享空心菱形图标，如图 5-19（a）和图 5-19（b）所示。

判断节点会有一条进入路径，多条离开路径，而且离开路径会附有转移条件，意味着流程将沿着其中一条通过转移条件的路径离开。

合并节点会有多条进入路径，但只有一条离开路径，而且离开路径通常不会有转移条件，这意味着任何一条路径进入合并节点后，都只会按照唯一一条离开路径向下通行。

在实际应用中可能会出现两者重叠共享一个空心菱形的情况，即空心菱形会有多条进入路径，也会有多条离开路径，并且离开路径上有转移条件。这意味着每一条进入空心菱形的路径都会先合并，紧接着执行判断，然后从其中一条通过转移条件的路径离开，如图 5-19（c）所示。

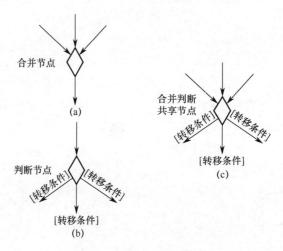

图 5-19　合并节点与判断节点

例如，在门诊挂号业务流程中，就出现了共享合并和判断节点的情况。在挂号收费员帮助患者办理就诊卡后，就没有其他动作了，流程可以再导回空心菱形，先执行合并再进行判断，如图 5-20 所示。

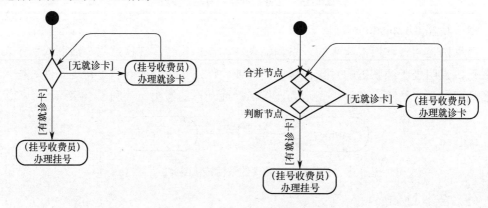

图 5-20　合并与判断结点共享示例

（6）泳道（Swimlane）。

泳道用于对活动图中的活动进行分组，以确定特定活动应由哪个业务工人或部门负责。泳道图例如图 5-21 所示。

（7）同步（Synchronizations）。

同步用于表示活动图或状态图中的并发工作流。它由分叉（Fork）与会合（Join）组成。其中，分叉用于将一个控制流分解为相互独立、可同时进行的控制流；会合用于将两个或多个控制流统一为一个控制流；分叉和会合应成对出现。分叉、会合图例如图 5-22 所示。

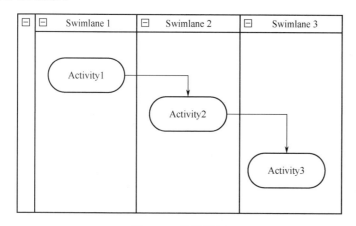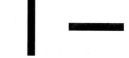

图 5-21　泳道图例　　　　　　　　　　　　图 5-22　分叉、会合图例

在一般的业务流程中，并行作业是十分常见的情况，使用分叉与会合来表示两条甚至多条并行流程非常方便。

分叉节点会有一条进入路径，多条离开路径，这意味着一条流程进入分叉节点后，就会分叉成多条并行的支流。会合节点会有多条进入路径，但仅有一条离开路径，这意味着多条支流进入会合节点后，将会合成一条流程，然后往下继续执行下一个动作。

在门诊流程中，如果患者挂完号后通过候诊区候诊进入诊室开始就诊，医生首先进行病史采集（包括询问病史、体格检查等）形成初步诊断，为进一步明确诊断进行相关的检验、检查，接下来医生要进行的是准并行作业，开具检查、检验申请单。检查、检验申请单均需要医生开立并不是严格的并行，但开立的顺序没有严格的要求，更重要的是申请单完成后需要一起交给患者进行缴费，是一个标准的会合，其活动图示例如图 5-23 所示。

在使用分叉和会合时需要特别注意会合与合并节点的区别。会合节点会等待所有进入的路径到齐后才会执行下一个动作。合并节点不会等待，所有进入路径都可以直接通过，继续往下执行到下一个动作。

（8）对象（Object）与对象流（Object Flow）。

在活动图中用对象表示活动间的输入/输出关系。对象通过对象流与活动相连。如果两个活动通过一个对象或几个对象流相连，就不必用转移来连接这两个活动，这里的对象用矩形图标表示。

继续分析前面的门诊挂号流程，可在挂号收费员办理就诊卡步骤后加上一个名为就诊卡的对象节点，在挂号收费员办理挂号步骤后面加上一个名为挂号收费单据的对象节点，如图 5-24 所示。

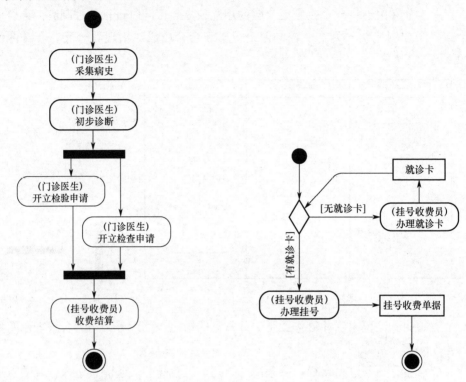

图 5-23　门诊医生开申请单活动图示例　　　　图 5-24　对象示例

2. 活动图示例

活动图从业务工人的角度定义业务过程，该模型体现业务工人之间如何协同工作、如何处理和使用业务实体来完成业务过程。在业务分析模型中绘制活动图时一般分为以下四个步骤：第一步，对业务流程进行分层抽象；第二步，识别业务流程的主路径，包含识别业务环节（活动）、确定活动间的关系（顺序、分支判断、并发）、识别业务工人、用泳道将业务环节分配到部门或业务工人、识别业务实体、用对象流将业务实体与活动相连等；第三步，识别业务流程的从路径；第四步，细化、纠错和结构调整，标注业务规则等。

以门诊业务用例为例，首先从粒度较粗的抽象层面将门诊业务活动分为挂号收费、就诊、检查检验、配药等几个环节，再进一步通过对每个环节的走访调研、细化分析可得出如图 5-25 所示的医院门诊业务现状活动图。该活动图表示了门诊业务的主要活动，以及业务活动的主要路径、参与业务活动的业务工人及业务活动必须遵循的一些业务规则等。再对业务活动的参与者及业务活动的输入/输出进行分析与调研可得出如图 5-26

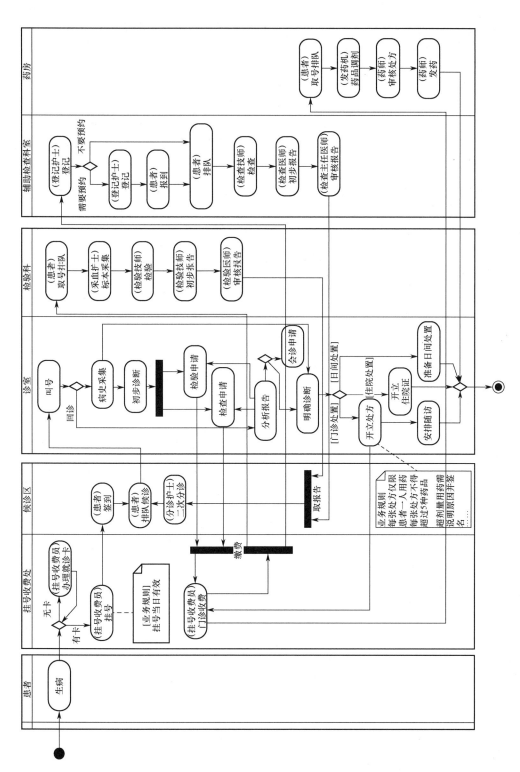

图 5-25 医院门诊业务现状活动图

所示的医院门诊业务对象关系图,该关系图表达了医院当前门诊业务所涉及的业务实体、业务工人及它们之间的关系。业务工人有挂号收费员、门诊医生、采血护士、登记护士、治疗护士、技师、检验医师、报告医师、药师等。其中,采血护士、登记护士、治疗护士是护士的不同岗位;挂号收费员为患者办理业务实体就诊卡;通过业务活动挂号生成业务实体就诊记录,一个就诊记录对应一个号源;一个号源分配给多条就诊记录等。通过上述对业务现状分析,首先可为医院核心业务系统需求分析提供基础与输入,如业务活动可作为系统用例的候选,业务工人、业务实体可作为数据建模的基础,业务规则本身就是系统需求的重要内容。其次,在业务建模的过程中,注意收集、理解、记录在业务领域中重要概念与术语,这也是后续系统需求分析时所需要参考的重要标准与依据,如在门诊业务中,什么是首诊、什么是复诊等;并可为业务流程的改进优化探索提供基础。

五、医院核心业务流程优化探索

在完成医院核心业务用例分析后,会获得医院核心业务目标、业务流程现状,以及相关的业务执行者、业务工人和业务实体等输出物。这些成果将成为核心业务软件系统需求的依据与输入。但仅以此开发的软件,往往是原有流程的信息化翻版,对业务的改进与提升有限。所以,我们还需要在此基础上进行核心业务流程的优化与探索,以分析业务流程中有哪些部分可以改进或提升。

(一)重构业务流程

仍然以医院门诊业务为例,本部分重点分析其中的挂号候诊流程。从图 5-27(a)中可以看到,当患者生病需要去医院就诊时,必须来到医院,首先在门诊挂号收费窗口排队挂号。如果患者是首次来院,未办理过就诊卡,就必须向收费员办理一张院内就诊卡,以方便其在各就诊环节中进行患者身份识别,然后才能挂号;如果患者已经有就诊卡,则可以直接办理挂号业务。患者挂号时通过与收费员简单沟通,选择合适的门诊科室挂号,然后到达指定候诊区签到候诊。候诊时长需要根据候诊人员的数量来决定。

在这个流程中,患者的就诊体验是比较糟糕的,医院业务的执行也是充满艰难阻塞的,主要有以下几个痛点。第一,患者在多个场景中需要反复排队,如挂号收费窗口、候诊区等,等待时间无法确定且通常较长,难免产生焦虑感。第二,患者能否挂上号,特别是一些专家号,也存在很大的不确定性,患者有可能需要反复来院,甚至凌晨排队或高价购买黄牛号。第三,由于各种原因挂错号也时有发生,这进一步加大了患者就诊的成本,也加重了医院门诊的负担。第四,由于上述情况导致门诊秩序混乱、效率低下在所难免。以上四点,究其根本原因在于就诊挂号的人流成本太高,也就是说,为了挂

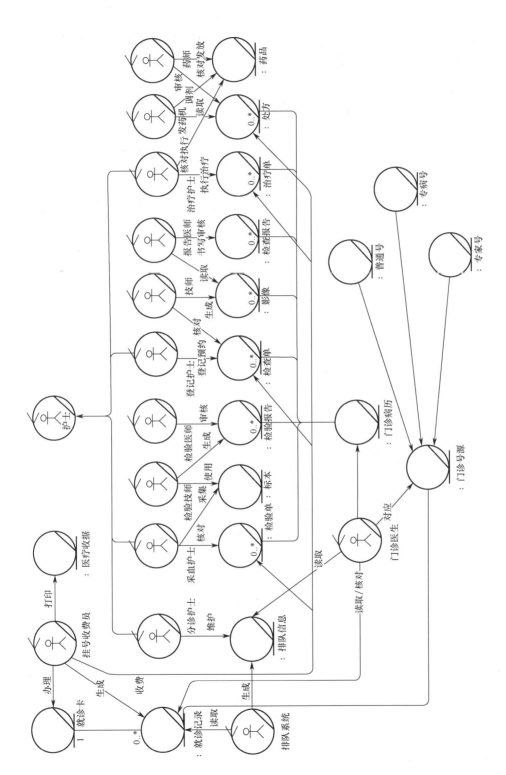

图 5-26　医院门诊业务对象关系图

号患者必须来到医院。那么能否改变这种现状，患者不来医院能否挂上号呢？答案是肯定的，那就是将人流转换为信息流，也就是政府提倡的"让信息多跑路，百姓少跑路"。

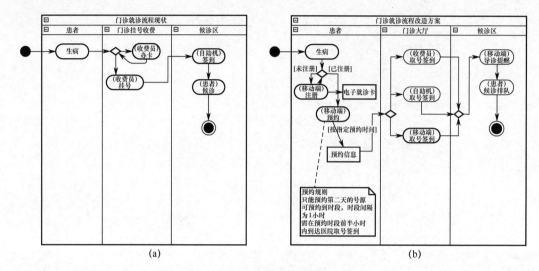

图 5-27　医院门诊就诊流程现状与改进方案

具体改进后流程如图 5-27（b）所示。患者只需通过手机端医院 App、微信公众号、支付宝生活号等方式进行预约挂号，如果是首次使用，则需要首先进行实名注册认证。预约成功后，患者只需按照预约提示信息在指定时间范围内到达医院，并根据提示信息选择通过人工窗口、自助机或移动端应用等完成缴费、取号、签到等动作，便可收到相应院内导诊提示，再根据提示信息到指定候诊区等候就诊。整个过程有序高效，患者体验感好。

实际上，在医院核心业务流程中，存在着不少由人流、物流转化为信息流的待改进点，这里略举例一二。第一，关于各种预约申请的问题，如检查、手术、日间手术、治疗、床位等，需要人工拿着申请单到各处跑，有时患者面临多项检查、治疗同时开展的问题，矛盾就更加突出。第二，关于检验、检查完成后的报告单领取与流转的问题，患者或其家属要么在检验、检查科室长时间等待报告，要么来回奔波才能了解报告的实时进度，不胜其烦。第三，关于门诊就诊过程中办理各种缴费业务的问题，患者需要在收费窗口反复排队，浪费了大量时间。第四，关于慢病患者续方配药的问题，要求患者必须来医院进行门诊，不仅浪费了时间金钱，还增添了医院门诊的压力。第五，在医疗集团、医共体模式下，上下级医疗机构间难以实现协同门诊、协同诊断、协同检验的问题。换言之，就是在基层医疗机构采集标本，在上级医疗机构进行检验并出具报告；在基层医疗机构拍片，在上级医疗机构进行诊断；在基层医疗机构进行线下门诊，在上级医疗机构在线协同门诊；诸如此类的业务还难以实现，亟待改进。

（二）优化系统集成

医院除核心业务需建立信息系统外，还存在不少专业性较强的支持系统，如影像检查科室的 PACS 系统、医学临床实验室的 LIS 系统、电生理检查科室的电生理检查系统等。患者要完成一项检查，就需要与多个系统发生交互，各个系统中信息往往靠人来协调。当患者有多项检查要处理时，情况会变得更糟。患者需要在各个检查点之间来回奔波，才能完成登记、预约、检查等流程。有些流程虽然进行了部分集成，实现了半自动化处理，但仍旧效率较低，具有较大的改进和优化空间。

图 5-28 展示了某医院门诊检查流程现状，其中有以下几方面暴露了当前业务现状在跨系统信息集成方面存在的可优化的空间。

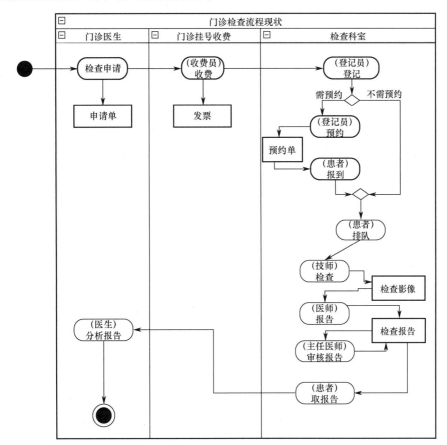

图 5-28　某医院门诊检查流程现状

首先，医生在给患者开申请单时，无法知道该检查什么时候能做，需要患者人工前往收费窗口缴完费，再到检查科室登记窗口进行登记预约。如果当天能做检查，则需要患者在候诊大厅长时间排队等待；如果当天不能做检查，则需要根据预约时间再次来院。如果患者有多项检查，一方面患者需要在各个检查点重复进行上述流程，另一方面如果多个检查都需要预约，就可能存在冲突的风险。由于系统相互孤立不能自动提醒，因此会给患者带来更多的麻烦，同时还有不少检查需要进行准备，如空腹、憋尿等。在检查顺序安排上需要综合考虑患者的情况，这些目前都无法做到。

其次，患者在等待排队的过程中是焦虑无助的，因为他们无法知道还需要等待多长时间。再次，检查结束后，患者需要回到检查科室取报告，待所有检查报告全部拿到后，才能回到诊室就诊。针对上述问题提出的某医院门诊检查流程改进方案如图 5-29 所示。该改进方案可有效改进检查流程效率，提升患者就诊体验。

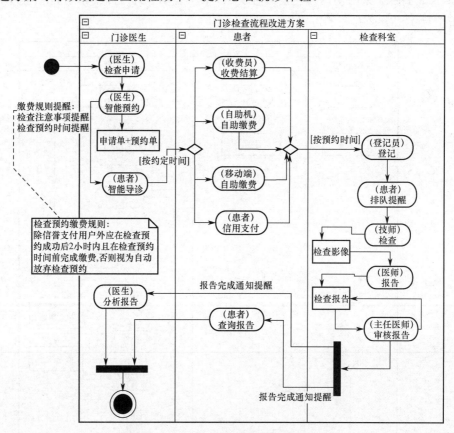

图 5-29　某医院门诊检查流程改进方案

改进后的流程需要达到如下目标：①在门诊申请检查时可实现自动预约；②存在多项检查时，具备智能冲突提醒、智能合理安排等功能，尽可能减少患者往返医院的次数；③按医院规定完成缴费结算；④按预约安排时间来医院检查科室登记检查，检查排队等待时间智能提醒；⑤报告完成后系统自动提醒开单医生与患者；⑥患者无须取纸质报告，医生、患者可本地调阅报告。

在优化医院核心业务流程时，识别信息集成需求是非常重要的，尤其是在医改的推进过程中，不仅要求医院内部的业务流程的协调与高效，同时还强调跨机构间的协同与信息共享，这更进一步突出了信息集成的重要性。

（三）改进领域逻辑

上述是通过信息系统对医疗业务工作进行的初级改进方案，更高级的改进方案是对封装在信息系统里的领域逻辑的改进。这些领域逻辑可能存在于管理规范、运营策略和员工（尤其是专家）掌握的知识中，这些内容被提炼后封装到信息系统中，从而使管理更加专业规范、业务运行更加高效智能，使人脑得到充分解放。

对于复杂度较低的领域逻辑，在技术条件许可的前提下，可由系统进行封装以代替业务工人，由业务执行者直接与系统进行交互以提升效率与体验，如取号环节与收费环节。通过移动支付的方式，尤其是在医保移动结算成熟的条件下，系统完全可以取代业务工人（挂号收费员）的工作，实现更为灵活方便的结算方式。

对于复杂度较高的领域逻辑，需要认真分析和细化业务工人的工作过程，在系统设计时为引入大数据、人工智能等技术预留接口。例如，在门诊就诊流程中，门诊医师工作流程可细化为叫号、病史采集、初步诊断、检查申请、检验申请、分析报告、明确诊断和给出治疗方案等环节，如图 5-30 所示。其中，对病史采集的领域逻辑封装，可考虑通过与智能导诊、历史就诊数据、医学物联网监测等系统进行集成，实现对门诊主诉、病史、体格信息的自动采集；而在初步诊断、明确诊断环节，可考虑结合临床决策支持系统（Clinical Decision Support System，CDSS），一方面提高临床过程自动化水平，另一方面给医生提供参考，防止思维局限。理想化的应用场景是 CDSS 给出若干初步诊断建议，医生只需要进行决策选择，系统即可自动完成病历填写、检查检验申请与预约等步骤。当医生明确诊断时，CDSS 能给出治疗方案，由医生进行选择确认，系统自动开出相应医嘱。这样的整个工作流程将是相对快速、高效且安全的。

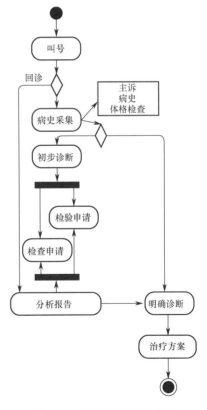

图 5-30　门诊医师工作流程

当然，这样的场景还需要不断的努力才能实现，但这已经成为下一代核心业务信息系统专科化、智能化发展的主要方向。

在需求收集与业务流程优化阶段需要特别注意收集医院的核心业务制度、管理规范与运营策略。例如，某医院有 18 项医疗质量安全核心制度规范，同时还有运营策略，一些民营医院甚至有费用打折方案等。这些制度规范与运营策略，是医院根据当下所处环境、上级政策，结合医院业务目标制定的，但外部要素往往多变且不可控，因此对于这一部分领域逻辑的封装、流程的优化，既要考虑将其内化到信息系统中，又要保持其一定的灵活与柔性，以适应市场、社会和政策的变化，减少变化对系统的影响。

（四）关注系统工程

医院核心业务信息系统的建设不仅是医院核心业务过程的信息化，更重要的是通过系统支持以促进医院核心业务目标的达成。通过系统工程方法，从整体出发，实现业务过程实时监测反馈，及时发现业务问题，以目标为导向的全局系统性闭环控制是实现这一目标的有效手段。

下面以美国约翰·霍普金斯医院指挥中心项目案例为例进行说明。约翰·霍普金斯医疗集团是一个大型医疗集团，其总部位于美国马里兰州巴尔的摩市，是一家集医疗、科研、教学于一体的顶尖学术型医疗系统，截至 2017 年，拥有超过 4 万名员工、6 家医院、39 家基层医疗机构、26 个临床研究中心、40 个亚专科多学科会诊团队，年门诊超过 280 万人次，可提供 17.2 万余人次家庭护理，管理 41.9 万余人的保险。医院的核心业务软件采用的是 Epic 公司的产品。

2014 年前，约翰·霍普金斯医院在运行过程中面临这样一些问题：急诊患者数量多、出现排队拥挤；手术室的术后患者无法及时转移至 PACU 与 ICU；危重患者从社区医疗机构转入医院遭遇延误或阻碍等。

对此，该医院尝试了不少改进方案，如监测床位周转时间、开展远程医疗咨询、采取 PDCA 措施进行持续改进等，但问题仍没有彻底解决。后来他们意识到，这些局部问题其实反映的是医院整个系统的问题，单方面解决某个局部问题是没有意义的。因为系统问题会引发局部问题，而局部问题可能会导致更为严重的系统问题。因此该医院采用系统工程的方法，确定整体改进目标，从医疗保健以外的行业中学习经验，这些行业涉及石油和天然气、空中交通管制、美国航天局、奥运会及城市管理机构等。他们借鉴了这些行业中已发展成熟的指挥中心的概念，复制其核心要素，包括团队的战略集中、提供全局实时数据视图的可视化系统、预测分析系统、标准化工作和基于规则的协议，以及清晰的治理结构和指导原则等。该医院通过指挥中心主动地管理和协调业务，如实时监控病人动向，重新设计急诊病人转入流程等，最大化发挥现有能力，有效地解决了问题。

约翰·霍普金斯位于巴尔的摩的一家三级医院的指挥中心现场由五部分组成,一是协调热线,负责处理来自临床一线的各种请求;二是住院服务,负责住院患者的注册、住院登记、保险登记等;三是患者转运调度,负责需要转运患者的运送调度协调;四是床位管理,负责全院的床位协调与管理工作;五是领导小组,负责协调指挥过程中的最终决策。

在该指挥中心,由 24 名来自不同科室的临床和行政工作人员集中办公,共同协作,解决每天医疗过程中患者在各个环节的运转效率问题。

该指挥中心运行一套系统,每分钟可接收约 1000 条来自院内 14 个不同的 IT 系统的信息,通过分析这些信息进行实时预测、态势感知,并将这些信息投放在显示屏上,以触发指挥中心人员采取行动。例如,住院服务显示屏第一行显示的内容是:内科共有床位 221 张,空床 17 张,待清理 4 张,待住院 25 人。

此外,医院还制定了一套具备高可靠性和低可变性的标准操作程序(Standard Operating Procedure,SOP),并在纸质手册中进行了详细操作说明。例如,"谁"在指挥中心对"哪一块大屏"的信息负责,以及应该采取什么行动。他们围绕着几个主要目标进行组织,即加快急诊登记、简化围手术期的流程、杜绝术后滞留,以及促进院外患者转运。例如,管理围手术期流程的一系列标准操作规程中规定,当患者在 90 分钟内未离开 PACU 时,相应软件便出现红色三角图标,提示 PACU 护士长与床旁护士、麻醉师进行协商,是否可将病人及时撤离,如果条件允许则病人将被从 PACU 撤离。

通过前述的这些努力,医院在患者转运效率上有了明显的改进,如转诊接收能力、救护车接诊、急诊转住院的效率、手术室与病房的转接能力、患者的出院效率等均得到了不同程度的改进。应该说,这个项目取得了很好的运行效果。

约翰·霍普金斯医院指挥中心这个项目给了我们如下启示:第一,医院流程的优化要注意,局部的现象反映的可能是整体的问题,整体的改进才能消除局部问题;第二,目标贯穿于项目的需求、设计、开发、实施、应用等各个环节;第三,系统与人的交互方式不同,达成目标的效果不同;第四,只有建立基于目标的闭环才能持续改进最优化目标。

在具体软件开发过程中,仅有上述提到的业务目标是不够的,还需要将业务目标通过层次分解具体化到软件需求中。在科伯恩(Cockburn)的《有效编写用例》一书中也提到了用例的层次,包括概要目标、用户目标和子功能。

例如,在门诊管理中提出了"提高门诊处方合格率"这样的概要目标(也可理解为业务目标),对于这样的概要目标的落实,需要对医生的每一张处方进行管理。那么如何管理呢?最好的办法是医生只能开立安全、合规、合理、有效的处方,这就是用户目标,这个目标就是医生这个用户角色需要交付的业务价值,也就门诊医生站的具体功能要求。同时,这个用户目标(业务功能)可分解为处方内容获取、处方安全性校验、处方合规性校验、处方合理性校验、处方保存等多个子功能，同时该目标还提出了对处方安全性、合规性、合理性等规则管理的需求。

第三节　医院核心业务系统需求分析

医院核心业务系统需求分析是以医院核心业务建模为基础，以医院核心业务系统的设计开发为目标，对医院核心业务活动及信息对象进行分析梳理，围绕业务活动价值、目标和利益相关者的诉求，规划设计软件功能性与非功能性解决方案的过程。医院核心业务系统的最终输出物为 SRS，该输出物也是医院核心业务系统设计与开发的依据。

一、医院信息化建设目标

在新时代背景下，医院信息化建设的目标愿景除传统意义上的保障医疗安全和质量、提升医疗效率和品质外，还有了一些新的要求与特点。

电子病历系统建设强调政策的合规性需求，突出智慧一体化应用。国家卫生健康委电子病历新政首次明确了医院信息化的建设达标水平和建设节点："到 2020 年，要达到分级评价 4 级以上""到 2020 年，三级医院要实现院内各诊疗环节信息互联互通，达到医院信息互联互通标准化成熟度测评 4 级水平""到 2020 年，所有三级医院要达到分级评价 4 级以上，二级医院要达到分级评价 3 级以上"。电子病历应用水平分级评价标准如图 5-31 所示。据《2017/2018 年度中国医院信息化调查报告》数据显示，国内三级医院的电子病历应用水平平均为 2.11 级，二级医院仅为 0.83 级，电子病历整体应用程度较低，各业务系统之间的集成度、互联互通程度较低，与国家要求的达标水平还有较大差距。

医疗保险支付改革进一步增加了医院对精益化管理的需求。根据《国务院办公厅关于进一步深化基本医疗保险支付方式改革的指导意见》，"到 2020 年，医保支付方式改革覆盖所有医疗机构及医疗服务，全国范围内普遍实施适应不同疾病、不同服务特点的多元复合式医保支付方式，按项目付费占比明显下降"。参考美国平价医疗法案（Affordable Care Act，ACA）的支付方式改革对医院信息化的影响，可推断国内医疗保险支付方式改革的落地将显著推动医院信息化的发展，尤其是在质量管控、成本控制、流程优化、供应链管理、医共体分工与绩效考核等方面的发展需求将会更加强烈。

随着分级诊疗的持续推进，医共体模式的信息化需求逐步明晰。国家医改大力推行分级诊疗制度，希望按照疾病的轻重缓急及治疗难易程度进行分级，并通过不同级别医疗机构承担不同疾病治疗的方式，来提升整体的医疗资源利用效率，从而解决看病难的问题。分级诊疗的核心就是"基层首诊、双向转诊、急慢分治、上下联动"，医共体的建设是分级诊疗的重要抓手。我国政策要求 2020 年所有二级公立医院和政府办基层医疗机构全部参与医共体。国内医院的产业生态将从单个医院快速向集团化医共体过渡。医共体运行与管理的信息化需求也随之成为刚性需求，统一标准、信息共享、MDT 会诊、快速转诊、转检、慢病管理等业务模式将越来越成熟。

	等级	内容	
二级医院平均水平	0级	未形成电子病历系统	初级数据采集
三级医院平均水平	1级	独立医院信息系统建立	
	2级	医疗信息部门内部交换	
政策合格水平	3级	部门间数据交换	中级信息共享
	4级	全院信息共享，初级医疗决策支持	
	5级	统一数据管理，中级医疗决策支持	高级智能支持
	6级	全流程医疗数据闭环管理，高级医疗决策支持	
	7级	医疗安全质量管理管控，区域医疗信息共享	
	8级	健康信息整合，医疗安全质量持续提升	

图 5-31　电子病历应用水平分级评价标准

随着 5G 移动互联网、物联网、大数据、人工智能等技术的发展，以患者为中心的全程健康服务将成为可能。全程健康服务涉及院前、院中、院后，贯穿疾病治疗康复全程，以医疗服务为源头，以全程医疗健康数据为依据，基于人工智能引擎驱动，内容覆盖咨询、分诊、预约、支付、随访、健康宣教、提醒通知、健康行为、生命体征监测、慢病管理、个人健康数据资产管理等诸多方面。新兴技术的不断成熟，使得基于医院核心业务的全程健康服务需求成为医院提升服务品质的重要目标。

二、利益相关者分析

一般来讲，在软件开发的准备阶段，开发团队与用户需要在较短时间内就系统范围、愿景目标、主要需求、问题风险、技术架构和发布迭代计划等内容达成共识。由此可知，合理分析利益相关者对软件的愿景与目标、非功能性需求及技术选型具有重要作用。因此，开发医疗核心业务信息系统，首先要对系统的基本利益相关者进行识别，对每个利益相关者在系统中关注的内容进行分析，以此作为软件需求分析的基点。

对于具体的软件项目而言，利益相关者应当是具体的部门代表或岗位角色。本书作为医院通用核心业务系统开发设计指导，旨在为读者提供通用的思维框架与方法，因此

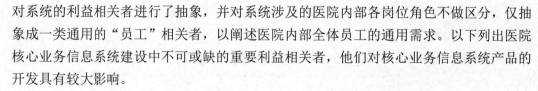

对系统的利益相关者进行了抽象，并对系统涉及的医院内部各岗位角色不做区分，仅抽象成一类通用的"员工"相关者，以阐述医院内部全体员工的通用需求。以下列出医院核心业务信息系统建设中不可或缺的重要利益相关者，他们对核心业务信息系统产品的开发具有较大影响。

1. 社会

医院承担着社会服务的公共职能，而信息系统作为医院提供服务的工具与窗口，正在发挥着越来越重要的作用。因此，社会对医院的要求往往也间接地反映在对信息系统的要求上。例如，系统的稳定性与便捷性，是社会衡量系统价值的重要指标。尤其在移动互联网高度发达的今天，任何微小的服务异常、服务中断都有可能被无限放大，从而引发社会事件，并会对医院产生不可估量的影响。

2. 医院投资人

医院投资人包括政府和社会资本办医者，他们对信息系统的要求更直接地体现在投资效益上；政府则更看重社会效益，以及是否有助于医改政策的落地，正如国家卫生健康委统计信息中心主任张学高在 CHIMA 2019 大会上所做的《新时代医院信息化建设》报告中指出的那样，"智慧医院、分级诊疗、'互联网+医疗'健康便民惠民服务、互联互通、医院联通与数据上报、标准应用、互联互通成熟度测评、医院网络与信息安全体系建设等"将成为政府对医院信息化建设关注的重点；社会资本办医者则更注重产品的性价比，即投入产出比。

3. 医院管理者

医院管理者重视信息化的原因，首先是信息化能够助力医疗质量与安全的改善，其次是信息化能够推动医疗标准化管理的形成与医疗流程的持续优化改进，再次是信息化能充分挖掘数据价值，为医院运营管理与临床科研需求赋能。

4. 员工

员工包括临床医生、护士、药剂师、行政后勤人员等多种类型的具体业务系统的操作人员，他们对信息化的要求首先是需要满足业务工作需要，并能帮助他们完成相应的业务工作；其次是操作要尽可能简便，不能对医疗流程的执行造成负担；再次是系统必须足够稳定可靠，能够持续地为诊疗提供信息支撑。但需要注意的是，一方面他们的需求反映了真实的业务过程，但不一定是优化的过程；另一方面他们的需求可能还会与管理者的需求相矛盾，需要系统分析人员进行认真的分析、梳理与甄别。

5. 医疗服务消费者

医疗服务消费者既可能是患者，也可能患者的家属。过去，他们只是医疗服务的对象，很少或没有途径能够参与到医疗过程中。随着移动互联网、人工智能、物联网等技术的快速发展，以及政府便民惠民政策的推动，医疗 IT 建设也逐步将普通百姓纳入了医疗信息化网络，使之成为该网络中的重要成员。正是由于他们的参与，使医疗流程得以重构、服务模式得以创新、患者需求得以满足，主要体现在医疗过程的深入参与、诊疗消费的透明化、服务体验的便捷性等方面。

6.　系统建设方

系统建设方往往希望尽可能低成本、高效率地进行产品交付，同时希望能第一时间了解和掌握用户需求、快速响应、站稳并扩大用户市场等。

7.　系统运维方

系统运维方一般为医院方，也有部分医院是由建设方负责运维的，或者双方各自承担一部分信息系统的运维工作。无论什么情况，作为系统运维方都希望系统是稳定的，运维操作是可控的，同时能够在尽可能长的时间内持续适应用户需求的不断变化。

三、系统需求分析方法

本节采用用例分析方法进行"医院核心业务系统"软件需求分析，首先对涉及的一些重要的概念、方法与步骤进行简单介绍。

用例分析方法是面向对象软件需求分析的重要手段。与传统的功能分解方法相比，用例分析方法完全是从外部（用户的角度）来表述系统功能的，它把需求与设计完全分离开来。从用例图中，我们可以得到被定义系统的总体印象。用例定义了系统功能的使用环境与上下文，每一个用例描述的都是一个完整的系统服务。用例分析方法比 SRS 在一定程度上更易于被用户所理解，它可以作为开发人员和用户之间针对系统需求进行沟通的有效手段。在统一软件开发过程（Rational Unified Process，RUP）中，用例被作为整个软件开发流程的基础，很多类型的开发活动都把用例作为一个主要的输入工件（Artifact），包括项目管理、分析、设计和测试等。例如，使用用例来对目标系统进行测试，可以根据用例中描述的环境和上下文来完整地测试一个系统服务，根据用例的各个场景（Scenario）来设计测试用例，完全的测试用例的各种场景可以保证测试的完备性。

用例图包含六个常用元素，分别是参与者（Actor）、用例（Use Case）、关联关系（Association）、包含关系（Include）、扩展关系（Extend）和泛化关系（Generalization），如图 5-32 所示。

（一）系统参与者

系统参与者，简称参与者，是指所研究系统之外的，与系统发生功能性交互的实体。

系统参与者有三大类，包括系统用户、与系统交互的其他系统，以及一些可以运行的进程。第一类参与者是真实的人，即用户，是最常见的参与者，几乎存在于每个系统中。命名这类参与者时，应当按照业务角色而不是位置或部门命名，因为一个人可能参与很多业务。第二类参与者是与系统交互的其他系统，这类位于程序边界之外的系统也是参与者。第三类参与者是一些可以运行的进程，如时间，当需要定时触发系统中的某个事件时，时间就成了参与者。

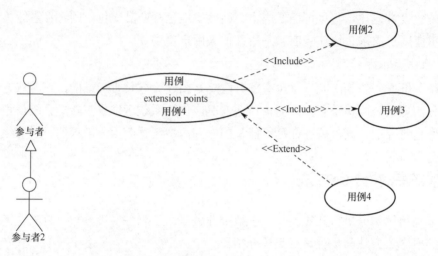

图 5-32　用例图

这里特别强调系统参与者与传统意义上"用户"在概念上的区别，是因为"用户"的概念并没有严格统一的定义。通常认为，"用户"指的是"使用计算机软件或网络服务的人"。这个定义将"用户"局限于人的范畴，不能完全覆盖系统参与者所要表达的内涵。在软件开发领域，我们经常会听到"一切以用户为中心"这样的说法。如果按上述对"用户"的定义，软件开发将要以系统操作者的利益作为最重要的衡量标准，这往往与我们的实际场景相悖，下文举例说明。

患者在挂号窗口，告诉挂号收费员症状或要就诊的科室，挂号收费员使用挂号收费系统，根据患者的描述选择科室并打印号条。系统参与者必须和系统有功能性交互，不和系统交互的就不是系统的参与者。因此，在这个场景中，和挂号收费系统交互的是挂号收费员，挂号收费员是挂号收费系统的参与者，而患者则不是。不少人在进行系统分析过程中碰到类似问题时会认为患者比挂号收费员更重要，担心不把患者当作参与者可能会造成患者利益被忽视。其实，系统参与者不是决定软件目标价值重要性的唯一因素，系统参与者只关注谁和这个系统接口，既不关心这个系统参与者是否是重要的，也不关心其对软件设计的影响力的大小。对软件开发有重要影响的是系统的利益相关者。对于挂号收费系统而言，患者是重要的利益相关者之一，挂号收费员既是参与者也是利益相关者。表 5-3 显示了主要利益相关者对挂号收费系统的关注点，在进行系统需求分析时，需要将这些利益相关者的诉求按照重要性排序，以进行统筹考虑。

表 5-3　挂号收费系统主要利益相关者关注点

利益相关者	关注点
患者	担心挂错科室；担心挂到号后找不到就诊位置；担心排队时间长等
挂号收费员	担心操作太复杂；担心出差错被处罚等
财务科	担心出差错影响声誉；担心挂号收费员违反财务纪律私自挪用公款等
医院	担心窗口排队；担心挂错号影响医院声誉与效率

如果挂号收费系统提供了患者自助挂号的功能，如手机 App、自助机挂号等，那么患者就可以自行和这些系统交互，从而完成挂号。这时患者就成了系统参与者。在这个场景中的用例与上文描述的窗口挂号用例是完全不同的，因为在这个用例中，挂号收费员不再是利益相关者，所以在进行系统分析时完全不用考虑其诉求，而患者的需求则必须得到更充分的满足，如更加全面的自助业务与更加友好的交互体验等。

（二）识别系统参与者

在获取用例前首先要确定系统的参与者，需求分析人员可以参考本章第二节介绍的方法创建业务模型，通过分析模型得到系统需要实现的业务活动，然后再通过回答以下问题来识别出系统的参与者。问题包括：①谁将使用该系统的主要功能？②谁将需要该系统的支持以完成其工作？③谁将需要维护、管理该系统，以及保证该系统处于工作状态？④系统需要处理哪些硬件设备？⑤与该系统交互的有哪些系统？⑥谁或什么系统对本系统产生的结果感兴趣？

在对参与者建模的过程中，还必须要牢记以下几点要求：①参与者对于系统而言总是外部的；②参与者可以主动或被动地与系统发生交互，主动是指交互发起方为参与者，主动交互的参与者称为主参与者，被动是指交互发起方为系统，被动交互的参与者称为辅助参与者；③参与者是指人和事物与系统发生交互时所扮演的角色，而不是特定的人或特定的事物。④每个参与者需要一个具有业务意义或职责的名字，在建模中不推荐使用类似"新参与者"或"用户"这样的名字；⑤必须要使用简短的文字，从业务角度描述每个参与者是什么；⑥一个人或事物在与系统发生交互时，可以同时或先后扮演多个角色；⑦特定情况下，参与者可以具有一些属性和可接收的事件。

（三）参与者之间的关系

在用例视图中，使用泛化关系来描述多个参与者之间的公共行为。如果系统中存在几个参与者，它们既扮演自身的角色，同时也扮演更具一般化的角色，那么就用泛化关系来描述它们。这种情况往往发生在一般角色的行为在参与者行为超类中描述的场合。特殊角色继承了该超类的行为，然后在某些方面扩展了此行为。参与者之间的泛化关系

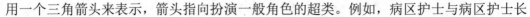

用一个三角箭头来表示，箭头指向扮演一般角色的超类。例如，病区护士与病区护士长

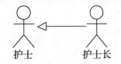

图 5-33　参与者之间的泛化关系

之间就是一种泛化关系，病区护士是一个一般化的角色，他具有护士的职能，而病区护士长除具备病区护士的职能外还具备只有病区护士长才拥有的职能，如排班审批、护士长签名等。参与者之间的泛化关系如图 5-33 所示。

（四）系统用例

用例（Use Case），也叫使用案例或用况，是软件工程或系统工程中对系统如何反应外界请求的描述，是一种通过用户使用场景来获取需求的技术方案。每个用例提供了一个或多个场景，该场景说明了系统是如何和最终用户或其他系统互动的，也就是谁可以用系统做什么，从而获得一个明确的业务目标。

通俗地讲，用例是参与者使用待开发系统来完成的一项业务活动，它有以下几个特征。

（1）对于参与者来讲，用例具有明确可观测的业务目标。

用例通过与参与者的交互活动，实现某个业务活动的目标。例如，门诊流程中的挂号、结算、结账都是一个完整的用例，因为对于挂号收费员来讲，一次挂号、一次结算、一次结账均具有可观测的业务目标。再如医生"开立处方"是一个完整用例，而"引用患者历史处方"却不是，因为"引用患者历史处方"只是"开立处方"用例中提供处方内容的一个步骤，还没有形成患者想要的最终处方。

（2）用例通过平衡利益相关者利益，实现业务价值。

通过参与者与用例的交互活动，可以满足各利益相关者的需求。例如，医生开立药品医嘱用例，如果仅从医生角度考虑，那么其价值可定义为为患者提供最有效的药品治疗方案，但其利益相关者往往涉及患者、支付方、监管方、财务管理、药品安全管理、院感管理、医疗质量管理等，那么在开立医嘱时就需要考虑患者的个体差异、支付能力、支付方的合规要求、行业监管要求、药品安全要求、感染控制要求等多方利益。

（3）用例必须由一个参与者发起。

不存在没有参与者的用例，用例不应该自动启动，也不应该主动启动另一个用例。

（4）用例名称一般以动宾短语结构表述。

业务活动必须有一个动作和动作的受体，如开立处方、审核处方、开立医嘱、确认医嘱、执行医嘱、发起会诊等。

（五）系统用例规约

用例图只是表达了用例的目标，这是远远不够的。用例背后封装了不同级别的相关需求，我们需要通过书写用例规约把这些需求表达出来。用例规约就是以用例方式组织的需求规约。如果将用例规约的各项内容用类来表示，那么它们之间的静态关系如图 5-34 所示。

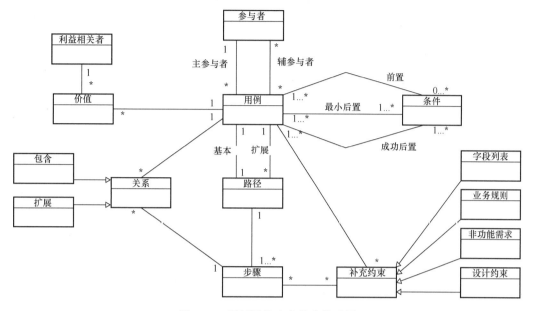

图 5-34　用例规约内容静态关系图

在这张图中参与者与用例在用例图中已经存在，照搬到用例规约中就可以，下文将针对其他内容的要点逐一说明。

1. 前置条件和后置条件

用例通过前置条件、后置条件描述用例开始前、结束后系统必须处于的状态，若前置条件不满足，则用例无法开始。当前置条件满足时，系统执行用例，完成用例步骤后便能到达后置条件，即用例结束时的系统状态。

后置条件分为最小后置和成功后置两种。最小后置指即使在用例失败的情况下，系统也需要满足的约束；成功后置指用例成功时，系统需要满足的约束。

前置条件、后置条件必须是系统能够检测的。例如，患者在窗口挂号前，系统并不知道要挂号的患者是谁，所以"系统中必须存在待挂号患者基本信息"就不能作为"窗口挂号"用例的前置条件，因为这个条件在用例开始前系统是无法检测的。将预约取号用例的前置条件设置为"患者已提交预约凭证"，或者将收费结算用例的后置条件设置为"患者已获得发票"也是错误的，因为系统无法检测患者是否提交预约凭证，以及患者是否拿到发票，所以不能作为前置或后置条件。

前置条件是用例开始前的约束条件，不是动作，如"系统记录检查申请"这样的表述就是错误的。另外，像"系统正常运行""网络连接正常""用户具有相应权限"等"放之四海皆准"的约束，与所研究的系统没有特定关系，一般也不宜作为前置或后置条件。

2. 利益相关者的利益平衡

前置条件是用例的起点，后置条件是用例的终点，而用例的中间过程应该如何处理呢？这就需要讲到用例规约中最重要的也是最容易被忽略的部分：平衡利益相关者的利益，即某一类人担心什么、希望什么。如果只有目标，而没有利益相关者的利益，则很难分析出正常的需求。下面以门诊医生开具处方的用例为例对此进行说明。处方用例可能涉及的利益相关者有医生、患者、药师、收费员、医院、社保等，他们各自关注的利益点如表 5-4 所示。

表 5-4 开具处方用例的利益相关者及其利益点

利益相关者	利益点
医生	希望操作方便，担心处方不合格而受处罚
患者	担心疗效及用药安全；担心缴费取药麻烦；希望用法清晰、操作简单；希望医生尽可能地提供方便，如帮家人、朋友代开药，在少花钱的情况下尽可能开好药、多开药等
药师	希望医生的处方合格有效、药品库存充足、调剂工作不要反复
收费员	希望医生处方的待收费记录准确有效，尽量避免出现退费的情况
医院	希望医生处方安全、合规、有效，部门间配合默契、高效率运转

为了平衡这些利益相关者的利益，医院的处方用例规约应当有所体现，表 5-5 截取了该用例规约的片段。

表 5-5 处方用例规约片段

基本路径	1. 门诊医生通过合理的方式选择处方内容、提交处方信息
	2. 系统校验门诊医生处方权限
	3. 系统返回药品库存情况及收费金额
	4. 系统验证处方用药的合理性
	5. 系统验证处方用药的合规性
	6. 系统记录处方信息及处方待收费明细记录
	……
扩展路径	1a. 处方模板方式
	1b. 历史处方方式
	1c. 选择常用药方式
	2a. 门诊医生没有抗生素处方权
	2a.1. 门诊医生提交抗生素药品
	2a.2. 系统返回"你没有该药品使用权限"
	……
业务规则	1. 分别开具西药和中成药处方，也可以开具一张处方，中药饮片应当单独开具处方
	2. 处方一般不得超过 7 日用量；急诊处方一般不得超过 3 日用量；对于某些慢性病、老年病或特殊情况，处方用量可适当延长，但医生应当注明理由
	3. 书写药品名称、剂型、剂量、用法、用量等信息要准确规范，药品的用法也必须使用规范的中文、英文等字体书写，不得使用"遵医嘱""自用"等含糊不清的字句
	……

在表 5-5 所示的基本路径中，截取了 6 个步骤，其中每一个步骤都考虑了系统参与者的利益。

第 1 步，"合理的方式"是为了医生操作方便的利益而进行的设计。

第 2 步，"校验门诊医生处方权限"，一方面满足医院医疗安全规范管理要求，另一方面也部分消除了患者对处方安全疗效的担心，至少可以防止非法行医行为的发生。

第 3 步，"返回药品库存及收费金额"，一方面可以避免医生开药后，药房因库存不足发不出药品，造成收费、药房、患者等相关人员人力、时间的浪费；另一方面可让患者在就诊过程中知道该处方的价格情况，并参与到治疗方案的决策中来，从而避免收费时出现退费的情况。这些要求应该同时满足患者、收费员、药师等利益相关者的利益。

第 4 步，"验证处方用药的合理性"提高了药师处方审核工作的效率，保证了患者用药的合理性与安全性。

第 5 步，"验证处方用药的合规性"通过验证相关业务规则，为医院执行处方管理规范提供了方便，以避免出现不合格处方，同时也保证了患者用药的安全性。

第 6 步，"记录处方信息及处方待收费明细记录"为收费员收费、药师调剂药品提供了方便，也为患者后续诊疗、临床科室科研、医院运营等活动提供了数据资源。

从以上的分析来看，不是所有的利益相关者的利益均会得到满足，如患者的"希望医生尽可能地提供一些方便，如帮家人、朋友代开药，在少花钱的情况下尽可能开好药、多开药等"与国家处方管理规范要求及医保管理政策等相冲突，是不会得到满足的。

3. 识别利益相关者

理解了软件需求就是其利益相关者的利益平衡后，接下来最关键的就是要找到用例有哪些利益相关者。一般来讲，医院核心业务系统均会涉及上文描述的主要利益相关者，这里再给出几个寻找利益相关者的建议。

首先是参与者。如果参与者是人，则参与者当然是用例的利益相关者；如果参与者不是人，则参与者自然就没有利益主张，就不是利益相关者，但这个非人的参与者背后可能会存在利益相关者。例如，"集成平台"是某个用例的辅助参与者，不是人，但背后的"集成平台"管理员是利益相关者。

其次是用例资源的提供方。参与者使用用例时需要一些资源，这些资源的提供者很可能是利益相关者。例如，检查申请用例中的申请信息的提供方——辅助检查科室就是利益相关者，因为如果申请单的内容表达准确，就有利于辅助检查科室的检查与诊断工作。

再次是受用例结果影响的人。这些人也是利益相关者，如上述处方用例中的收费员、药剂师等。

还有就是信息的主人。用例中会用到一些信息，这些信息可能会涉及某些人，这些人也许不知道这个系统的存在，但系统的好坏涉及他们的利益，如患者、患者家属等。

最后，参考医院核心业务领域信息参考模型及业务流程图对于识别利益相关者是非常有帮助的，因为在流程图中可以清晰地反映出一项业务活动的前因后果，以及参与者。

在项目中需求之所以变化，很多时候都是因为某些利益相关者的利益一开始没有得到尊重，直到后来才被发现。如果平时注意观察和积累利益相关者的利益，并结合核心业务域模型，那么上述假需求的变更就会大大减少。

必须承认，系统不可能满足所有利益相关者的利益，只能照顾其中一部分，所以利益相关者的排序至关重要。利益相关者的排序是否正确，直接影响需求的内容。经常会犯的错误是只盯住了"用户"。那么如何排序呢？对于医院核心业务系统这个特定的领域来讲，排在最前边的利益相关者首先是前一节中提到的主要利益相关者中的社会和医院投资人，因为社会是医院履行社会责任、维护行业行为规范与公共秩序的监督者，而投资人不仅是这些社会责任的责任人，也是医院发展愿景的制定者与推动者；其次是医院管理者，因为他们是医院社会责任、发展愿景的落实者。而对于医院员工、患者、运维人员、实施人员等利益相关者的排序则需根据不同用例场景进行分析权衡，无法一概而论。

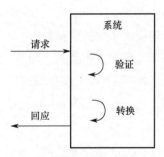

图 5-35　系统"交互四步曲"

4. 基本路径

用例有一条基本路径及若干条扩展路径。首先要确定的是基本路径，因为它是能代表用例核心价值的路径。书写路径的方法称为"交互四步曲"，交互的过程就是参与者和系统进行若干个回合的交互，直到达成目标。每个回合的步骤分为请求、验证、转换和回应四类，如图 5-35 所示。有的回合可以没有验证和转换。

表 5-6 展示了患者自助挂号基本路径的例子。

表 5-6　患者自助挂号基本路径

步骤	回合
1. 患者请求挂号	回合 1
2. 系统反馈自助挂号界面	
3. 患者提交挂号科室信息	回合 2
4. 系统反馈提示患者验证医保账户信息	
5. 患者提交医保账户信息	回合 3
6. 系统验证患者医保账户信息	
7. 系统进行医保结算交易	
8. 系统生成挂号记录	
9. 系统反馈患者挂号成功，并打印挂号条	

在描述步骤的过程中，应首先使用主动语句厘清责任，即把动作的责任人放在主语的位置，并且主语只能是参与者或系统；把系统当作一个黑箱，描述它对外提供的功能和性能，因此系统如何构造不属于需求描述的范围，除非是利益相关者强加的设计约束；路径步骤是系统的功能性需求，应该使用业务域的概念术语进行描述，以便进行用户交流，同时路径步骤不要涉及交互设计的细节。例如，医生从下拉菜单中选择医嘱类别、系统返回相应类别医嘱列表、医生查询所需医嘱等，这些界面细节很可能不是需求，只是开发人员的界面交互解决方案，应属于设计范畴，应将它们从路径步骤中删掉。

然后再问问"为什么"，界面细节背后隐藏的可能是利益相关者在意的、真正的需求，也许是非功能需求中的易用性需求，如"操作简便，不超过 3 次鼠标点击完成医嘱处理"等。对于需求分析来讲，应将重点放在输入、输出和处理上，应将验证规则集中汇集在业务规则里，把交互的目的从交互的细节中分离出来，将交互细节背后隐含的非功能需求放在补充约束的段落中进行表述。

5. 扩展路径

系统在基本路径上要处理的意外和分支是扩展路径，但不是所有的意外都是扩展路径，扩展路径必须是系统能感知而且要处理的。

扩展路径经常会发生在下列一些情况下。

第一，参与者的交互选择。交互进行到某一步骤时，参与者需要做出选择，选择结果不同，其带来的交互也不同。特别需要注意的两点是：①没有引起交互行为变化的选项选择不是扩展路径；②不要与交互设计相混淆。这里的选择仅指通往目标的路径上出现的意外和分支，交互选择的原则是保留目标、清除界面设计的相关内容。

第二，系统验证的步骤需要扩展路径，且验证必然有成功和失败；失败的情况下，系统必须进行处理，否则验证就是多余的。

第三，系统的关键步骤失败需要扩展路径，否则参与者无法了解用例的进展。例如，表 5-6 中的第 7 个步骤"系统进行医保结算交易"若失败，则其扩展路径如表 5-7 所示。

表 5-7　系统进行医保结算交易扩展路径

扩展路径	7. 系统进行医保结算交易
	7a. 系统进行医保结算交易失败
	7a.1. 系统提示医保结算交易失败

从上面的例子可以看出，扩展点的表示方法是在所扩展路径的数字序号后面加上字母序号，如 7a 表示步骤 7 的第 a 个扩展点。接下来是该扩展路径的步骤，表示方法是在扩展点编号后面加上数字序号，也就是说，扩展点的编号以字母结尾，步骤的编号以数字结尾。

6. 补充约束

路径步骤里描述的需求通常是不完整的。例如，不知道"门诊医生提交处方信息"

中的"处方信息"包括哪些内容，需要添加哪些数据库表和字段；不知道"系统验证处方的合规性"中的"合规性"是指什么规则，需要添加哪些业务规则；不知道某个或几个步骤有没有响应速度上的要求；不知道有多少参与者同时使用此用例等。上述这些问题均需要通过添加补充约束来解决，补充约束的类型与关系如图5-36所示。

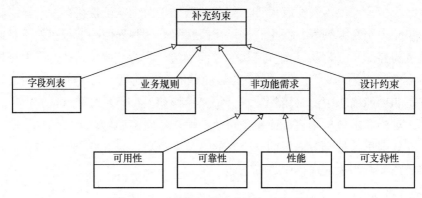

图 5-36　用例的补充约束的类型与关系

补充约束的内容如果只和单个用例相关，则可以直接放在该用例的规约中；如果补充约束适用于多个用例，则可以单独集中到另外的地方，从用例规约中引用。下面介绍各种类型的补充约束。

（1）字段列表。

字段列表用来描述步骤中某个领域的概念的细节，以住院评估为例，其字段列表如表5-8所示。

表 5-8　住院评估的字段列表

基本路径	1. 病区护士选择新入科患者，请求住院评估
	2. 系统返回住院评估界面
	3. 病区护士核对患者一般情况
	4. 病区护士提交护理查体信息
字段列表	患者一般情况=姓名+性别+年龄+职业+民族+婚姻+文化程度+住院时间+住院方式
	护理查体信息=体温+脉搏+呼吸+血压+体征+神志+表情+{全身营养}*+{皮肤黏膜}*+{四肢活动}*+{过敏史}*+心理状态

字段列表可以按上述方式表示，也可以用自然语言表达，在每一个字段后加上"、"，如"护理查体信息包括：体温、脉搏、呼吸、血压、体征、神志、表情、若干个过敏史记录"。

还可以引进一些符号来更准确简捷地表达字段的内涵及相互关系，用"[]"表示该字段为可选项，用"{}*"表示多个，用"{|}"表示可能取的值，如"心理状态={正常|忧虑|焦虑|恐惧}"。

需要说明的是，这里的字段列表不同于数据模型，这里仅表达需求，是数据模型设计的基础，而数据模型是设计，在需求还不清晰的情况下直接用设计元素是不合理的。

（2）业务规则。

业务规则是在用例步骤中影响用例路径走向、业务状态、业务结果的指令，它体现在用例的"交互四步曲"的验证与转换环节中，如验证必须遵循的规则是什么、信息转换采用的规则或方法是什么等。它通常来源于行业或企业内部的规范、制度、约定，或者是一些部门或员工的经验积累，是医院内部知识的重要组成部分，通过信息化处理可将它们进行固化、传承与改进，因此需要明确地将它们记录下来。

在记录业务规则时可采用如下几种形式：一是文字说明，这是最常用的形式，如"预约患者在超过约定时间内，如 30 分钟未报到，则视为爽约"；二是当文字说明比较困难时，可以使用一些辅助手段（如决策表、决策树等），例如，在护理评估中经常使用的 Braden 压疮评分规则如表 5-9 所示；三是行业上适用的其他任何方式，如公式等。

表 5-9　Braden 压疮评分规则

评分内容	1 分	2 分	3 分	4 分
感觉	完全受限	非常受限	轻度受限	未受损害
潮湿	持久潮湿	非常潮湿	偶尔潮湿	很少潮湿
活动	卧床不起	局限于椅	偶尔步行	经常步行
移动	完全不能	严重受限	轻度受限	不受限
营养	非常差	可能不足	适当	良好
摩擦与剪切力	有问题	有潜在问题	无明显问题	

（3）非功能需求。

非功能需求包括可用性、可靠性、性能及可支持性等，产品的竞争往往从功能开始，而且以非功能需求满足程度为决胜点。

（4）设计约束。

设计约束是在实现系统时必须遵守的一些约束，包括界面样式、报表格式、平台、语言等。

设计约束既不是功能需求，也不是非功能需求。例如，"数据库必须用 Oracle"不是因为其他数据库不能满足要求，而是因为用户已经采购了该数据库，或者用户对 Oracle 的使用和维护更加熟悉，如果不用 Oracle，那么成本就会增加。

设计约束是需求的一种，也同样要从利益相关者的视角描述，而非单纯性地从设计或开发角度考虑问题，从而可以避免将一些僵化的设计作为设计约束。

四、案例分析

本部分以床位资源预约系统作为医院核心业务系统的典型案例，进行需求分析的全流程说明。

床位资源是医院收治病人时应着重考虑的重要资源，其管理和使用的好坏直接影响医院收治效率和普通百姓的就医感受。国家和政府部门对此都非常重视，自 2018 年以来相继出台了多项政策来解决这一问题。2018 年，国务院办公厅印发了《关于促进"互联网+医疗健康"发展的意见》。2019 年 3 月 18 日，国家卫生健康委办公厅发布了《医院智慧服务分级评估标准体系（试行）》（下称"标准体系"），明确了将对医院应用信息化、为患者提供智慧服务的要求，以及为患者感受的效果进行分级评估，并针对住院床位的预约提出了明确要求。2019 年，国家卫生健康委基层卫生健康司出台的《关于开展紧密型县域医疗卫生共同体建设试点的指导方案》中明确指出："加强医共体内部和医共体之间床位、号源、设备的统筹使用，进一步贯通服务链，实现资源共享。"

从业务现状看，床位资源预约系统还存在着较大的优化与改善的空间。首先，大部分医院床位的安排还处于手工管理阶段，医生在门诊若遇到需要住院的患者，有的会联系护理单元查看是否有空床位，若有空床位便开具住院证登记住院；有的可能是先开具住院证，让患者自己到病区进行床位确认，若有空床位就登记住院，若没有空床位时有的医院便进行等床登记，安排护士在有床位空出后通知患者来院办理住院手续，从流程上看，这种做法需要占用医生和护士的宝贵时间以进行床位资源的管理与协调，工作质量难以保证，患者预约等待时间不可知、体验差。也有部分医院实现了病区床位资源状态与门诊医生站的信息打通，在开具住院证时可进行当天的床位安排，一定程度上方便了医生与患者，但床位预约与资源管理的问题并没有得到很好的解决。

其次，在医共体模式下，患者在上下级医院间的转诊业务要求实现各医院间的床位资源共享、通过信息化手段实现医共体间快捷转诊与预约，以确保患者服务链不间断。

最后，目前床位资源的不足与浪费并存的矛盾仍然存在。床位周转率、使用率、资源配置合理性等指标的优化调整还有很大空间，因此可充分利用大数据分析等现代信息技术，实时监控和分析床位资源配置合理性，动态预测床位资源状态，改善床位预约服务流程效率，加强诊疗工作的计划性，提升预约服务质量。

（一）本案例利益相关者分析

床位资源预约工作的开展具有很强的挑战性，并涉及多方利益的冲突与协调，下面就本业务所涉及的利益相关者进行逐一分析。

1. 政府监管部门

政府监管部门重点关注是否满足政策合规性要求，如国家《医院智慧服务分级评估标准体系（试行）》、当地医共体建设要求、百姓满意度指标，以及医院自身定位的特色亮点等。

2. 医院（医共体）管理者

除上述政府监管部门关注的指标外，医院（医共体）管理者往往还需要关注床位周转率、使用率、资源配置合理性等效率与质量指标的改善与提升，如果出现问题，则需要知道产生的原因；同时医院（医共体）管理者也关心流程的变革与调整是否会引发医疗安全隐患，是否会影响临床医生，尤其是科室主任的工作积极性等问题。

3. 患者及监护人

患者及监护人担心手续流程烦琐，因办理不顺畅而影响住院；当他们病情较急时，则担心不能及时入院；当他们需要等床位，则担心不知道需要等待多长时间，害怕耽误病情；当有床位时他们又希望能否提前通知，并告知住院注意事项，以便提前做好准备。

4. 门诊、社区、家庭医生

门诊、社区、家庭医生希望当天本科室或转诊目的科室在有空床位的情况下能够立即安排，如果没有空床位则可进行预约和协调，并能知道大致的预约安排时间，以便与患者及监护人进行协商，并能记录影响预约安排的相关信息，以指导后续的预约安排工作。

5. 科室主任与住院医师

科室主任与住院医师希望由本科室自己管理床位，以方便本科室收治患者；当本科室收治患者已满的情况下，希望能比较便捷地协调其他科室的床位资源；对床位资源有较强的控制欲，这也是床位资源共享预约的难点。

6. 护理单元护士

护理单元护士担心预约安排错误，如果患者约多了，那么再有患者到达医院时则无法再安排；如果患者的时间约早了，那么患者到了，前序患者还未离院或床位未消毒整理等，将造成纠纷；担心其他科室借床位安排的患者护理质量难以保证。这些都是床位资源共享预约的难点。

7. 预约中心护士

预约中心护士担心床位安排不合理，如顺序不合理问题造成医患矛盾，科室借床安排不合理造成安全隐患，过度安排、通知错误等造成纠纷等。

（二）本案例系统目标

本案例系统目标如下。

（1）改善患者的住院就医服务体验，使其无须多次往返办理住院登记。

（2）提高医院床位资源利用率，做到及时、有效、合理的安排床位。

（3）符合《医院智慧服务分级评估标准体系（试行）》中医院智慧服务床位相关要求（见表 5-10）。

表 5-10 医院智慧服务床位相关要求

等级	要求
2 级	能够在门诊诊间开具电子住院单，住院申请预约安排能够在门诊诊间、住院处、病房共享
3 级	院内资源或信息发生变化时，可及时通知患者，如可住院床位的变化、临时限号、医师停诊、检查设备故障等
4 级	可按照患者住院预约安排情况，辅助医师、科室制订工作计划；支持患者通过网络预约住院时间、床位类型等信息

（三）本案例流程方案改进

通过上述对原有流程的分析可以发现，原有流程效率不高、体验不好的最大症结在于床位资源的分散管理。因此，在对原有流程的改进过程中，首先需要实现床位资源的统一管理。例如，医共体内的各医疗机构需将床位状态信息实时同步到医共体预约中心，由医共体预约中心实时掌握医共体内各医疗机构床位资源的使用状况及床位预约情况，并进行统筹安排、统一通知，以达到持续改进优化床位资源预约服务的效率与质量的目的。医共体床位资源预约流程如图 5-37 所示。

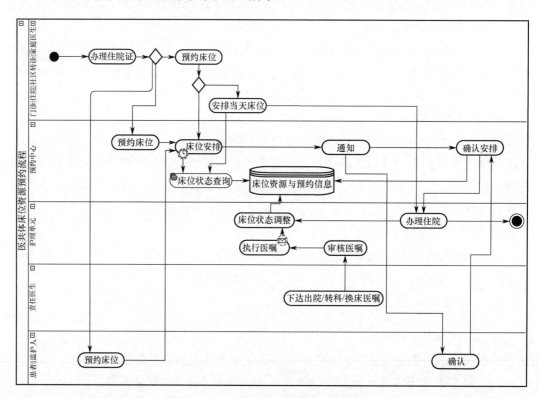

图 5-37　医共体床位资源预约流程图

住院床位预约的场景将至少发生在以下几种场景中：第一种是最常见的门诊医生开具住院单场景；第二种是一些患者需要周期性住院治疗的场景，如需要定期化疗的肿瘤病人，或者需要康复的转诊至社区的病人；第三种是社区针对疑难重症患者的转诊场景；第四种是家庭医生的转诊场景；第五种是互联网医疗针对慢病管理的住院床位预约场景等。无论预约发生在哪个场景中，都必须遵循预约规则，保证可预约的资源是统一的。

床位预约的流程如下：在上述几种场景中，当医生遇到患者需要住院治疗时，首先开具住院证，医院根据收治病种特点、管理能力等因素，选择是由医生进行床位预约，还是统一由预约中心进行预约，或者在条件许可的情况下由患者自行预约住院的日期与床位。若由医生预约床位，则首先判断是否满足当天直接安排本科室入住的条件，如果可以安排，则患者凭住院证及预约凭证直接办理住院手续；如果不能安排，则进入预约排队程序，由预约中心根据医共体内所有床位的资源情况及患者预约排队情况进行统筹安排，在明确床位安排时间与地点后，通过电话、短信、微信或其他通信手段通知患者或其监护人，以确认患者在约定的住院时间内到达医院办理住院登记手续。若由预约中心进行预约，则医生只负责开具住院证，患者统一至预约中心进行床位预约，后续工作与上述流程相同；在某些条件许可的情况下，也可由患者通过 App 进行床位预约。

（四）系统用例识别

系统用例识别可以从上述改进流程入手，从流程图中能够明确作为系统用例候选项的业务活动，如预约床位、床位安排、床位状态查询、床位状态调整、通知、确认安排等；下一步，为了确保系统的可行性，可结合实际应用场景，对每一个候选用例进行分析。

首先，查看是否存在逆向操作与修正操作，如除预约床位外还应该有取消预约与变更预约的用例等。

其次，查看满足上述系统用例运行的基础环境是否具备，如果不具备，则判断需要增加什么条件才能满足该基础环境。从床位资源预约的角度看，要想实现预约功能则必须清楚资源的管理方式、共享模式，预约排队的算法，以及资源的具体配置方案等。这些都是系统运行的前提和基础。同时还需要知道这些床位资源的实时状态，即床位资源是否可用，最好是在业务运行过程中自动更新这些状态，以确保数据的及时性、准确性，为已预约床位的患者及时提供安排依据，并且不要给病区护理人员造成额外的负担。因此，系统应增加配置床位管理单元、配置共享模式、配置预约模板、维护床位资源，以及同步床位资源状态等用例。

最后，需要分析在整个项目中各利益相关者的利益是否都已得到很好的满足，尤其是不参与具体业务操作但影响力较大的利益相关者。在本例中，管理者在整个业务流程的业务活动中并没有明确的体现，虽然他们往往对业务流程运行的细节不会太关注，但对实际运行的成效、可能存在的风险与问题较为敏感，因此为他们特意设置了床位资源运营分析及床位资源配置合理性分析用例，以满足其需求，这也是确保医共体系统整体运营效益最大化的重要手段。

如图 5-38 所示为经过系统分析与识别后的完整的医共体统一床位资源预约系统用例图。

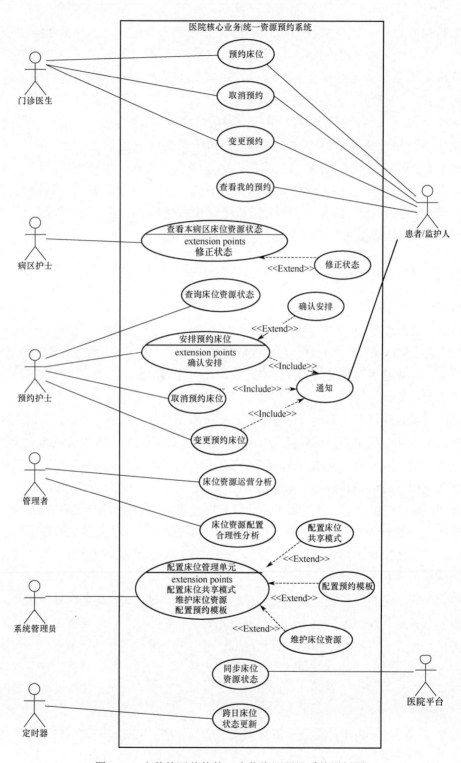

图 5-38   完整的医共体统一床位资源预约系统用例图

（五）用例规约

下面以如图 5-39 所示的完整的医共体统一床位资源预约系统用例图为例，制定一个相对完整的用例规约，如表 5-11 所示。

表 5-11 医共体统一床位资源预约系统用例规约

用例名称	医共体床位资源预约
参与者	门诊医生、社区医生、住院医生、家庭医生等
前置条件	存在待预约床位患者的住院证，且住院证的床位预约记录标识为空
后置条件	系统保存该患者床位预约记录
利益相关者	患者、门诊医生、病区护士、管理者
基本路径	1. 门诊医生在完成住院证后自动向系统发起住院预约请求 2. 系统返回待住院科室当天床位可安排信息及后续日期可预约信息 3. 如果存在当天可安排床位 4. 门诊医生提交床位安排信息（待住院日期+待住院科室+待住院护理单元+预约状态{已确认}） 5. 系统验证床位安排的有效性 6. 系统保存预约床位记录并返回床位安排成功信息
扩展路径	3a. 如果不存在当天可安排床位 3a.1. 门诊医生提交床位预约相关信息（计划住院日期、愿等待天数+计划入住科室+计划入住护理单元+预约状态{已预约}） 3a.2. 系统返回自愿等待住院知情同意书 3a.3. 系统保存预约床位记录并返回预约成功信息 5a. 系统验证床位安排失败 5a.1. 系统提示"当天本科室床位无法安排需要进行床位预约" 5a.2. 系统返回预约床位界面
字段列表	住院证=患者 ID+姓名+性别+年龄+住址+联系电话+费别{自费|医保|商保}+门诊诊断+来院方式{自走|扶持|担架|...}+拟入住科室+拟入住护理单元+注意事项+病情备注[病重、病危、呼吸传染、接触传染、肠道传染...]+住院途径{门诊|急诊|住院|社区转诊|家庭医生|网络医院|上级机构转入|其他转入}+联系人姓名+关系+联系电话+门诊科室+门诊医生+拟缴预交金 预约床位记录=患者 ID+电话+联系人+联系电话+计划住院日期+愿等待天数+计划入住科室+计划入住护理单元+计划入住院区+计划入住医疗机构+住院途径{门诊|急诊|住院|社区转诊|家庭医生|网络医院|上级机构转入|其他转入}+待住院日期+待入住科室+待入住护理单元+待入住院区+待入住医疗机构+借床标志+预约状态{已预约|已安排|已确认|取消预约} 可安排床位信息=医疗机构+院区+护理单元+科室+床位等级+可安排床位日期+可安排床位数+已安排床位数 可预约床位信息=医疗机构+院区+护理单元+科室+床位等级+可预约床位日期+可预约床位数+已预约床位数

（续表）

用例名称	医共体床位资源预约
业务规则	可安排床位数=床位资源明细记录中指定日期，指定待住院医疗机构、院区、护理单元、科室的且床位记录标志为"可安排"床位资源明细记录数
	床位"可安排"标志根据护理系统相关业务事件触发自动调整，其规则如表 5-12 所示
	已安排床位数=预约床位记录中指定日期的，指定待住院医疗机构、院区、护理单元、科室的且预约标志为"已安排"及"已确认"的预约床位记录数
	如果已安排床位数不超过可安排床位数，则安排成功，否则安排不成功
	可预约床位数作为预约床位排队的参考，该数值可通过以下两种方式获得。 方式一：根据往年历史数据计算各医疗机构、院区、护理单元、科室，周一至周日的平均出院人数获得，这种方式数据准确性较差，只能作为确定排队预约大致日期的参考，数据获取较为简单； 方式二：根据往年历史数据建立计算各医疗机构、院区、护理单元、科室的各类病种的住院天数的数学模型，再通过该模型对当前在院患者出院日期进行预测，以此预测结果作为住院预约排队的依据
	已预约床位数=预约床位记录中指定日期的，指定计划住院医疗机构、院区、护理单元、科室的且预约标志为"已预约"的预约床位记录数
	如果已预约床位数不超过可预约床位数，则预约成功，否则预约不成功
非功能需求	门诊医生完成基本路径或扩展路径的操作不超过 30 秒
设计约束	需与原护理系统、医生站等进行集成

表 5-12　床位状态与业务事件关系规则表

事件	目标床位	原床位	影响日期
入科	不可安排		
出院	可安排		当天
转入	不可安排		
转出	可安排		当天
换床	可安排	不可安排	当天
执行出院计划	可安排		计划出院日期
整理	可安排		当天
取消入科	可安排		当天
取消出院	不可安排		
取消转入	可安排		当天
取消转出	不可安排		

第四节　本章小结

医院核心业务信息系统是医院核心业务运行的支撑工具，因此其需求分析不能脱离医院业务执行的上下文环境。在分析核心业务需求时要注意以下几个关键点：首先，需要明确软件是为业务服务的，是为了更有效地达成业务目标，因此要牢记业务目标、业务用例是业务模型的固有组成部分，软件的行为必须严格遵守该业务模型；其次，需要关注业务架构，厘清业务流程，区分业务工人、业务实体及自动化的业务工人（一些不需要替换的系统），充分理解与认识医院核心业务用例的现状，这是系统需求的基础；再次，需要对业务用例实现进行优化，区分业务流程现状与规划，这是创新系统需求的基础；最后，需要尽早并经常性地与利益相关者共同评审业务模型，以确保系统与业务的一致性。

（陈一君执笔）

本章参考文献

[1] 潘加宇. 软件方法[M]. 北京：清华大学出版社, 2013.

[2] 维格斯. 软件需求[M]. 2 版. 刘伟琴, 刘洪涛, 译. 北京：清华大学出版社, 2004.

[3] UML 软件工程组织. 基于 UML 的业务建模[EB/OL].(2011-05-30)[2020-12-09]. http://www.uml.org.cn/oobject/201105301.asp.

[4] 彭晓双, 如隆. 对医院性质的思考[J]. 中国卫生经济, 1991（10）：19-21.

[5] 中华人民共和国国家卫生健康委员会医政医管局. 政策解读：《国务院办公厅关于加强三级公立医院绩效考核工作的意见》[EB/OL].(2019-01-30)[2020-12-09]. http://www.nhc.gov.cn/yzygj/s3594r/201901/9744bd173d3940caae624458ccfcb85d.shtml.

[6] 中华人民共和国国家卫生健康委员会基层卫生健康司. 关于推进紧密型县域医疗卫生共同体建设的通知[EB/OL].(2019-05-28)[2020-12-09]. http://www.nhc.gov.cn/jws/s3580/201905/833cd709c8d346d79dcd774fe81f9d83.shtml.

[7] ERIN M K, JAMES J S, ADRIAN P, et al. Use of Systems Engineering to Design a Hospital Command Center[J]. The Joint Commission Journal on Quality and Patient Safety, 2019, 45(5):370-379.

[8] 中华人民共和国国家卫生健康委员会办公厅. 电子病历系统应用水平分级评价标准（试行）[EB/OL].(2018-12-07)[2020-12-09]. http://www.nhc.gov.cn/yzygj/s7659/201812/3cae6834a65d48e9bfd783f3c7d54745.shtml.

[9] 中国医院协会信息管理专业委员会. 2017-2018 年度中国医院信息化状况调查报告[EB/OL].(2018-09-01)[2020-12-09]. https://www.chima.org.cn/Html/News/Articles/11000170.html.

[10] 国务院办公厅. 国务院办公厅关于进一步深化基本医疗保险支付方式改革的指导意见[EB/OL]. (2017-06-20)[2020-12-09]. http://www.nhc.gov.cn/xxgk/pages/viewdocument.jsp?dispatchDate=&staticUrl=/bgt/gwywj2/201707/e552b7fc4b3045c2b7ecacd74f82c05e.shtml&wenhao=%E5%9B%BD%E5%8A%9E%E5%8F%91%E3%80%942017%E3%80%9555%E5%8F%B7&utitle=%E5%9B%BD%E5%8A%A1

%E9%99%A2%E5%8A%9E%E5%85%AC%E5%8E%85%E5%85%B3%E4%BA%8E%E8%BF%9B%
E4%B8%80%E6%AD%A5%E6%B7%B1%E5%8C%96%E5%9F%BA%E6%9C%AC%E5%8C%BB%
E7%96%97%E4%BF%9D%E9%99%A9%E6%94%AF%E4%BB%98%E6%96%B9%E5%BC%8F%E6
%94%B9%E9%9D%A9%E7%9A%84%E6%8C%87%E5%AF%BC%E6%84%8F%E8%A7%81&topict
ype=&topic=&publishedOrg=%E5%8A%9E%E5%85%AC%E5%8E%85&indexNum=000013610/2017-
00226&manuscriptId=e552b7fc4b3045c2b7ecacd74f82c05e.

[11] HIT 专家网. 张学高：新时代医院信息化建设需要关注哪些重点？[EB/OL]. (2019-08-05)[2020-12-
09]. https：//www.hit180.com/38243.html.

第六章
数据架构分析与设计

第一节 数据架构概述

一、总体描述

数据架构的规划设计基于业务建模与系统需求分析，在企业架构中处于基础和核心地位，将为应用架构、技术架构设计与实现奠定基础。根据国际数据管理协会（DAMA International，以下简称 DAMA）在其数据管理知识体系第二版（DAMA-DMBOK2）中的描述，数据架构用于识别企业的数据需求，并通过设计和维护总蓝图以满足这些需求。这里所说的总蓝图是指数据架构中的构件，包括数据当前状态描述、数据需求定义、数据整合指引、数据管控策略等的数据资产管理规范，用于指导数据集成、控制数据资产，并使数据投资与业务战略保持一致。

根据数据架构的定义，我们在构建医疗信息化总体架构时，不仅要考虑数据架构对核心业务的支持，还要考虑数据架构对非核心业务的融合；不仅要考虑数据架构对当前业务的支撑，还要考虑数据架构对未来发展的适应；不仅要考虑当前技术实现的可行性，还要考虑技术的发展是否会对数据资产的价值产生影响；不仅要考虑业务运行的需要，还要考虑数据安全保障的需要。

二、设计原则

为确保数据架构规划设计的合理性、科学性，在设计数据架构时应遵循以下几点主要原则。

1. 整体性原则

医疗机构数据架构必须根据统一的总体方案进行统筹规划，按照先基础后高层、先

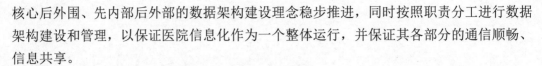

核心后外围、先内部后外部的数据架构建设理念稳步推进，同时按照职责分工进行数据架构建设和管理，以保证医院信息化作为一个整体运行，并保证其各部分的通信顺畅、信息共享。

2. 标准化原则

遵循国际、国家、行业、地方等相关数据标准，统一规范院内数据标准，统一制定信息资源共享服务的技术标准、通信协议标准、数据交换标准，提供数据访问、基本业务逻辑处理功能的标准组件。系统的开发、集成按照规定的标准进行，以保证医院数据共享服务体系结构的一致性和技术规范性。

3. 安全与效率并重原则

在系统设计方面，要充分考虑医院业务数据量大、负荷高等因素，严格控制程序流程设计、严格把握程序编制质量，在保证系统良好运行效率的同时，保证医院业务系统运行的安全性、稳定性。

4. 系统功能与职责分工相适应原则

医院信息化通常需要多方共建，数据架构的规划设计需要发挥各方面的积极性，明确数据标准管理方式、第三方系统接入方式，明确数据提供方、数据消费方等各方的责任分工。

三、设计目标

数据架构建设是一项长期工程，是支撑医院各个业务条线之间、医患之间，以及医院之间实现充分协作、信息共享的基础架构。数据架构建设需要抓住数据一致性、规范性等数据质量源头，统一顶层设计、统一数据管控、统一开发利用，做到医院信息资源一盘棋，促进信息共享、业务协作，以确保医院信息资源得到充分的开发和利用。设计的总体目标主要包括以下五个方面的内容。

1. 实现信息资源整合

解决目前信息系统建设中的重复建设问题，达到信息系统的整合与集约。通过信息资源规划，能够从整体上对信息资源进行设计，并提供信息系统建设的标准和规范，进行适时、适度、逐步整合，最终达到消除冗余、集约发展的良性循环效果。

2. 提高技术响应速度

业务需求的变化与技术响应的速度一直是一对矛盾体。业务需求的变化，往往需要对现有软件系统或现有信息化架构从技术上进行修改，而技术上的变化通常代价很大。通过对信息资源架构进行科学设计，可以增强信息资源架构的柔性与适应性，当业务需求变化时，通过较少的数据结构升级或程序修改就能够满足业务需求的变化，这样不但增强了系统的稳定性，更是大大提高了技术响应的速度。

3. 实现信息共享

通过建设信息共享服务体系，可以实现数据的集中存储和计算，并实现对外统一的服务接口，包括医院内外部的信息共享需求，以及面向用户的共享查询及应用系统的数据服务。

4. 实现大数据分析

医院信息化正在向物联化、互联网化、智能化不断发展，发展的基础是大数据分析。通过设计、规划、实现数据中心、数据共享服务体系，引入并行数据库、分布式数据库等大数据存储和计算技术，可以解决医院的大数据分析问题，并为临床决策、临床科研、运营分析、业务赋能等提供支持。

5. 提升数据质量

通过设定标准规范、业务管理流程，规范数据的定义、存储、使用、传输、交换，使数据采集更加规范、数据传输更加准确高效、数据使用更加安全方便，从而提升了数据质量。

本章将阐述数据架构分析与设计的几个关键部分，分别是数据建模、元数据管理、主数据管理和数据质量管理。

第二节　数据建模

数据建模是发现、分析和确定数据需求范围的过程，一般在系统开发和维护过程中进行，也可以在业务或数据架构定义、主数据管理或数据治理计划中进行。数据建模最直接的结果并不是数据库，而是对组织数据的理解，最终以一种称为数据模型的精确形式来表达、沟通这些数据需求。数据建模是数据管理的重要组成部分。建模的过程负责对组织数据及数据整合进行发现、设计并记录。数据建模有利于人们对组织数据资产的准确描述和理解。

模型是对现存事物的一种描述，也是对所制作事物的一种参照图形。一个模型通常包含一个或多个图，如地图、组织架构图和建筑蓝图等都是经常使用的模型示例。

数据模型按照组织理解或希望的方式描述组织的数据。数据模型包含一组带有文本标签的符号，这些符号以可视的方式来表示组织的数据需求，并应用于特定的数据集。这些数据集可大可小，可以是一个项目，也可以是整个组织。数据模型由建模过程产生的数据需求和数据定义的文档形式来表示，是有效管理数据的关键。数据模型能够提供有关数据的通用词汇；获取并记录有关组织的数据和系统的显式知识；是业务部门和 IT 部门之间，IT 部门内部的分析人员、建模人员、架构师、数据库设计人员及开发人员之间传递数据需求的主要媒介；为应用程序的定制、集成甚至替换提供起点。

数据模型有许多不同的类型,常用的有六种,分别是关系模型、维度模型、面向对象的模型、基于事实的模型、基于时间的模型和 NoSQL 模型。它又可分为三个层级,分别是概念模型、逻辑模型和物理模型。

数据建模的目标是综合理解各方的数据需求,从而使应用程序更加符合当前和未来的业务需求,并为成功完成主数据管理和数据治理程序等范围广泛的计划奠定基础。适当的数据建模可以降低支持成本,增加在未来计划中的重用机会,从而降低构建新应用程序的成本。数据模型是元数据的一种重要形式,关于元数据的概念将在第三节进行详细介绍。

在数据建模时综合理解各方观点,有助于人们更好地完成以下设计内容。

规范化。数据模型记录了数据结构和关系的简明定义,支持评估已收集业务规则对数据的影响,包括当前状态或期望的目标状态。规范化的定义为数据强加了一种严格的结构,以减少在数据访问和持久化时发生异常的可能性,数据模型使数据更易于使用。

范围定义。数据模型可以帮助解释数据上下文的边界,以及有助于软件采购、项目立项及现有系统改造的实施。

知识积累记录。数据模型以明确的形式捕获有关系统或项目的知识,可以被积累和保存,还可以作为未来项目的初始版本。数据模型可帮助我们理解组织、业务领域、当前应用,并可帮助我们了解修改当前数据结构可能产生的影响。数据模型也可成为可重用的模型图,以帮助业务专业人员、项目经理、分析师、建模者和开发人员理解环境中的数据结构。

数据模型包含数据消费者必需的元数据。在数据建模过程中通常可以发现的大部分元数据都对其他数据管理功能非常重要,如数据仓库和数据分析项目。

本节将介绍数据模型的用途、数据建模中使用的基本概念和常用词汇、数据建模目标和原则,以及数据建模实践的基本步骤与方法,并使用医院核心业务相关的数据示例来说明数据模型的工作方式并显示它们之间的差异。

一、数据模型的基本组成

不同类型的数据模型通过不同的约定来表示数据。但是,大多数数据模型的基本组成都相同,主要组成包括实体、关系、属性和值域。

(一)实体

在数据模型中,实体是业务活动中的重要事物,是组织收集信息的对象,有时也被称为组织的名词。实体可以被认作组织中一些基本问题的答案,即谁、什么、何时、何地、为什么、如何,或者是这些问题的组合。常用实体类别及定义如表 6-1 所示。

表 6-1　常用实体类别及定义

类别	定义	示例
谁（Who）	业务活动中关联的主要的人或组织，通常是对业务参与者的抽象或角色（如患者或供应商），个人或组织可以具有多个角色或包含在多个群体中	员工、患者、供应商、医生、护士、科主任、护士长、药师、收费员等
什么（What）	组织感兴趣的产品或服务。它通常指组织生产什么产品或提供什么服务，即对业务来说重要的"事物"。类别、类型等属性在这里非常重要	门诊、住院、检查、检验、治疗、手术等
何时（When）	组织感兴趣的日期或时间间隔，即业务在什么时候发生	门诊排班时间、护理班次时间
何地（Where）	组织感兴趣的位置，位置可以是实际位置，也可以是电子位置，即业务发生在哪里	患者地址、检查地点、设备 IP 地址、服务 URI
为什么（Why）	与组织有关的事件或交易。这些事件使业务得以维持，即为什么发生业务	预约、挂号、检查申请、投诉、结算缴费
如何（How）	组织感兴趣的事件的文档。文档提供事件发生的证据，如记录患者检查结果的检查报告，即我们如何知道一个事件发生了	发票、知情同意书、护理记录单、入院记录、检查申请单、检查报告、出院小结
问题的组合（Measurement）	在某一时间点或超过某一时间点（When）对其他类别（如 What、Where）的计数、合计等	汇总、项目计数、付款、余额

实体实例是实体的具体形式，即特定实体或值。例如，"患者"实体可能有多个患者实例，如"张三""李四"等。

在数据模型中，实体的名称位于矩形中（或带圆角边的矩形），如图 6-1 所示中有三个实体，患者（Patient）、医嘱（Order）、医生（Doctor）。

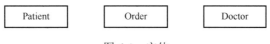

图 6-1　实体

实体定义是任何数据模型业务价值的基础，是核心元数据。高质量的定义阐明了业务词汇的含义，并为管理实体关系的业务规则提供了严谨性，能够帮助业务人员和 IT 专业人员为智能业务和应用程序设计做出决策。

高质量的数据定义有三个基本特征。第一，清晰性，定义应该易于阅读和掌握，避免概念模糊的缩写或无法解释的歧义术语，如有时或通常，因此应使用简单句子。第二，准确性，定义是对实体的精确和正确的描述，定义应由相关业务领域的专家进行审查，以确保其准确性。第三，完整性，定义的所有部分都存在，如在定义代码时包含代码值的示例；又如在定义标识符时，定义中包含的唯一性范围。

（二）关系

关系是实体之间的联系。关系捕获概念实体之间的高级交互、逻辑实体之间的详细交互及物理实体之间的约束。

关系在数据建模图上显示为连接线，如图 6-2 所示。连接线上的符号（称为基数）以精确的语法表示规则。在图中，医生和处方（Prescription）之间的关系表示医生可以开立处方的规则。关系通过关系数据库中的外键或 NoSQL 数据库的其他方法（如通过边或链接）来表示。

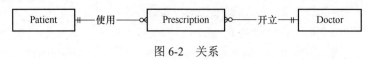

图 6-2　关系

在两个实体之间的关系中，基数表示了关系两侧可参与关系的实体实例数量。基数由出现在关系线两端的符号表示。数据规则是通过基数来指定和执行的。

基数有"0""1"或"多"（"多"的意思是大于"1"的任意数）几种选择。关系的每一侧都可以是"0""1"或"多"的任意组合。指定"0"或"1"是指一个关系中需要该实体实例的数量为"0"或"1"；指定"1"或"多"是指有"1"个或"多"个特定实体实例参与给定的关系。

以图 6-3 所示的医生和处方基数符号为例，表示每位医生可以为患者开立"0"张或"多"张处方，每张处方必须由一位医生开立。

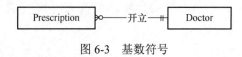

图 6-3　基数符号

关系中实体的数量称为关系的元数，最常见的有一元、二元和三元关系。

一元关系也称递归关系或自引用关系，它只涉及一个实体。一对多的一元关系描述层次结构，而多对多的一元关系描述网络或图形。在层次结构中，一个实体实例最多只有一个父实体（或上一层级的实体）；在网络结构中，一个实体实例可以有多个父实例；在关系建模中，子实体位于一对多关系多的一侧，而父实体位于一对多关系一的一侧。

例如，在医院中业务单元之间存在多种关系，如行政隶属关系，消化内科可能下设消化内科病房、消化内科门诊，同时消化内科病房与消化内科护理单元之间又存在医护协作对应关系。在以下示例的关系数据模型中，可以将此递归关系建模为层次结构或网络结构。

二元关系涉及两个实体。图 6-4 展示了一位医生开立处方的 UML 类图，其中 Doctor 和 Prescription 都是参与二元关系的实体。

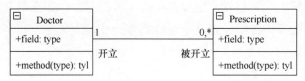

图 6-4　二元关系

三元关系包含三个实体，如图 6-5 所示，医生一次只能给一位患者开立 "0" 或 "多"
张处方。

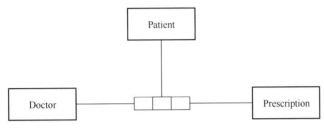

图 6-5　三元关系

关系的另一个属性是外键。外键常用于物理建模中，有时逻辑关系数据建模时也会
利用外键表示关系。当在两个实体之间定义关系时，根据数据库技术或数据建模工具，
以及所涉及的两个实体是否相互依赖，可以隐式地创建外键。

在如图 6-6 所示的示例中，Prescription 包含一个外键，即来自医生的医生编号
（Dr_number），用于关联到开立处方的唯一一位医生。外键一般出现在关系的多基数实
体中，通常称为子实体。同时，医生是父实体，处方是子实体。

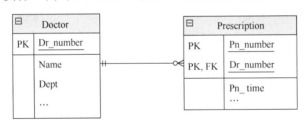

图 6-6　外键

（三）属性

属性是标识、描述或度量实体实例的单个信息单元。属性可以包含域。

实体中属性的物理对应对象是表、视图、文档、图形或文件中的列、字段、标记
或节点，其图形化表示如图 6-6 中实体 Doctor 的属性，该属性包括姓名（Name）、科
室（Dept）等。

标识符（也称键）是能够唯一定义实体实例的一个或多个属性，可以按照结构型和
功能型对键进行分类。

1. 结构型键

结构型键是按照结构类型划分的键，包括简单键、代理键、组合键和复合键。

通过一个属性便可唯一标识一个实体实例的属性是简单键，如诊断编码和物价编码
就是简单键。

代理键是表的唯一标识符，通常是一个计数器，并且总是系统生成的，没有业务意义。代理键服务于技术功能，不应对数据库的最终用户可见。代理键保留在幕后，以帮助和维护唯一性，方便更有效地跨结构导航，并促进跨应用程序的集成。代理键也是一个简单键。

组合键是两个或多个属性的集合，这些属性共同唯一地标识一个实体实例。例如，患者住院明细记录（用患者 ID 与住院序号作为标识）。

复合键包含一个组合键和至少一个简单键、组合键或非键属性。例如，多维事实表上的键，它可以包含多个组合键、简单键和可选的加载时间戳。

2. 功能型键

功能型键是按照功能划分的键，包括候选键、主键和备用键。

候选键是标识其所属实体实例的一个或多个属性的最小集合，即简单键或组合键。最小集合意味着候选键的子集不能唯一标识实体实例。一个实体可能有多个候选键。例如，患者实体的候选键的示例包括身份证号、手机号码和医保账号等。候选键可以是业务键。业务键是业务专业人员用于检索单个实体实例的一个或多个属性。业务键和代理键是相互排斥的。

主键是被选择为实体的唯一标识符的候选键，即使一个实体可以包含多个候选键，但只有一个候选键可以作为实体的主键。

备用键是一个候选键，尽管它是唯一的，但却没有被选作主键，可是仍然可以使用备用键来查找特定实体实例。通常，主键是代理键，而备用键是业务键。

独立实体是指主键仅包含属于该实体的属性的实体，依赖实体是指主键至少包含来自另一个实体的一个属性的实体。

在图 6-6 中，Doctor 是独立实体，而 Prescription 是依赖实体。依赖实体至少有一个标识关系。识别关系是指将父实体（关系一侧的实体）的主键作为外键迁移到子实体的主键上的关系，从"医生开立处方"的关系可以看出这一点。在非标识关系中，父级主键作为非主外键属性迁移到子级。

（四）值域

在数据建模中，值域是可以分配给属性的可能值的完整集合。值域提供了一种标准化属性特征的方法。值域中的所有值都是有效值，值域外的值被称为无效值，属性不应被分配值域之外的值。使用附加规则限制值域称为约束，其规则可以与格式、逻辑或两者相关。

值域可以用不同的方式定义。①数据类型：指定分配给该域的属性中可以拥有的数据的标准类型的域，如 Integer、String 和 Date 都是数据类型域。②数据格式：使用模板和掩码等模式的域，如邮政编码和电话号码，以及字符限制（仅使用字母数字，允许使用某些特殊字符的字母数字等）来定义有效值。③列表：包含有限值集合的域，如"皮试结果"的列表域只能将值限制为"阴性"与"阳性"。④范围：允许相同数据类型的所有值在一个或多个最小和/或最大值之间的域，如门诊预约日期必须介于当前日期的第二天和未来一周之间，有些范围可以没有限制。⑤基于规则：由规则定义的域，值必须遵守这些规则才能有效，其中包括将值与计算值或关系、集合中的其他属性值进行比较的规则，如在收费结算中实收金额不能超过应收金额。

二、数据建模方案

对于数据建模有六种最常见的方案，即关系建模、维度建模、面向对象建模、面向事实建模、基于时间建模和 NoSQL 建模。

关系建模适用于关系数据库，可以在概念、逻辑和物理全部三个层次上建立模型，但只能为其他类型的数据库构建概念和逻辑模型。维度建模适用于关系数据库和多维数据库，并且全部三个层次的模型都可以建立。面向对象建模适用于关系数据库和对象数据库。面向事实建模是一种无属性结构的概念建模方法，采用自然语言中事实陈述句的结构来描述业务领域的概念。基于时间的建模是一种主要用于关系数据库环境中数据仓库的物理数据建模技术。NoSQL 建模严重依赖于底层数据库结构（如文档、列、图或键值对），因此是一种物理数据建模技术。

每种建模方案都有特定的应用场景与特点，并使用特定的图表符号。

（一）关系建模

关系建模是构建关系数据模型时最常用的方案，主要源于对数据集合论的理解与应用，依据关系理论，提供根据二维关系有效管理数据的方法。

关系模型中，无论是实体还是实体间的联系均由单一的结构类型（又称"关系"）来表示。在实际的关系数据库中的关系也称表。一个关系数据库由若干个表组成。

关系模型是指用二维表的形式表示实体和实体之间联系的数据模型。

关系建模具有数据结构单一、严格的关系规范化理论基础、概念简单、操作方便等特点，主要用于准确表达业务数据，通过规范化过程消除冗余数据。关系建模非常适用于需要快速输入信息、准确存储信息的操作型运营系统的设计。

（二）维度建模

维度建模是数据仓库建设中的一种数据建模方案，是将数据结构化的逻辑设计方案，它将客观世界划分为度量和上下文，将数据重构与优化，以满足数据的查询和分析的需要。维度建模专注于捕捉特定业务流程下的业务问题分析，如图 6-7 所示的维度模型示例用于在维度模型上度量医院门诊流程的效率问题，可以从患者就诊科室、来自哪个区域、患者就诊时间分布、患者就诊渠道（预约、转诊、普通门诊还是其他）等多个维度对医院门诊量进行查看分析。

维度建模的表示方式采用图表符号"轴"的方式。维度模型和关系模型在概念模型方面都基于相同的业务，其区别在于关系建模侧重获取业务规则，维度建模则是分析解决业务问题所需的各种途径或原因。

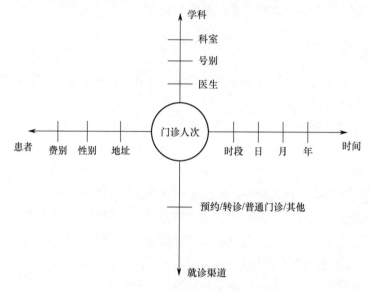

图 6-7　维度模型示例

1. 基本概念

事实表：在维度建模中的事实表的行对应特定的测量，如量、数量、计数。一些测量是算法的结果，在这里需要强调的是元数据的正确性和使用至关重要。

维度表：表示业务的主要对象，以文本形式描述。维度作为查询或报告的依据，是事实表的入口链接。维度表一般非规范化，但必须具备每行的唯一标识符，表示维度表键的两种主要方法是代理键和自然键。

维度具有不同变化速率的属性，针对不同变化速率可以选择不同的变化管理类型，包括覆盖，新值覆盖旧值；新行，新值插入新行，旧行标记为非当前行；新列，值的多个实例在同一行的列中，新值会将序列中的值向下写入一个位置，以便在前面为新值预留空间，最后面的值被舍弃。

雪花模型：将星型模型中的单表维度结构化、规范化为分层或网状的建模术语。

粒度：对事实表中单行数据的含义或描述，指行的最详细的信息。定义事实表的粒度是维度设计中的关键步骤之一。例如，如果一个维度模型正在度量患者门诊，粒度可以是就诊科室、号别、接诊医生等。

一致维度：需要基于整个组织而不仅仅是一个特定项目构建的维度，目的是使这些维度有一致的术语和值，以便在维度模型中共享。

一致事实：实现跨领域术语定义的标准化和一致性。但需要注意，不同的业务用户可能以不同的方式使用同一术语。

2．特点

维度建模具有以下优点。第一，数据冗余小，因为很多具体的信息都保存在相应的维度表中，所以可以方便地形成一致维度复用，如患者信息就只有一份即可。第二，结构清晰，表结构一目了然。第三，便于做联机分析处理（Online Analytical Processing，OLAP），方便最终用户查询工具在数据方面生成强大的假设条件。

但维度建模也存在一些不足。第一，使用成本较高，如查询时要关联多张表，以及在构建星型模型之前需要进行大量的数据预处理，因此会导致大量的数据处理工作。第二，存在数据不一致风险，如业务交互时的数据和维度表里存放的数据可能不一致，因此数据仓库底层不宜采用维度建模的方法。

（三）面向对象建模

面向对象建模通常使用统一建模语言（Unified Modeling Language，UML）描述，UML 类模型类似实体—关系图（Entity Relationship Diagram），类可以表示 ER 模型中的实体类型及其关系类型。

类具有的操作或方法称为"行为"。类行为只是松散地与业务逻辑关联，因为它仍然需要执行排序和定时等操作。对应地用 ER 术语来讲，即表的存储过程/触发器。

如图 6-8 所示说明了 UML 类模型的特征。

类操作包含三种可见性，按照开放程度依次为：公开可见（外部可见）、内部可见（对子对象可见）和私有可见（隐藏）。而 ER 模型只提供公共访问，即所有数据都平等地向流程、查询或操作公开。

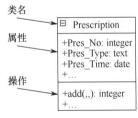

图 6-8　UML 类模型

（四）面向事实建模

面向事实建模（Fact-Oriented Modeling，FOM）是一种无属性结构的概念建模方法，采用自然语言中事实陈述句的结构来描述业务领域的概念。这种基于"主—谓（—宾）"结构描述的概念模型特别容易被理解，模型的正确性验证也比较容易，是建模过程中领域专家与建模者之间交流业务领域概念模型的理想工具。例如，"杨××医生周一上午 8:00—11:30 在内科诊区 02 诊室出消化内科专家门诊" 这样的语句，使用 FOM 建模可以非常简单地抽象为"<医生>在<时段>在<诊室>出<学科><号别>"这样的五元关系模型,采用 ER 和 UML 等"对象—属性"结构的建模方案则很难直观、准确地描述这样的概念。FOM 建模中使用最为广泛的是对象角色建模(Object Role Modeling,ORM)方法。

ORM 方法是一种根据所关心的基本事实对业务领域的信息语义进行建模和查询的概念性方法,其中所有事实和规则都可以用业务领域的非技术用户易于理解的语言进行表述。ORM 将所有事实都视为关系(一元、二元、三元等)。而如何将事实分组为结构(如基于属性的实体类型、类、关系模式、XML 模式)均被认作设计级问题和实现问题,与捕获基本业务语义无关。在图 6-9 中,虚线圆表示原子对象,实线圆表示实体对象(或联系实体化),连接在一起的方框组合表示对象之间的联系,每个对象在联系中承担一个角色,对象及其角色使用线条连接在一起,方框组合上的箭头线表示对象角色组合的唯一约束。该图描述了"<医生>在<时段>在<诊室>出<学科><号别>"的事实。

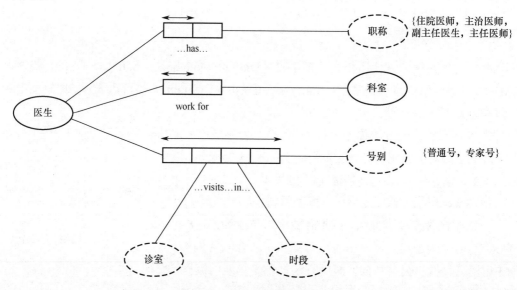

图 6-9　ORM 概念建模示例

ORM 着重解决 ER、UML 等传统数据建模方法上的不足,如表达能力有限,不能完全表达业务领域的业务规则;表达方式太偏重细节,不易被业务人员所理解;建模流程比较粗糙,质量难以控制等。ORM 是为了帮助数据建模人员更好地把握业务规则而提出的一种全新方法,其核心思想是把客观事物看作对象,用每个对象的角色来描述对象与对象之间的关系。虽然从术语角度看,ORM 与其他建模方法无大的区别,但是 ORM 在建模思想上却有重大突破。

首先,ORM 把事物的属性分离出来,作为一个建模研究的对象。在 ER 建模中,判断一个信息是作为一个属性还是作为一个实体来描述是十分困难的。往往一开始都倾向于简单化，把一个信息看作属性，但随着建模的深入会发现，应把该属性分离出来，以便作为一个单独的实体来描述。这种变更会带来设计上的很大变动。这也是 ER 和 UML 的一个很大的缺点，即模型不稳定。

其次，ORM 强调表述的规范化，为避免二义性而使用语言描述辅助业务规则表达。使用图形表达是 ER、UML 的优势所在。但是，由于图形描述的随意性，因此如果不强调表述的规范化，就会带来二义性。而 ORM 特别强调表达的规范，并且通过语言描述来弥补图形的缺点。这样做就使得在建模时与业务人员交流更为方便，并使得业务人员在确认业务规则时也更为容易。

最后，ORM 强调建模流程。例如，ORM 建模一开始就提出了概念建模的七个步骤，分别是：①把熟悉的信息和实例转化为事实；②用对象和角色表示这些事实，并用图形表示；③查看是否有可以合并的实体和有函数依赖关系的实体；④添加唯一性约束，检查实体与实体之间关系的元数；⑤添加强制约束；⑥添加值约束、子集约束及子类约束；⑦添加其他约束，并进行最后检查。

ORM 是以分析自然语言为核心的概念建模技术，具备完备和一致的形式语义表达和推理能力，可采用一阶逻辑进行形式表达，不仅适用于需求分析的辅助建模工具，还可用于描述领域知识。随着语义网技术的发展，领域本体的概念建模需求不断增长，ORM 建模技术也逐渐应用到本体工程中。另外，有学者从模型质量、建模时间等角度，对采用不同建模方法建立同一业务领域的概念模型进行了比较，其结论是采用 ORM 建模的模型综合评价最好。

（五）基于时间建模

当数据值必须按时间顺序与特定时间值相关联时，可使用基于时间的建模方案。Data Vault 是一个典型的基于时间的建模方案，最早由 Dan Linstedt 在 20 世纪 90 年代提出，主要应用于企业级数据仓库建模。

Data Vault 模型是面向细节的、可追踪历史的、一组有连接关系的规范化的表的集合。它综合了三范式模型和星型模型的优点，其设计理念是满足企业对数据模型灵活性、可扩展性、一致性和对需求的适应性要求，是专门针对企业级数据仓库的需要的一套建模方法。

Data Vault 模型只按照业务数据的原始状态存储数据，不做任何过滤、清洗、转换。例如，同一患者在不同系统有不同地址，Data Vault 模型会存储多个不同版本的患者地址数据。

Data Vault 模型由中心表（Hub）、链接表（Link）、附属表（Satellite）三部分构成。

其核心是中心表，用于存储业务主键；链接表用于存储业务关系；附属表用于存储业务描述。

中心表用于存储组织中每个业务实体的业务主键，业务主键必须能够唯一标识一个业务实体。按此定义，中心表与源系统无关，即无论业务主键是否用于多个业务系统，其在 Data Vault 模型中也只有一份数据。出于设计上的考虑，中心表一般由主键、业务主键、装载时间戳、数据来源系统四个字段构成，其中主键一般为代理键，根据业务主键唯一分配。

链接表是不同中心表之间的关系链接，链接表一般由一组外键字段构成，表示一种业务关系，如患者就诊记录、患者手术等。链接表主要由主键、若干外键、装载时间戳、数据来源系统等字段构成，其中主键对应多个外键的唯一组合，一般为代理键。

附属表用于保存中心表和链接表的描述属性，包含了所有历史变化数据，附属表有且仅有一个唯一外键关联到中心表或链接表。附属表主要包括主键、外键、属性、是否失效、时效时间戳、装载时间戳、数据来源系统等。其中，主键用于唯一标识附属表中的一行记录，一般为代理键。

在如图 6-10 所示的 Data Vault 模型示例中，"患者""科室""诊断""医生""手术"是中心表，它们表示主题中的主要概念。"就诊""接受"是链接表，它们将多个中心表联系在一起。"就诊记录""手术记录""手术描述""科室描述""医生描述"等是附属表，它们提供了关于链接表及中心表概念的描述性信息，并可以支持不同类型的历史信息。

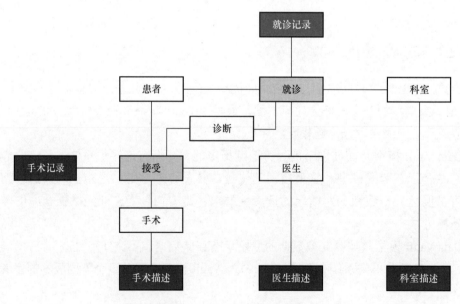

图 6-10　Data Vault 模型示例

Data Vault 建模方法具有如下特点：能适应不断变化的业务环境；支持非常大的数据集；简化数据仓库设计的复杂性；增加业务用户的可用性，因为它是按照业务领域建模的；允许在不影响现有设计的情况下添加新的数据源。

（六）NoSQL 建模

NoSQL 是基于非关系技术构建的数据库，包括四种主要类型的数据库：文档数据库、键值数据库、列数据库和图数据库。

文档数据库通常将业务主题存储在一种称为文档的结构中，而不是将其拆分为多个关系结构。

键值数据库允许应用程序将数据存储在键（Key）和值（Value）两列中，将简单信息（如日期、数字、代码等）和复杂信息（如无格式文本、视频、音乐、文档、照片等）存储在 Value 列中，而 Key 通常为字符串，是获取 Value 的唯一索引。

列数据库可以处理复杂的数据类型，包括无格式文本和图像，每列存储在各自的结构中，简单来说就是一个分布式文件系统。

图数据库用于表示一组节点关系数据，节点和节点之间具有未确定的连接数。图数据库专注于构建关系图谱，适用于知识表达。

三、数据模型的规范化

规范化是指应用规则将业务复杂性转换为稳定的数据结构的过程。规范化的基本目标是确保每个属性的唯一，以消除冗余和冗余可能导致的不一致性，同时还可以带来下列好处：使设计具有更大的灵活性；确保将属性置于正确的表中；降低数据冗余度；提高程序员的效率；降低应用程序维护成本；使数据结构的稳定性达到最高程度等。

数据模型的规范化用于将实体简化为更合意的物理属性，由若干个步骤组成。这些步骤称为规范化规则，也称范式。本节介绍前三个范式。每个范式对数据都比上一个范式更具约束性。因此，在获得第二范式之前必须先获得第一范式，在获得第三范式之前必须先获得第二范式。

（一）第一范式

如果实体不包含重复组，且每个属性都是最小粒度的，那么它满足第一范式。就关系而言，如果表不包含重复列，那么它满足第一范式（1NF）。重复列会降低数据的灵活性、浪费磁盘空间和增加搜索数据难度。在如图 6-11 所示的在院产妇实体表（规范化前）

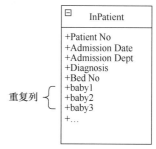

图 6-11　在院产妇实体表（规范化前）

中，InPatient 表包含列 baby1、baby2 和 baby3。

不难发现，无论该产妇生育几个婴儿，InPatient 表总是在磁盘上保留三个婴儿记录的空间。因此，如果产妇生育四个或更多的婴儿时，系统将无法记录；并且如果要查找特定的婴儿，就必须在每一行中搜索所有三个列。

若要消除重复列并使该表满足 1NF，则可将该表分为两个表，将重复列存放到其中一个表中。两个表之间的关联是通过主键与外键的组合建立的。由于 InPatient 表中若不存在关联就不能存在子女，所以可使用外键 Patient No 来引用 InPatient 表。如图 6-12 所示的在院产妇实体表（规范化后）中的 InPatient 表达到了 1NF 的要求。

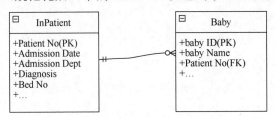

图 6-12　在院产妇实体表（规范化后）

（二）第二范式

在 1NF 的基础上，如果实体的所有属性都依赖于整个（主）键，那么该实体满足第二范式（2NF）。就关系而言，一个表的每列都必须在功能上依赖于该表的整个主键。例如，员工表中的身份证号码可用于区分每一位员工，该身份证号码即为候选键，任何一个候选键都可以被选作主键。在找不到候选键时，可额外增加属性以实现区分，如果在员工关系中没有身份证号，而姓名又可能存在重复的问题，无法区分出实体时，则可设计如 ID 等不重复的编号作为主键。

如果表具有一个单列主键，那么该表的其他属性必须依赖于该主键。如果该表具有组合主键，那么该表的属性必须依赖于该主键的全部各列作为一个整体的值，而不是依赖于那些列的其中一列或其中某些列。例如，在院患者表包含{患者 ID，住院次数，科室编码，床号，床位类型}等属性，其中{患者 ID，住院次数}和{科室编码，床号}都是候选键，当从床位管理的角度选择{科室编码，床号}作为主属性时，非主属性{床位类型}仅依赖于{床号}，是部分依赖候选键{科室编码，床号}的，因此不符合 2NF。这时若要达到 2NF，就需要对表进行拆分。

如果不将模型转换为 2NF，那么就会有数据冗余和难以更改数据的风险。若要将满足 1NF 的表转换为 2NF 表，则可以除去不依赖于主键的列。

（三）第三范式

在 2NF 的基础上，如果任何非主键属性都不依赖于其他非主键属性（在 2NF 的基础上消除传递依赖），那么该实体满足第三范式（3NF）。3NF 是 2NF 的一个子集，即满足 3NF 时就必须满足 2NF。

简而言之，3NF 要求一个关系中不包含在其他关系中已包含的非主键信息。例如，存在一个部门信息表，其中每个部门都有部门编码、部门名称、部门简介等信息。那么，在员工信息表中列出部门编码后就不能再将部门名称、部门简介等与部门有关的信息再加入员工信息表中。如果不存在部门信息表，则根据第三范式（3NF）也应该构建它，否则就会有大量的数据冗余。简而言之，第三范式就是属性不依赖于其他非主键属性，也就是在满足 2NF 的基础上，任何非主键属性不得依赖于主键属性。

四、数据模型的层次

美国国家标准协会（American National Standard Institute，ANSI）所属的标准计划和需求委员会（Standards Planning and Requirements Committee，SPARC）于 1975 年公布了关于数据库标准的报告，提出了数据库的三级组织结构，称为 SPARC 分级模式，如图 6-13 所示，分别为模式、外模式、内模式。

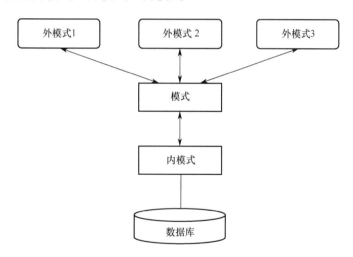

图 6-13　SPARC 数据库分级模式

模式是体现组织"现实世界"的数据库建模视图，呈现了组织当前的运营模式。其中，与特定需求相关的企业架构的数据模型子集称为外模式，组织数据信息存储的物理机器视图称为内模式。

这三级组织结构通常可以分别转化为概念层面、逻辑层面和物理层面的细节。在项目中，概念数据建模和逻辑数据建模是需求规划和分析活动的一部分，而物理数据建模是设计活动。

（一）概念数据模型

概念数据模型是在了解业务需求、用户需求的基础上，经过分析和总结的方式提炼或捕捉到的与用户业务需求相关的概念集合，它只包含给定领域和功能中的基本和关键业务实体，并描述每个实体及实体之间的关系。

例如，我们将医生与医院之间的关系建模为关系概念数据模型，如图 6-14 所示。

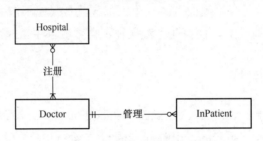

图 6-14　关系概念数据模型示例

每所医院至少有一位或多位医生，每位医生可在多所医院注册行医。此外，每位医生可管理多位在院患者，每一位在院患者必须由一位医生管理。

在图 6-7 中，展示了维度概念数据模型的示例，其使用"轴"表示法表达了医院门诊业务相关的概念。

（二）逻辑数据模型

逻辑数据模型是数据需求的详细表示，满足应用上下文和应用系统需求，并独立于任何技术或特定的实现约束。逻辑数据模型通常以概念数据模型的扩展开始。

在关系逻辑数据模型中，通过添加属性来扩展概念数据模型，通过应用规范化技术将属性分配给实体，如图 6-15 所示。

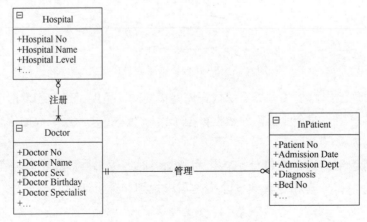

图 6-15　关系逻辑数据模型示例

逻辑模型的每个属性和它所在的实体的主键之间都有很强的关系。例如，医院名称与医院代码有很强的关系，因为"医院代码"的每个值最多只能返回相应"医院名称"的一条记录。

多维逻辑数据模型在多数情况下是多维概念数据模型的完全属性透视。逻辑关系数据模型捕获业务流程的业务规则，而逻辑维度模型则捕获业务问题，以确定业务流程的健康状况和性能。如图 6-16 所示中的门诊量是回答与门诊相关的业务问题的度量，用于围绕门诊的实体提供上下文，以不同的粒度级别查看门诊量，如接诊医生、号别、不同就诊时段及患者的不同来源等。

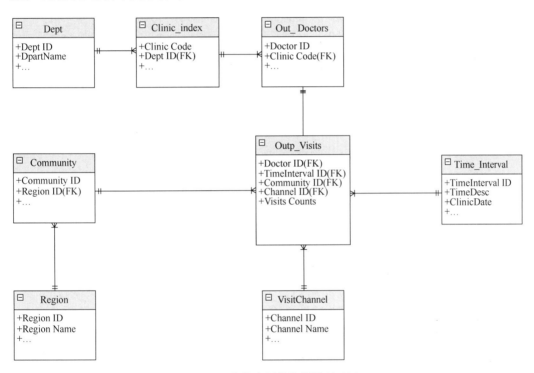

图 6-16　多维度逻辑数据模型示例

（三）物理数据模型

物理数据模型代表技术解决方案细节，通常以逻辑数据模型为基础，并考虑具体硬件、软件和网络等特定技术环境。例如，在设计物理数据模型时应该考虑具体数据库管理系统（如 DB2、Oracle、Sybase、SQL Server 或 MySQL）的特定功能，另外，还需要结合系统应用的一些非功能性需求，如数据的添加、更新频率及尖峰时间，数据删除频率及一般影响行数，数据查询条件及返回数据量级，关联其他什么表，连接哪些列等。最后，还应考虑数据在删除或归档之前需要保留多长时间，指定周期内数据量级，数据的可用性（是否为 7×24 小时）、及时性、安全性和性能要求等需求，以进行物理数据模型的设计。

对于特定的物理数据库，存在一些对象，如索引、视图、存储过程等，下文将重点讨论索引和视图，同时还将补充在物理数据建模中容易被忽略的分区与接口规范，最后介绍物理数据建模的常用方法——反规范化。

1. 索引

关系数据库索引是数据库查询优化的重要方法，它的一个主要目的就是加快检索表中数据，即能协助信息搜索者尽快找到符合限制条件的记录 ID 的辅助数据结构。

关系数据库索引技术根据数据存放的物理结构不同可分为聚集索引和非聚集索引。聚集索引以数据存放的物理位置作为顺序，也称排序索引，一张表只有一个聚集索引，一般主键为聚集索引。非聚集索引字段中的数据会被复制一份，并放在原始数据存储位置之外的地方单独存储，且通过空间换时间的方法加快检索速度，因此新增索引会增加数据表的存储空间。聚集索引和非聚集索引都采用平衡树作为索引的数据结构，通过聚集索引可以直接查找到需要的数据，而通过非聚集索引可以查找到记录对应的主键值，再使用主键的值通过聚集索引查找到需要的数据。

2. 视图

视图是一个虚拟表。视图提供了查看包含或引用一个或多个表中属性的数据的方法。标准视图通过运行 SQL 请求视图中的检索数据，实例化（通常称为"物化"）视图在预定时间内运行检索数据。

视图用于简化查询、控制数据访问和重命名列，而不会由于规范化而造成冗余和引用完整性丧失。视图可提供更为简单的结构；可以包含计算值，如合计；可以包括数据项的另一个展示方式，如整形转为日期格式；可以去除用户没有访问权限的数据，如父类或子类视图等。

3. 分区

分区指的是拆分一个表的过程，分区的目的是执行操作归档和提高检索性能。分区可以是垂直拆分（分隔列的组）或水平拆分（分隔行的组）。垂直拆分：若要减少查询集，则可创建包含子集的子集表。例如，根据字段大部分都是静态的还是主要是易变的（目的是为了提高负载/索引性能），或者根据字段是否通常包含在查询中（目的是为了提高表扫描性能），将一个表分为两部分。水平拆分：若要减少查询集，也可使用列的值作为创建子集表的条件。例如，创建仅包含特定区域患者的区域患者表。

4. 接口规范模型

接口规范模型用于数据在系统之间的流转。该模型描述了系统之间作为数据包或消息传递的数据结构。当通过 Web 服务、企业服务总线（ESB）或企业应用集成（EAI）

发送数据时，接口规范模型描述了发送服务和任何接收服务应该使用的数据结构。应该将这些结构设计得尽可能地通用，以支持重用和简化接口的需求。

此模型只能实例化为中间消息传递系统（中间件）上的缓冲区或队列结构，以临时保存消息内容。

5. 反规范化

反范式化是将规范化的逻辑数据模型实体转换为具有冗余或重复数据结构的物理表。换句话说，反规范化特意将一个属性放在多个地方。

首先，对数据进行反规范化主要出于以下几个方面的考虑：提前组合来自多个其他表的数据，以避免昂贵的运行时连接；创建更小的、预先筛选的数据副本，以减少昂贵的运行时计算和/或大型表的表扫描；预先度量计算和存储数据，以避免运行时系统资源的竞争。

其次，通过分析访问需求将数据分隔到多个视图或表副本中，还可以使用反规范化来加强用户安全性。

但反规范化处理会导致数据重复和数据错误等风险，通常使用数据模型之上的数据质量检查，以确保数据存储副本的规范化。

反规范化过程并不只适用于关系数据模型。例如，可以在文档数据库中去规范化，但它会被称为嵌入。在如图 6-17 所示的关系物理数据模型示例中，医院已经被反规范化嵌入医生实体，以满足应用需求与特定技术。当医生被访问时，也许他们的医院信息也在被访问，因此将医院信息存储在 Doctor 中是一种性能更好的结构，而不是利用两个单独的结构。在维度数据建模中，反规范化称为折叠或组合。如果每个维度都折叠成一个单一的结构，则生成的数据模型称为星型模型。如果维度没有折叠，则生成的数据模型称为雪花模型。

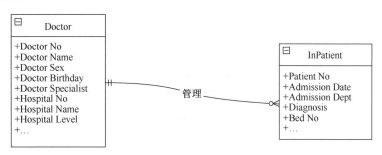

图 6-17　关系物理数据模型示例

五、数据模型的抽象化

抽象是指去除细节，保留相同概念或主题的重要属性和本质特征，以扩大对广泛情况的适用性。David C.Hay 在 *Data Model Patterns Conventions of Thought* 一书中描述了关于企业中最基本的抽象模型的例子"Party",它抽象了企业中人与组织最基本的特征,使其具有共同的属性"Name""Address",企业中的雇员、供应商、部门均可在此类型上继承扩展。

并不是所有的建模人员或开发人员都能适应或有能力使用抽象。如果未来需要修改未抽象的结构,则建模人员需要权衡开发和维护抽象结构的成本与所需的返工量。

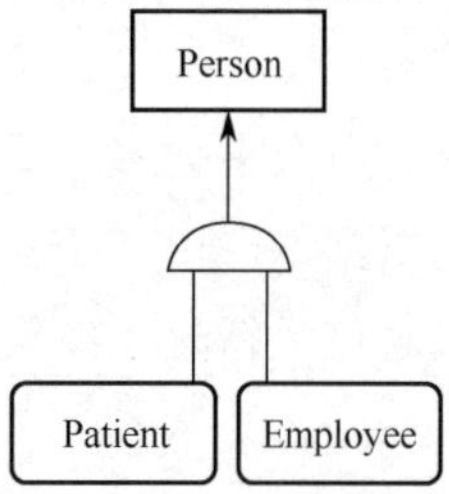

抽象包括泛化和专业化。泛化是指将实体中的公共属性和关系属性进行分组,获得超类型实体;而专业化是指将实体中的可区分属性分离为子类型实体。专业化通常基于实体实例中的属性值,还可以使用角色或分类创建子类型。

图 6-18　子类型关系示例

子类型关系意味着父类型的所有属性都由子类型继承。在图 6-18 所示的子类型关系示例中,Patient 和 Employee 是 Person 的子类型。子类型减少了数据模型上的冗余,还使得在看似截然不同的实体之间更容易沟通它们的相似之处。

六、数据建模实践

数据建模负责规划并获得组织数据模型规范要求、创建数据模型标准和确定数据模型存储等任务。典型的数据建模过程交付成果包括以下内容。

图表。数据模型包含一个或多个图表。图表是可视化的,以精确的形式呈现数据需求,用于描述各个模型层级细节(如概念的、逻辑的或物理的)、数据建模方案(关系的、维度的、面向对象的、基于事实的、基于时间的,或 NoSQL)及方案中的符号。

定义。实体、属性和关系的定义对于维护数据模型的精确性至关重要。

问题。通过数据建模过程可以解决当前问题和未来预期解决的问题。

血缘。对于物理数据模型和逻辑数据模型,了解数据血缘(数据来自何处)非常重要。跟踪数据建模全过程、采集数据源和目标映射关系的关键在于两个方面:第一,数据建模人员了解数据需求,能确定数据源属性;第二,确定数据源属性是验证模型和映射准确性的有效方法。

为了构建数据模型,首先需要,建模人员依赖前期的需求分析工作,对现有的数据模型和数据库进行全面梳理,参考已发布的标准,并考虑数据规范性要求。其次需要,建模人员起草模型以适应数据建模这一持续迭代的过程。同时需要,业务专业人员和业务分析人员进行验证,以澄清术语和业务规则。

数据建模过程是从需求开始直至构建新应用程序的过程。该过程首先需要进行概念数据模型建模，以了解该模型的范围和该范围内的关键术语；然后需要完成逻辑数据模型，以记录业务解决方案；最后需要建立物理数据模型，以记录技术解决方案。

（一）概念数据模型创建步骤

概念数据模型的创建步骤如下。

（1）选择建模方案，根据应用需求和前述的讨论选择关系、维度，基于事实或 NoSQL 等构建数据模型。

（2）选择表示法，一旦选择了建模方案，就可选择适当的表示法，如信息工程或对象角色建模。符号的选择取决于组织内的标准，以及特定模型的用户对特定符号的熟悉程度。

（3）初始化概念数据模型，获取和收集高层级概念（名词），梳理概念之间的关系和链接（动词），关系具有双向性、涉及两个以上的概念。其中，组织中常见的概念有时间、地理、客户、成员、当事人、产品、服务和交易等。

（4）整合业务术语，构建用户视图，确保与业务术语和规则保持一致。

（5）获得验证，验证数据模型是否满足规范性要求。

（二）逻辑数据模型创建步骤

逻辑数据模型可以捕获概念数据模型范围内的详细数据需求。逻辑数据模型创建步骤如下。

（1）信息需求分析。需要对一个或多个业务流程上下文中的业务信息需求进行识别。将这些识别后的信息需求作为标识形成基础的业务词汇表。然后，通过有效的分析和设计来检查数据（名词）和流程（动词）的完整性，防止信息需求的遗漏。需求分析，还包括对业务需求的启发、组织、文档、审查、细化、批准和变更控制。其中一些需求确定了对数据和信息的业务需求，并通过文字和图表进一步规范要求、规范表达，补充确定业务数据和信息需求。逻辑数据建模是表达业务数据需求的重要手段，也是组织数据规范性要求的正式声明文件。

（2）当前现状分析。对已有的数据模型和数据库进行分析，如果需要采用已有数据模型，则必须确保已有数据模型经过业务验证准确无误。对于行业数据模型及通用数据模型，可以根据组织特定需求，制订优化和裁剪方案。

（3）补充关联实体。关联实体是用来描述多对多关系的。关联实体从关系所涉及的实体中获取标识属性，并将它们放入一个新实体中，该实体仅描述实体之间的关系。可以通过添加属性来描述这种关系，如有效日期和过期日期。关联实体可能有两个以上的父实体。在维度建模中，关联实体通常成为事实表。

（4）增加属性。向概念实体增加属性，以构建逻辑数据模型，保证逻辑数据模型属性的原子性（最小粒度）。属性应当是一个且只有一个数据，不能分为更小的部分。例如，在医院信息系统项目中，一个名为"科室"的概念属性可分为多个逻辑属性：科室名称、科室临床属性（临床、辅诊、护理单元、行政、其他等）、临床学科分类（内科、外科等）、科室位置等。

（5）定义值域。值域定义可以使项目内部和跨项目的值域格式和值集保持一致。例如，患者的应收费金额和项目的价格金额都可以被分配到金额域，这是一个标准的货币域。

（6）定义键。分配给实体的属性要么是键属性，要么是非键属性。键属性必须能识别唯一实体实例。键属性可以是单一属性，也可以是多个属性的组合。非键属性描述实体实例，但不能唯一地标识它。在逻辑建模阶段需要识别和定义每个实体的主键和外键。

（三）物理数据模型创建步骤

逻辑数据模型需要不断地修改和调整，以使物理层应用系统保持良好性能。虽然不同数据库管理系统在性能调整方面的具体措施有所不同，如适应 Oracle 所需的更改将与适应 SQL Server 所需的更改不同，但在逻辑数据模型向物理数据模型转换的过程中，需要解决的问题与开展的工作是类似的，主要有以下几个方面。

解决逻辑抽象。逻辑抽象实体（超类和子类）使用以下两种方法中的任意一种以在物理数据库设计中成为独立的对象。①子类吸收：子类实体属性作为可为空的列包含到表示父类型实体的表中；②超类分区：超类实体的属性包含在为每个子类型创建的单独表中。

添加属性细节。向物理模型添加详细信息。例如，定义关系数据库中每个表和列的名称、非关系数据库中的文件和字段名称或 XML 数据库中的模式和元素名称；定义每个列或字段的数据库数据类型和长度；为列或字段添加适当的约束（如可空性和默认值），特别是对于非空约束。

添加参考数据对象。类似逻辑模型中的数据值域，物理模型通常有以下三种方式添加参考数据对象。①创建和匹配代码表。根据模型的不同，这些代码表可能会非常多，难以管理；②创建共享代码表。对于有大量代码表的模型，可以将它们折叠到一个表中；但是，这意味着对一个引用列表的更改将改变整个表。这时要注意避免代码值冲突；③将规则或有效代码嵌入相应的对象定义中。在嵌入规则或列表的对象定义代码中创建约束。对于仅作为另一个对象引用的代码列表，这是一个很好的解决方案。

定义代理键。代理键是指分配对业务不可见且与匹配的数据没有意义或关系的唯一键值。这是一个可选步骤，主要取决于自然键是否很大、是否复合，以及为其属性分配的值是否会随时间变化。如果代理键被分配为表的主键，则应确保在原始主键上有备用键。例如，在逻辑数据模型上，住院主记录 Inp_Visit 的主键是患者标识号（PatientID）和本次住院标识（VisitID），而在物理数据模型中，Inp_Visit 的主键可能是代理键 Visit_No。在这种情况下，应该在原始主键上定义一个备用键，即患者标识号（PatientID）和本次住院标识（VisitID）。

性能优化。通过上文中介绍的索引、视图、分区、反规范化等方式均可优化物理数据模型的性能。①创建索引。索引是数据库优化查询与数据检索性能的重要手段。数据库管理员或数据库开发人员必须为数据库表选择和定义适当的索引。主要的 RDBMS 产品支持多种类型的索引。如果没有适当的索引，DBMS 将恢复到通过读取表中的每一行（表扫描）来检索任何数据的方式，在大型表上这样做的效率是极低的。因此，对最频繁运行的查询，使用最频繁的引用列的大型表应在相应列上构建索引，特别是主键和外键。②性能分区。考虑整体数据模型的健壮性，以及维度分区策略，当事实包含维度较多时，应进行调整。通常建议以日期进行分区，或者根据分析和负载情况，提出改进分区模型。③创建视图。视图可用于控制对某些数据元素的访问，通过嵌入链接条件或标准化对象进行查询，视图本身应该是需求驱动的。④反规范化。在某些情况下，通过反规范化的方法取消或添加冗余可以极大地提高性能，甚至超过重复存储和同步处理的成本。在实际创建物理数据模型中常常会考虑反规范化的方法。

第三节　元数据管理

元数据（Metadata）是关于数据的组织、数据域及其关系的信息，简而言之，元数据就是描述数据的数据。它描述数据本身（如数据库、数据元素、数据模型）、数据所代表的概念（如业务流程、应用系统、软件代码、技术基础设施），以及数据与概念之间的联系。元数据的信息种类繁多，包括有关技术和业务流程、数据规则和约束，以及逻辑和物理数据结构等信息。元数据帮助组织理解其数据、系统和工作流，能够进行数据质量评估，并且是数据库和其他应用程序管理的组成部分，有助于提高处理、维护、集成、安全、审计和治理其他数据的能力。

若要理解元数据在数据管理中的重要作用，则可以将其设想为一个拥有数十万本书籍和杂志但没有卡片目录的大型图书馆。如果没有卡片目录，那么读者甚至可能不知道如何开始寻找一本特定的书或一个特定的主题。卡片目录不仅提供了必要的信息（图书馆拥有哪些图书和资料，以及它们存放在何处），而且还使读者能够使用不同的出发点（主题领域、作者或标题）查找资料。没有目录，找到一本特定的书并不是不可能，但是是很困难的。没有元数据的组织就像没有卡片目录的图书馆。

元数据对于数据管理和数据使用至关重要。所有大型组织都会产生和使用大量数据，在整个组织中，不同的人拥有不同级别的数据知识，但是没有人能够了解数据的全部。因此，关于这些数据的信息必须记录在案，否则组织可能会失去关于自身的有价值的知识。元数据提供了获取和管理有关数据的组织知识的主要方法，这是组织数据治理的基础。

一、元数据类型

根据元数据的性质特点，一般将其划分为三类，业务元数据、技术元数据和操作元数据。

（一）业务元数据

业务元数据主要关注数据的内容和条件，以及数据治理相关的细节。

业务元数据的示例包括数据集、表和字段的定义和描述，业务规则、转换规则、计算方法，数据模型、数据血缘、数据标准、域值约束等。

医疗领域在数据标准、业务指标等方面有一些相对成熟的元数据规范，如原卫生部颁布的《国家卫生计生委办公厅关于印发住院病案首页数据填写质量规范（暂行）和住院病案首页数据质量管理与控制指标（2016 版）的通知》（国卫办医发〔2016〕24 号）、《病历书写规范》（卫医政发〔2010〕11 号）、《电子病历基本规范》（卫医政发〔2010〕24 号）、《卫生信息基本数据集编制规范》（WS370—2012）、《卫生管理基本数据集》（WS374—2012）与《电子病历基本架构与数据标准》（卫办发〔2009〕130 号）等。

在数据值域代码标准方面，国外有疾病分类编码 ICD-10、手术操作编码 ICD-9 及 SNOMED 术语库，国内有国家标准《卫生机构（组织）分类与代码表》（WS218—2002）、《社会保险药品分类与代码》（LD/T90—2012）和《中医病证分类与代码》（GB/T15657—1995）。

（二）技术元数据

技术元数据提供关于数据的技术细节、存储数据的系统，以及在系统内部和系统之间传递数据流程的信息。

技术元数据的示例包括物理数据库表名和字段名，数据库对象属性、访问权限，数据增删改查的规则，物理数据模型，数据库的键和索引，数据模型和实物资产之间的文档关系，ETL 作业详细信息，文件格式架构定义，源到目标的映射文档，数据血缘文档，上游和下游的变更影响信息，程序和应用程序名称及描述，内容更新周期作业计划和依赖项，恢复和备份规则，数据访问权限、组、角色等。

（三）操作元数据

操作元数据用于描述数据处理和访问的细节。

操作元数据的示例包括批处理程序的作业执行日志，摘录和结果的历史，异常安排，审计、平衡、控制措施的结果，错误日志，报告和查询访问模式、频率和执行时间，修补程序和版本维护计划和执行，当前的修补级别，备份、保留、创建日期、灾难恢复等规定，数据归档和保留规则，相关档案，清洗标准，数据共享规则和协议，技术角色和职责、联系人等。

二、元数据管理内容

元数据管理主要有三个内容：一是基于数据平台进行元数据管理；二是基于组织数据整体管理规划开展对元数据的管理，这是组织数据资产管理的基础；三是元数据作为某个平台的组件，进行该平台特有的元数据管理，此类元数据通常以数据转换中介的形式在不同平台组件间流转。

基于数据平台的元数据管理相对成熟，也是业界最早进行元数据管理的切入点。从技术维度讲，元数据管理围绕着数据平台内的源系统、数据平台、数据集市，以及数据应用中的数据模型、数据库、表、字段、报表、字段间的数据关系进行管理。从业务维度讲，元数据管理的指标包括业务维度、技术维度和管理维度三方面的数据、字段的中文描述、表的加工策略、表的生命周期信息、表或字段的安全等级。从应用维度讲，元数据管理可以实现数据平台模型变更管理、变更影响分析、数据血统分析、高阶数据地图、调度作业异常影响范围。

在企业级数据管理中，组织整体数据管理背景下的元数据管理是数据管理的基础，除要管理在数据平台元数据管理场景下的所有元数据外，其核心是要解决元数据管理与数据标准、数据质量、数据安全、数据生命周期、数据服务的贯通问题，以进行数据描述层面的信息融合。在此场景下，元数据管理的着力点是字段或信息项，其他的管理维度或信息都可以基于字段或信息项进行扩展或外延。企业级的数据管理涉及的内容很多，但基于字段或信息项的扩展其结构是稳定的，它是一个支点，否则在纷繁复杂的数据管理业务中会迷失方向。图6-19是基于信息项的元数据各管理对象间的数据关系，该图说明了基于字段或信息项作为管理核心和外延的定位。

元数据管理要符合组织数据现状，要能支撑组织数据人员分析数据的需要。元数据是组织数据资产的最原始词典，需要从这本词典中获取准确的数据信息，准确、便捷、深度、广度是元数据管理努力的方向。

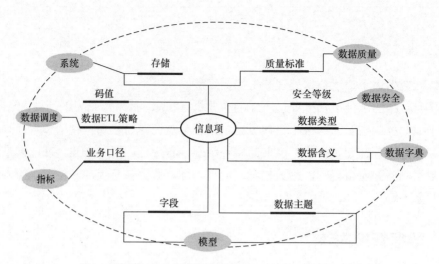

图 6-19　基于信息项的元数据各管理对象间的数据关系

若要实现组织元数据管理则需从两个方面着手，一个方面是盘点组织数据情况，搞清楚要管理哪些元数据，以及这些元数据在什么地方、以何种形态存储，它们之间有怎样的联系；另一个方面是建立组织元数据的模型（元模型），并建立元模型之间的逻辑关系。盘点组织数据资产和建立元模型是元数据管理的两个基本步骤。

组织数据资产盘点，首先要定义清楚元数据建设的定位，包括短期解决什么问题、长期达到什么目的，尤其对基于短期的目标进行重点细化。例如，当实现组织物理模型的全面管理时，需要实现数据结构变更一体化管理这个短期目标，那么就需要盘点组织有多少应用系统，每个应用系统有多少个数据库，数据库的种类有什么，哪些是业务数据表，哪些是垃圾数据表，每个数据字段的含义是否完整，每个系统分别由哪个业务部门使用，哪些管理员进行运维，企业的数据变更是否有流程驱动等。以上这些信息可以分为两类，一类是数据模型本身的元数据信息，另一类是支撑数据模型管理的元数据信息，这两类信息都是需要盘点的内容。

元数据建模就是对组织要管理的元数据进行结构化、模型化。元模型的构建一般可参考公共仓库元模型（Common Warehouse Metamodel，CWM），但也不能完全照搬 CWM，否则构建的元模型就会太过臃肿，不够灵活。在构建元模型的过程中不但要关心模型的结构，更要关心模型间的关系。每个模型在元数据的世界里只是一个独立的个体，个体和个体之间的关系赋予了模型间错综复杂的关系，这些关系的创建往后衍生就可支撑数据图谱或知识图谱的构建。数据资产盘点时，要建立数据库元模型、表元模型、字段元模型、管理员元模型，其中"库—表—字段"是通过组合关系来构建的，而"表—表""字段—字段"是通过依赖关系来构建的。通过这样的关系构建，就能将组织中的所有有交互的数据组成一个庞大的错综复杂的数据关系网络，数据分析人员可以基于这张数据关系网络进行各种信息的挖掘。

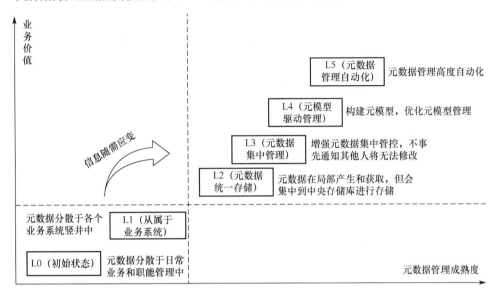

三、元数据管理成熟度模型

元数据管理成熟度模型如图 6-20 所示，共分为六个层级。

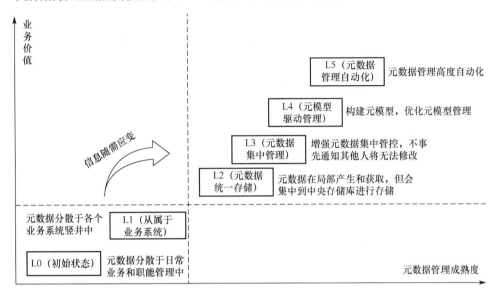

图 6-20　元数据管理成熟度模型

1. L0（初始状态）

元数据分散于日常的业务和职能管理中，由一个或一组人员在局部产生与获取，并在局部使用。在局部环境工作数月或数年后，人们使这些元数据及对它的理解内在化，产生了对这种信息的习惯性理解。这些元数据会永远保存在某个人的意识里，一旦这个人调离，这些元数据将永远消失。

2. L1（从属于业务系统）

在这个阶段，随着各个业务系统自动化构建完成，相应的元数据也随着需求的整理、设计、开发、实施和维护等过程被各个业务系统孤立地全部或部分管理起来。业务元数据可能分散在各种业务规章、流程规定、需求、需求分析和概要设计等文档及业务系统中，技术元数据可能分散在详细设计、模型设计和部署方案等各种文档、中间件及业务系统中。由于各个业务系统处于一个个竖井之中，因此元数据之间互通互联困难，如果需要获取其他系统的元数据，则除调阅各种文档外，还必须对分散在各种中间件和业务系统中的技术元数据进行一定方式的集成才能实现互通互联。

3. L2（元数据统一存储）

元数据依然在局部产生和获取，但会集中到中央存储库进行存储。业务元数据会被手工录入到中央存储库中，技术元数据分散在文档中的部分也需通过手工录入到中央存储库中，而散落在各个中间件和业务系统中的技术元数据则通过数据集成的方式被读取到中央存储库中。业务元数据和技术元数据之间全部或部分通过手工方式做了关联。中央存储库的构建，使得元数据在整个组织层面可被感知和搜索，极大地方便了组织获取和查找。这一层级的缺点是，元数据仍然在各业务系统上维护，然后更新到中央存储库，各业务竖井之间仍然使用不同的命名法，经常会出现相同的名字代表不同意义的事情，而同一件事情则使用了多个不同的名字，有些没有纳入业务系统管理的元数据则容易缺失。元数据没有有效的权限管理，局部元数据更改后也不会自动通知其他人。

4. L3（元数据集中管理）

L3 在 L2 的基础上做了改进，增强了元数据的集中控制，局部业务单元或开发小组如不事先通知其他人，则将无法对元数据进行修改。局部元数据的修改完成后将被广播给其他人。和其他中间件和应用系统的交互，仍然需要通过桥接集成的方式进行，中央存储库中的业务元数据和技术元数据之间还需通过手工方式进行映射。

5. L4（元模型驱动管理）

L4 在 L3 的基础上，通过构建元模型及元元模型，优化各业务单元之间的各种副本和冲突，创建、管理和共享业务词汇表与分类系统（基于主题领域的层次结构）。业务词汇表（业务元数据）包含与组织相关的词汇、词汇业务含义及词汇与信息资产（技术元数据）的关系，可以有效帮助组织用户了解其业务元数据和技术元数据对应的业务含义。分类系统则基于主题领域的层次结构，用以对业务术语归类。和其他中间件和应用系统的交换，通过基于 CWM 的适配器方式进行连接。

6. L5（元数据管理自动化）

在 L5，元数据管理是高度自动化的，当逻辑层次元数据变更时，会被传播到物理层，同样物理层变更时逻辑层将被更新。元数据中的任何变化都将触发业务工作流，以便其他业务系统进行相应的修改。由于各个业务系统遵照相同的业务词汇表和分类系统（元模型），因此它们之间的关系可以通过知识本体进行推断，从而使各个应用系统之间的数据格式的映射自动产生。

四、元数据管理平台

在应用层面，元数据管理平台可以分为元数据采集服务、应用开发支持服务、元数据访问服务、元数据管理服务和元数据分析服务，其架构如图 6-21 所示。

元数据采集服务。在数据治理项目中，涉及的元数据通常包括数据源的元数据、数据加工处理过程的元数据、数据仓库或数据主题库的元数据、数据应用层的元数据、数据接口服务的元数据等。元数据采集服务提供各类适配器以便满足以上各类元数据的采集需求，并将元数据整合处理后统一存储于中央元数据仓库，实现元数据的统一管理。

在这个过程中，数据采集适配器十分重要，元数据采集需要能够适配各种数据库、数据仓库、ETL 工具和数据报表产品，同时还需要适配各类结构化或半结构化数据源。目前市场上的主流元数据产品还没有任何一家能做到"万能适配"，都需要在实际应用过程中做或多或少的定制化开发。

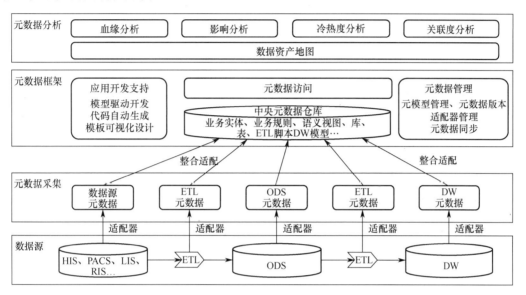

图 6-21　元数据管理平台架构

应用开发支持服务。通过元数据管理平台实现对应用的逻辑模型、物理模型、UI模型等各类元模型管理，支撑应用的设计和开发。应用开发的元模型有三种状态，分别是：设计态的元数据模型，通常由 ERWin、PowerDesigner 等设计工具产生；测试态的元数据模型，使用 Oracle、DB2、MySQL 等关系型数据，或者 MongDB、HBase 等非关系型数据库存储；生产态的元模型，本质上与测试态元数据差异不大。通过元数据平台对应用开发三种状态的统一管理和对比分析，能够有效降低元数据变更带来的风险，为下游操作数据存储（Operational Data Storage，ODS）和数据仓库的数据应用提供支持。另外，基于元数据的代码生成服务，可以通过模型（元数据）完成业务对象元数据到 UI 元数据的关联和转换，自动生成相关代码、表单界面，减少了开发人员的设计和编码量，提升了应用和服务的开发效率。

元数据管理服务。市场上主流的元数据管理产品，基本都包括元数据查询、元模型管理、元数据维护、元数据版本管理、元数据对比分析、元数据适配器、元数据同步管理、元数据生命周期管理等功能。

元数据访问服务。元数据访问服务是元数据管理软件提供的元数据访问的接口服务，一般支持 REST 或 Web Service 等接口协议。通过元数据访问服务支持企业元数据的共享，是企业数据治理的基础。

元数据分析服务。元数据分析服务的内容包括血缘分析、影响分析、冷热度分析、关联度分析及数据资产地图。

血缘分析回答了数据来自哪里、经过了哪些加工等问题。其价值在于当发现数据问题时可以通过数据的血缘关系追根溯源，快速定位问题数据的来源和加工过程，减少数据问题排查分析的时间和难度。这个功能常用于在数据分析过程中发现数据问题时，快速定位和找到数据问题的原因。

影响分析回答了数据都去了哪里、经过了哪些加工等问题。其价值在于当发现数据问题时可以通过数据的关联关系向下追踪，快速找到都有哪些应用或数据库使用了这个数据，从而避免或降低数据问题带来的更大的影响。这个功能常用于分析数据源的元数据变更对下游 ETL、ODS、数据仓库等应用的影响。

冷热度分析回答了哪些数据是组织常用数据、哪些数据属于"僵死数据"等问题。其价值在于让数据活跃程度可视化，让组织中的业务人员、管理人员都能够清晰地看到数据的活跃程度，以便更好地驾驭数据，激活或处置"僵死数据"，从而为实现数据的自助式分析提供支撑。

关联度分析回答了数据和其他数据的关系，以及关系是怎样建立等问题。关联度分析从某一实体关联的其他实体和其参与的处理过程两个角度，来查看具体数据的使用情况，形成一张实体和所参与处理过程的网络，从而进一步了解该实体的重要程度，如表与 ETL 程序、表与分析应用、表与其他表的关联情况等。这个功能可以用来支撑需求变更的影响评估。

数据资产地图回答了有哪些数据、在哪里可以找到这些数据、能用这些数据干什么等问题。通过元数据可以对组织数据进行完整的梳理、采集和整合，从而形成组织完整的数据资产地图。数据资产地图支持以拓扑图的形式可视化展示各类元数据和数据处理过程，通过不同层次的图形展现粒度控制，满足不同业务应用场景的数据查询和辅助分析的需要。

五、元数据管理的价值

通过元数据，以组织全局视角对组织各业务域的数据资产进行盘点，实现组织数据资源的统一梳理和盘查，有助于发现分布在不同系统、位置或个人计算机的数据，让隐匿的数据显性化。数据地图包括了数据资源的基本信息，包括存储位置信息、数据结构信息、各数据之间关系信息、数据和人员之间的关系信息、数据使用情况信息等，使数据资源信息详细、统一、透明，降低了"找数据"的沟通成本，为数据的使用和大数据挖掘提供了支撑。

组织在做数据分析时，如果结果不正确，那么原因可能是数据分析的过程中出现了数据问题，也可能是数据源本身就有问题，还可能是数据在加工处理过程中出现了数据问题。通过元数据血缘分析，能够快速定位数据来源和加工处理过程，能够帮助数据分析人员快速定位数据问题。另外，通过元数据血缘关系分析，可以理解不同数据指标间的关系，分析产生指标的数据源头的波动带来的影响。

基于元数据模型的数据应用规划、设计和开发是组织数据应用的高级阶段。当组织元数据管理达到一定水平（实现自动化管理时），组织中各类数据实体模型、数据关系模型、数据服务模型、数据应用模型的元数据在元数据平台统一进行管理，并自动更新数据间的关联关系。基于元数据的可扩展的模型驱动架构，才是快速满足组织数据应用个性化定制需求的最好解决方案。通过将大量的业务进行模型抽象，就可以使用元数据进行业务描述，并通过相应的模型驱动引擎在运行时驱动，使用高度抽象的领域业务模型作为构件，从而完成代码转换，动态地生成相关代码，以达到降低开发成本、应对复杂需求变更的目的。

医学领域的元数据管理可以借助知识图谱的图结构的表达能力，表达关联关系、同义关系、上下位关系与实例关系等，从而建立更加灵活的数据约束条件，以方便地表达和扩充元数据。借助图谱已有的模式对齐、实体匹配与冲突检测算法，可以在语义层对图谱进行维护，并可在该基础上实现自动的数据融合算法。图 6-22 给出了疾病"心力衰竭"的部分知识图谱，图谱中包括该疾病名称的同义词：心功能不全、心衰、心脏衰竭、心力衰竭等，所属部位是"心脏结构"。

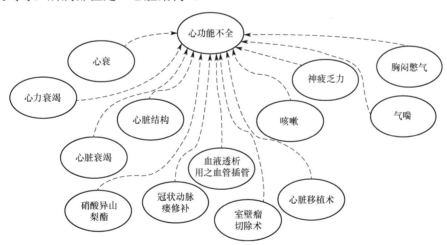

图 6-22　疾病"心力衰竭"的部分知识图谱

利用该图谱还能较好地实现电子病历的标准化。如图 6-23 所示，将电子病历中不规范的文本进行标准化，如将疾病名称"心衰"标准化为"心功能不全"或"心力衰竭"，将"脑梗死"标准化为"脑梗塞"，将药物"异舒吉"映射到标准药物名"硝酸异山梨酯"等。

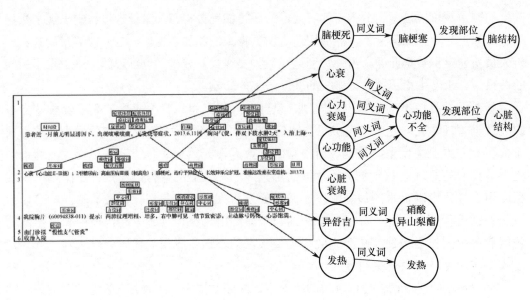

图 6-23　利用知识图谱实现电子病历的标准化

元数据是组织数据资源的应用字典和操作指南，元数据管理有利于统一数据口径、标明数据方位、分析数据关系、管理数据变更，为企业级的数据战略规划、数据模型设计、数据标准管理、主数据管理、数据质量管理、数据安全管理及数据的全生命周期管理提供支持，是企业实现数据自服务、推动组织数据化运营的可行路线。组织以元数据为抓手进行数据治理，有助组织更好地对数据资产进行管理，厘清数据之间的关系，实现精准高效的分析和决策。

第四节　主数据管理

一、主数据定义

主数据（Master Data）的概念起源于企业资源计划（Enterprise Resource Planning，ERP）等早期制造业集成应用的发展。随着各类应用系统的广泛应用，像"信息孤岛"这样的"数据处理危机"问题开始出现。在进行信息化建设初期，和其他许多组织一样，医院的信息系统也是一些毫无关联的数据结构和应用程序的堆砌。这类信息系统在应用过程中变成了一张难解的、充满冗余数据的复杂大网。由于每个应用相对独立，因此容易造成数据冗余、重叠、交织，需要大量变换才能得到可用数据，并且若要修改或扩充这种系统中的任何部分，都是十分困难且代价高昂的。不少组织曾试图通过建立数据接口来实现集成，然而这样的尝试并没有从根本上解决系统所面临的问题，却造成数据环境越来越混乱。在医院信息化的不断发展过程中，尤其是在新一代医院信息系统的规划设计时，数据质量的重要性越来越凸显出来，主数据这个概念被逐步强化和完善。

主数据概念的提出就是为了解决上述问题。DAMA 将主数据定义为："主数据是与业务活动相关的，并为业务活动数据提供上下文的数据，这些数据通常以通用和抽象概念的形式表示。它包括业务事务中涉及的内部和外部对象的详细信息（定义和标识符），如客户、产品、雇员、供应商和受控域（代码值）。"国际标准组织在 ISO8000-2:2012 标准中对于主数据的定义是："主数据描述了对组织起到基础作用的实体，这些实体是独立的，并且是组织进行事务处理需要参与的数据实体。"甲骨文（Oracle）公司也指出："主数据是支持企业业务和分析的关键业务数据。"

可以看到，上述几种定义来自信息化建设中的不同角色，虽然表达形式有所不同，但总体反映了主数据的主要特征，本书对这些定义做出如下归纳：主数据是指具有高业务价值的、可在组织内跨越各个业务部门的、系统的被重复使用的数据，是单一、准确、权威的数据来源。例如，在医院信息化领域，主数据有患者信息、医疗服务项目、财务项目、员工信息、组织架构信息、医疗产品服务商、供应商及固定资产、耗材等。

根据上述定义，与业务型数据、分析型数据相比，主数据具有以下特点。

特征一致性。主数据的特征经常被用作业务流程的判断条件和数据分析的具体维度层次，因此主数据的关键特征应在不同应用、不同系统中保持高度一致，以解决组织 IT 应用越来越多，数据散落分布在众多系统中（如医院临床科室、药品耗材采购部门、医技科室等系统），彼此之间信息隔离等问题，从而真正提高组织应用集成、数据集成的质量。

识别唯一性。在一个系统、一个平台甚至一个组织范围内，要求同一主数据实体具有唯一的数据标识，即数据编码。例如，对于每一位患者都有一个唯一的患者身份的标识。根据一定的编码规则得到的唯一的数据编码是进行业务活动的基础，在业务流转过程中，各业务环节完全依赖业务活动数据中体现的主数据编码识别标志，以定位后续的操作和处理工作；在业务环节结束后，主数据编码又将成为数据分析的主要维度，用来确定分析的范围和方向。

长期有效性。主数据通常贯穿业务对象的整个生命周期甚至更长时间，换而言之，只要该主数据所代表的业务对象仍然继续存在或仍具有比较意义，那么该主数据就需要在系统中继续保持其有效性。长期有效性的另一个表现为主数据失去其效果时，系统采取的措施通常为标记无效或标记删除，而非直接将主数据从系统中物理删除。只有在定期对数据进行归档时，才会考虑将该主数据从系统中彻底删除。

业务稳定性。主数据作为用来描述业务操作对象的关键信息，在业务过程中其识别的信息和关键的特征会被业务过程中所产生的数据继承、引用和复制。但无论业务过程如何复杂和持久，除非该主数据本身的特征发生变化，否则主数据本身的属性通常不会随业务过程而被修改。所以，当识别主数据时，某些与业务结果密切相关的时效性很强的特征，如员工薪资等，需要同固定属性（如员工姓名等）区别对待。

二、主数据管理的复杂性

主数据管理（Master Data Manager，MDM）是协调和维护组织的主数据，保持数据的一致性、完整性、相关性和精确性的技术手段。

主数据一旦被记录到数据库中，就需要对其进行维护，从而确保其时效性和准确性，这样才有利于系统间的高效对接，提高业务分析的准确性和组织沟通效率，从而加强组织管控能力，降低业务风险。而在组织的信息化过程中，由于主数据的复杂程度高，因此往往缺乏对主数据管理的整体规划，从而导致组织的数据分布到各套系统中，而未能形成一致的数据源，造成无法进行有效的整合协同，使组织无法充分发挥数据资产的价值。

总体而言，组织中主数据管理的复杂性主要体现在以下几方面。

主数据不断变化。从组织内部角度，虽然主数据相对稳定，但仍然存在各种各样的变化情况，如员工离职、新服务项目的引入、供应商倒闭等。据相关研究显示，个人、产品及公司的主数据以每月 2%的速度发生变化，如果主数据变更不及时，则会导致组织数据不一致、数据冗余、效率低下等问题。针对不同情况的主数据变化，需要投入巨大的人力、物力对其进行变更。

主数据分散在相互独立的业务系统。在组织信息化建设中，特别是集团医院，因为不同院区、分院及医院内部各业务部门的专业特点、管理需求和管理重点不一样，往往需要实施多套不同的系统，如医院核心业务系统、PACS、LIS、公卫、OA 及 HRP 系统等。每套系统通常根据自身所涉及的主数据来提供相应的存储架构，每套系统的基础数据相互独立。与本系统无关的主数据，则不纳入系统管理。这就导致主数据分散于各自相互独立的业务系统中，孤立的基础数据造成孤立的业务数据，无法形成医院统一的主数据，因而也无法跨越组织部门传播。例如，患者数据一般分散在医院核心业务系统、PACS、LIS 等系统，各套系统对患者数据管理的侧重点不一致，患者数据进入各套系统的时间段也不一致，如果各套系统对患者数据缺少统一的规则，且没有重复性校验，则会使患者数据无法在各系统之间同步和共享。

主数据共享程度影响系统功能与效率。组织的每套系统的运作都涉及主数据的使用和管理，而主数据之间其实存在横向、纵向的交叉关联，各套系统都需要实现主数据共享。例如，医院核心业务系统的用户，需要与 HRP 系统进行人员信息的及时共享，以确保及时更新离职人员、岗位变更人员的核心业务系统权限；又如，核心业务系统需要与药品耗材系统进行药品、耗材信息的及时共享，以确保医生在诊疗业务过程中能够准确获取当前有可以使用的药品耗材。如果主数据分散在相互独立的业务系统中，未形成统一的数据源，则将出现各套系统数据不一致、一物多码等情况，导致组织沟通成本增加，使组织运营效率低下。

三、主数据管理的意义

主数据管理使组织能够集中管理数据，在分散的业务系统间保证主数据的完整性、一致性，加强主数据的规范性。

从信息化建设的角度，主数据管理能够增加信息化结构的灵活性，构建整个组织内的数据管理基础和相应标准规范，并且能够灵活地适应组织业务需求的变化。

从组织业务的角度，由于主数据在各个业务流程中的使用范围、使用形式不同，主数据管理也将为组织内的各个业务带来不同的收益。例如，对临床、医技科室，全面的患者数据将人人增强患者治疗的安全性，提高医疗质量，避免医疗风险；对于采购部门，整合后的物资临床使用数据和供应商数据使统一采购、动态资源调配成为可能，从而可以降低采购和库存成本。

对整个组织而言，主数据管理将为组织带来以下优势。

1. 提升组织整体信息化建设的规范性、灵活性与创新性

利用主数据管理平台，可以对组织架构、运营模式、管控流程、角色与职责进行明晰的定义。利用标准业务流程驱动，可以构建组织信息基础数据集成平台，实现组织数据层面的战略规划管理。主数据平台解决方案支持集团化多组织架构的复杂管理层级，能够让构建在多组织架构上的应用系统兼顾集团组织与下属机构作业流程之间的平衡；能够快速响应需求变化，减少新系统引入时间；能够在不断变化的业务环境中增强 IT 弹性。

2. 提高数据质量，降低数据集成成本

利用主数据管理平台，可以构建通用的、方便的、集中处理的数据总线，实现一致性的组织数据视图，从而大大降低数据交互访问的复杂性。基于面向服务架构的标准化数据服务，可以实现访问的透明化。利用数据自动化服务可以实现统一的业务访问标准，主动分发服务保证了相关业务目标系统数据的变更同步性。利用数据总线，可以以灵活、可持续的方式支持任何面向业务规则的集成，保证数据的唯一性和规范性，从而大幅降低数据的集成和共享成本。通过应用数据标准模型和多重关联校验规则，可以对前端数据输入源头实现可靠的控制，从而可以有效降低人为因素所产生的数据问题，提高数据应用质量。

3. 提升数据资产管理成熟度，实现数据全生命周期动态管理

基于标准的数据管理模型，可以实现基于数据平台的规则整合、统一定义和发布等事务的集中处理。通过数据的审计支持，可以保证所有数据的变化都能够经过严格的审

批；通过数据管理的持续优化和绩效改进，可以提升数据资产的管理成熟度，由此实现主数据申请、校验、审核、发布、维护、变更、注销等全生命周期的业务管理，实时跟踪和掌控数据的变化，建立数据的动态历史库。

4. 有效发挥数据资产价值

利用集中的主数据管理平台，可为所有信息的交互和集成提供统一的编码数据。信息在异构系统之间协同业务处理的每个阶段都是一致的，从而降低了信息核对成本。通过主数据管理和集成保证了信息来源的唯一性和正确性，为决策支持、数据分析和数据仓库系统提供准确的数据源，避免因为基础数据的多样导致信息核对、汇总、统计的失误和错误。数据标准的应用提高了沟通的有效性，节约了异构系统之间的交互成本，提升了信息化的高端收益水平。

5. 有效提升法规遵从性

利用主数据管理平台，可以实现对数据规范、标准的统一管理，确保了组织内系统之间数据的准确性、一致性与完整性，提升了法规遵从性，降低了信用风险成本，减少了欺诈管理风险。

四、识别主数据

组织数据资产按照数据治理需求的不同大致划分为主数据、业务数据与分析数据三个层次。在此基础上，可对业务数据与主数据进一步进行分析，查找出医院主数据识别的原则与方法。

业务数据用于记录业务事件，如医生开立医嘱、患者检查记录、药品耗材采购订单等，它往往用于描述在某一时间点上业务系统发生的行为。

与业务数据不同，主数据定义了医院的核心业务对象，如患者、药品、疾病等。业务数据必须基于主数据才具备存在的意义。

根据以上分析，可以按照以下六条原则进行主数据识别：①固定性，数据相对静态、总量小，数据变化缓慢；②非交易性，必须是独立的、客观真实存在的实体，不依赖其他数据；③业务影响度，数据实体必须是业务活动开展的核心主体，并链接多个业务或管理过程；④信息系统影响度，数据实体必须被多个应用系统使用；⑤组织影响度，数据实体在参与业务活动的过程中必须跨越组织中的不同部门；⑥标准体系适应度，数据实体属性必须适宜建立标准规范。

按照上述原则，对医院核心业务及所需信息进行分析，可定义如下主数据：在医疗服务域的主数据包括患者、疾病、治疗、护理、药品、手术与操作、实验室检验检查、影像检查、输血、营养膳食、挂号资源、床位资源等；在管理运营域的主数据包括组织架构、员工、账务、设备、耗材、固定资产、仓库、供应商、项目等。

　　图 6-24 描述了上述主数据与业务活动的关系。以患者主数据为例，这些数据不依赖其他数据，可作为一个独立的业务实体存在，这些数据贯穿于诊前、诊中、诊后的所有业务活动。例如，患者主数据在诊前与挂号资源主数据一起构成了预约业务活动；在诊中与影像检查主数据一起构成了医技检查业务活动，并生成检查记录，与疾病主数据一起生成诊断业务活动记录；在诊后与治疗、手术操作、药品、输血等项目主数据一起构成缴费业务活动，并生成缴费记录等。

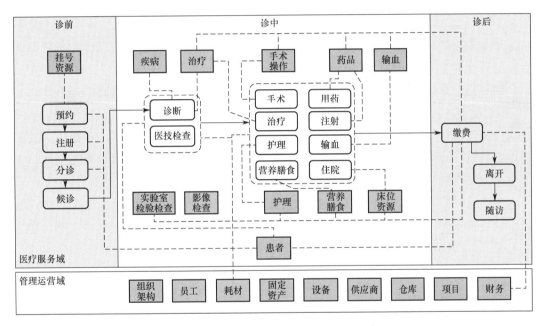

图 6-24　医院主数据与业务活动的关系

　　从主数据描述的实体类型看，医院典型的主数据一般包括供应商、药品材料、医疗项目、疾病、患者、组织、人员、财务等数据。此外，根据业务需求，关键基础数据也经常被纳入主数据的管理范畴。根据医疗行业特点可知，医院主数据包含以下几种主要类型。

　　基础数据：各个业务单元通用的社会主数据信息，如国家、地区、货币、计量单位和行业分类等。这类主数据一般采用现行的国家标准。

　　组织机构及人员数据：组织机构和人员是组织各项业务的主体，标准的组织机构及人员数据是组织内部单位协作、业务协调的根本保障，适合采用组织自行制定的企业级标准。

　　财务数据：对财务类数据进行统一管理，有助实现集团化财务的集中管控，提高财务报表的准确性和实效性。在财务数据中，为满足财务审计、信息公开等规定的要求，会计科目一般参考国家标准（公立医院）或企业集团总部的标准统一编制（民营医院）。

医疗项目数据：医疗项目是医院核心业务提供的主要服务内容，包括实验室检查、影像检查、治疗、手术与操作、护理、营养膳食等。统一的项目编码与分类有助医院对业务进行统一监控和管理。

医疗资源数据：医疗资源是医院核心业务的服务提供者，包括挂号资源、床位资源、设备资源等。统一组织内的资源管理与标识，可强化资源利用效率、改进服务流程。

患者数据：患者是医院核心业务的服务对象。统一患者管理，可有效改善患者服务水平，打造以患者为中心的服务理念，实现患者全生命周期管理。

疾病与知识数据。疾病是医疗服务需要解决的主要问题，而知识包括诊断知识、药学知识、检验知识、影像学知识、手术与麻醉知识及其他专科知识等。疾病采用世界卫生组织发布的《国际疾病分类》标准 ICD，当前国内普遍采用的是 ICD-10 版本，而知识库中涉及许多临床术语，建议借鉴或采用 SNOMED CT、LONIC 等相关标准。知识类主数据管理有助对医院的无形资产进行有效的管理，使之发挥更大的作用。

物资及设备数据：物资及设备主数据包括药品、耗材、医疗设备及固定资产等。物资及设备数据的集中管理可为医院产生直接的经济效益，帮助医院实现集中采购、物资及设备资源的优化配置和高效使用。

供应商数据：统一供应商数据管理，可以提高医院的供应商管理水平，并为医院打造和谐的上下游环境、建立长期友好的合作关系提供有力支持。

然而在具体的数据治理过程中，不可能对上述主数据采取一刀切的方式实现全面管理，往往需要实行一个循序渐进的管理过程。因此在实施主数据管理时就存在一定的优先级，需要采取一定的方法与策略。主数据识别方法包括主数据识别分析路线图和主数据识别分析矩阵。主数据识别分析路线如图 6-25 所示，主要通过分析主数据对业务的影响程度，以及数据共享程度来决定主数据的重要程度，从而确定整个主数据实施的优先级。其中，主数据管理成熟度是指一个组织按照预定的目标和条件，成功、可靠、持续地实施业务流程管理的能力，其评价的对象不是流程本身，而是管理能力，主要从组织岗位、管理制度、管理流程、IT 支持等维度对组织主数据管理进行定义和评价，一般可分为初始、重复、定义、管理、优化和创新共六级，通过评价可以为主数据识别与管理的成功实施提供依据。主数据识别分析矩阵如图 6-26 所示，通过主数据重要程度分析、主数据管控难易程度分析及主数据实施优先级来进行整个主数据的实施。

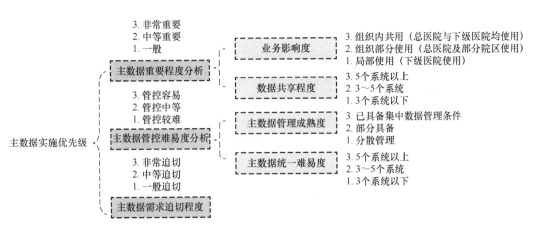

图 6-25　主数据识别分析路线图

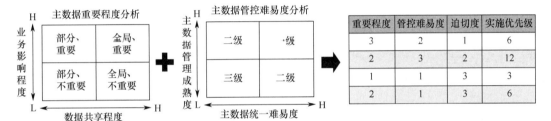

图 6-26　主数据识别分析矩阵

五、主数据管理体系

（一）医院主数据管理体系设计

从狭义上讲，主数据管理就是指协调和维护组织的主数据，保持主数据的一致性、完整性、相关性和精确性的技术手段；从广义上讲，主数据管理描述了一组规程、技术和解决方案，这些规程、技术和解决方案用于为所有利益相关方（如用户、应用程序、数据仓库、流程及合作伙伴）创建并维护业务数据的一致性、完整性、相关性、可靠性、管理能力和精确性。

从系统应用的角度，主数据管理就是整合组织的多个业务系统中最核心的、最需要共享的数据（主数据），并集中进行数据的清洗和标准化，并且以集成服务的方式，把统一的、完整的、准确的、具有权威性的主数据分发给需要使用这些数据的应用系统，如各业务系统和决策支持系统等。

通过主数据管理，可将主数据从应用和流程中独立出来，并且将组织的主数据呈现为一系列可重用的服务，组织将由此获得共享的、完整的、准确的主数据。主数据管理在保证最高水平的数据质量和标准的前提下，不仅实现了数据在不同数据库之间进行传输和同步的自动化,还实现了在使用这些数据的不同应用系统之间传输和同步的自动化。

主数据的特点决定了可以从不同维度来认识主数据管理。首先,从应用维度,主数据的应用涵盖了从前端事务处理系统、后端业务数据库至终端数据分析,从源头到终端再回到源头的一个闭环的反馈系统,主数据管理需要为各业务系统提供标准的、统一的数据服务;其次,从业务维度,主数据管理要覆盖主数据的产生、处理、使用、实现数据的全生命周期管理;最后,从管理维度,通过对组织、流程、绩效、数据标准、系统应用的整体设计,可以形成一套体系化的主数据管理模式,建立主数据管理长效机制。

主数据管理是一个全面的战略,涵盖所有需要统一定义的、组织所需的核心数据和数据标准。而一些组织基于机械思维,将"主数据管理"理解为一个单一的、阶段性的"信息系统项目",可能很难使主数据管理形成循序渐进的提升路径。因此,主数据管理的有效途径是建立一个包括主数据标准、主数据管控、主数据质量和主数据安全在内的、完整的主数据管理体系,以建立持续的长效管理机制。

总结行业内先进的主数据管理经验可知,主数据管理体系在设计时应解决以下三个问题。首先是"管什么",即确定主数据管理的范围,考虑要管理哪些主数据,以及这些主数据的哪些属性。其次是"谁来管",即设置主数据管理组织或部门,并进行职能规划,保证主数据管理组织的框架设计与业务管理目标保持一致,明确主数据管理组织中应该包含的部门(或角色)和部门(或角色)职责。最后是"怎么管",即制定主数据标准、管理流程,通过建设主数据管理平台,保证主数据质量与主数据的可用性。

医院主数据管理体系设计参考图如图 6-27 所示。

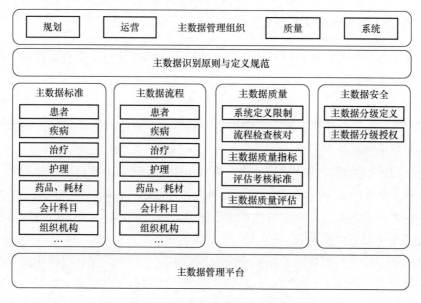

图 6-27　医院主数据管理体系设计参考图

主数据管理组织可依据部门职责及业务相关性，采用分散管理的模式；或者建立有效的数据治理组织，下设主数据管理组。主数据管理组岗位设置如图 6-28 所示。

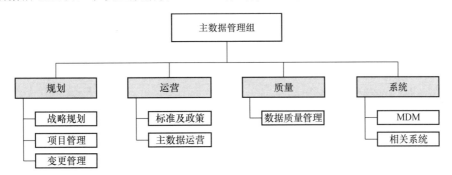

图 6-28　主数据管理组岗位设置

（二）主数据管理解决方案

主数据管理的解决方案分为两种，分析型 MDM 和操作型 MDM，如图 6-29 所示。

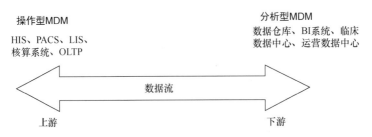

图 6-29　主数据管理的解决方案

分析型 MDM。分析型 MDM 关注的是数据流的下游，也就是数据的使用端，如数据仓库，BI 系统等。分析型 MDM 侧重管理数据汇总、BI 报告和分析的主数据项，它通常仅限于存储在数据仓库中的信息。分析型 MDM 通常是开展 MDM 的切入点，因为它不需要修改操作型业务系统，不会影响操作流程，因此是一种成本较低的 MDM 项目启动方式。

操作型 MDM。若要改变业务系统中数据混乱的情况，就需要用到操作型 MDM。操作型 MDM 的策略是输出 MDM 中高质量数据，回传至业务系统中，成为业务系统的主数据来源。操作型 MDM 关注的是数据流的上游，也就是数据的产生端，侧重主数据的定义、分发和同步，以支持事务性操作。

操作型 MDM 与分析型 MDM 最大的不同之处在于，操作型 MDM 统一了主数据进行组织操作型系统的入口。经过 MDM 的数据审核校验，生成高质量的主数据资源，而后分发给业务系统以支持操作型业务，同时也可以支持分析型业务。而分析型 MDM 中，系统的主数据入口仍然分散在不同的业务系统中，每个系统按照各自的数据模型、业务规则生成不一致的数据实例，而后汇入 MDM 系统中进行融合，为分析型业务提供数据来源。显然，操作型 MDM 才是标本兼治的主数据解决方案，但操作型 MDM 需要对现有业务系统中的数据进行清洗，并改变原有的业务流程，所投入的成本也远远高于分析型 MDM。因此，在进行新一代医院核心业务系统规划时，同时考虑多种主数据管理解决方案是一个很好的方法。

（三）主数据管理平台架构模式

根据不同的应用模式和数据需求，MDM 系统可以采用不同的架构模式。在选择信息整合方式时，我们需要考虑主数据的存储方式、系统应用模式、主数据的分发机制，以及是否适应面向服务架构等因素。信息整合方式包括合并式（Consolidation）、注册式（Registry）、共存式（Coexistence）和集中式（Transactional Hub）四种。

这四种信息整合方式是渐进式的，实现的功能逐步增加，系统部署的复杂性也逐步提高。组织可以从简单的方式入手解决最为急迫的主数据管理需求，而渐进式的推进可以实现更加完整和全面的 MDM 管理。

1. 合并式

在合并式整合方式中，MDM 将主数据从不同的源系统中抽取出来，用于进行转换、清洗、匹配和集成，形成一致、准确的主数据集合，为分析系统提供统一的、权威的数据来源，或者为其他业务系统提供引用数据。在合并式整合方式中数据是单向流动的，合并式整合方式的架构如图 6-30 所示。

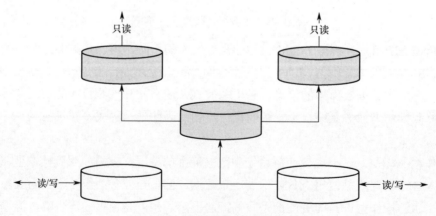

图 6-30　合并式整合方式的架构

合并式整合方式是 MDM 的初期形式，主要针对分析型应用模式。这种方式虽然实现简单，对现行系统没有影响，但很难保证数据的及时性，并且由于数据是单向流动的，当新的业务需求出现时，在修改源系统应用的同时，也必须对 MDM 系统进行相应的修改，因而与其他实现方案相比，这种方案缺乏灵活性。

2．注册式

在注册式整合方式中，MDM 只管理最小量的信息，仅标识主数据与各源系统的数据的对应关系，详细数据仍分散地存储在各原始系统中。注册式整合方式的架构如图6-31 所示。当其他应用对主数据提出查询请求时，MDM 系统首先查找需要的信息，然后根据数据条目中存储的引用信息，从源系统中提取详细的数据内容。

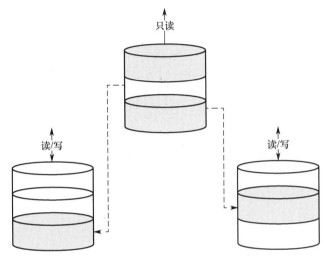

图 6-31　注册式整合方式的架构

这种整合方式简单有效，实施过程简单，能够保证数据的实时性。但是它也存在明显的问题。首先，它并没有从根本上解决数据质量问题，只是提供了主数据与各系统间数据的对照关系；其次，它对现有系统的性能和可靠性十分敏感，并且不同系统间主数据的不一致现象仍然存在；最后，当组织中存在多种应用系统时，维护 MDM 系统和源系统之间的对照关系将成为一项繁重且极易发生错误的工作。

3．共存式

共存式整合方式允许运行源系统应用，并与 MDM 系统共同存储和维护主数据信息。MDM 系统从源系统中提取并生成全局的主数据集合，用户可以在 MDM 系统中对主数据进行查询和维护，也可以在源系统中对存在于该系统中的主数据进行同样的操作。MDM 系统会将生成的一致的、准确的、权威的主数据分发至组织的各个系统应用中。共存式整合方式的架构如图 6-32 所示。

共存式整合方式已经基本实现了全部的 MDM 功能，且不会大幅度改变现有的系统环境。但是，由于这种方式对源系统中主数据的输入端没有控制，低质量的垃圾数据仍会不断流入系统，导致系统间的数据不一致现象仍然存在，因此需要不断地进行数据清洗与整合工作。

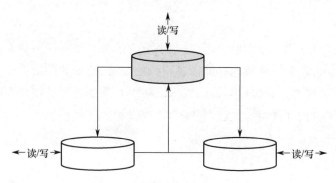

图 6-32 共存式整合方式的架构

4. 集中式

在集中式整合方式中，MDM 系统成为所有主数据相关业务流程的中心。MDM 系统从各个源系统中提取主数据，加工成为统一的、准确的、权威的主数据集合，将其完整地存储在 MDM 系统中，并实时地分发至其他应用系统，如图 6-33 所示。

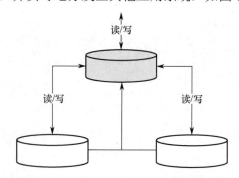

图 6-33 集中式整合方式架构

集中式整合方式实现了主数据从产生、校验、审核、使用、变更到核销的全生命周期的流程管理，能够满足各类应用模式的需求，从根本上解决了数据不一致、数据冗余及数据错误等问题，保证了组织内主数据的质量。但采用这种方式的 MDM 系统需要较大的投入，系统实施的复杂度较高。它是对组织数据结构的一次彻底的改变，因此，现存的系统应用、业务流程，甚至组织架构和岗位职责都要发生相应的变化。

（四）主数据管理平台的主要功能

基于全生命周期的企业级主数据管理平台应包含以下几个主要功能。

主数据模型管理：完成数据模型的定义，包括对业务实体模型、特征模型、属性模型、编码规则、校验规则和引用规则等的定义；完成数据的底层架构管理。

主数据业务管理：提供主数据全生命周期的业务功能，包括数据申请/转入、数据清洗、数据校验、数据审核、数据维护、数据集成和数据分发等业务功能。

工作流服务：定义主数据业务工作流，完成业务授权绑定及工作流的可视化，支持主数据业务流程管理。

数据交换中间件管理：负责集成接口的管理，完成系统集成需要的技术架构管理。

报表分析：提供常用报表查询和自定义报表查询功能，同时提供报表数据导出功能。

系统管理：负责管理平台用户权限控制，同时提供日志管理功能，及时监控系统运行情况和跟踪用户操作过程。

第五节　数据质量管理

数据质量是指在业务环境下，数据符合数据消费者的使用目的，能满足业务场景具体需求的程度。在不同的业务场景中，数据消费者对数据质量的需要不尽相同。一些人主要关注数据的准确性和一致性，另外一些人则关注数据的实时性和相关性。同时，数据消费者对数据质量的要求不是固定不变的，而是会随着时间、需求的变化而动态变化的。数据质量是数据治理的重要目标，而数据质量管理是保证数据质量的手段。

一、数据质量评价维度

当我们谈到数据质量管理的时候，必须要有一个数据质量评估的维度，即数据质量可度量的特性或特征，只有这样才能知道如何评估数据的质量，才能量化数据质量，进而找到改进的方向，比较改进后的效果。

为了度量数据质量，组织需要为业务流程相关数据质量评价维度建立数据质量验证规则、设定可度量的数据质量统计指标。例如，在按照 DRG 方式付费时，如果患者住院病案首页项目填写不完整则将影响医院的医保结算付费，而住院病案首页必填项目的完整性检测包括年龄、出院日期、出院科别、主要诊断、主要诊断编码、入院病情、离院方式、总费用等 29 项内容（数据质量验证规则），因此就需要测量必填项目完整填报的份数与同期检测病案总份数的比值（病案首页完整性维度质量指标），并且继续改进流程，直至 100%病案首页必填项目的数据填写完整。

许多数据质量方面的专家已经就数据质量评价维度发表了他们的研究成果。例如，Strong-Wang 框架关注数据消费者对数据的看法，它从内在、上下文、表征及可访问性四个一般类别的 15 个维度进行数据质量评价；Thomas Redman 在 1996 年发表的《信息时代的数据质量》一文中，制定了一组基于数据结构的数据质量维度。

美国国立卫生研究院（NationaI Institutes of Health）卫生保健系统研究实验室（Healthcare Systems Research Collaboratory）对应用于临床研究的电子健康档案（Electronic Health Record，EHR）进行数据质量评估时，提出需包含以下三个维度：完整性（Completeness），即数据是否满足要求；准确性（Accuracy），即数据与真实值的近似程度；一致性（Consistency），即多源数据间的相关性。每个维度下覆盖不同内容，如完整性包括记录的完整性、变量的完整性、缺失值等内容；准确性包括个体值间的比较和总体分布的比较等内容；一致性包括多源数据间值或格式的一致程度等内容。

考虑各数据质量维度间的相关性，以及数据生命周期等理论，有研究者将数据质量维度划分为不同层次结构或归纳为不同阶段，据此构建数据质量评估体系。2016 年，Kahn 等人对既往 EHR 数据质量评估术语进行了整合，并构建了概念性的评估框架。随着健康医疗数据质量评估研究的不断积累，Weiskopf 和 Weng 对既往电子健康档案（EHR）数据质量评估模型进行了对比，最终归纳出五个数据质量维度，分别是完整性、正确性、一致性、合理性和时效性，以及七种衡量方法，分别是金标准比较法、分布比较法、同源数据间一致性比较法、多源数据间一致性比较法、数据期望度核查法、数据有效性核查法和日志核查法。

虽然对于数据质量维度的研究百家争鸣，没有形成统一、一致的标准，但多数研究成果均包含一些共同的思想，即数据质量评价维度包括一些可以被客观测量的特征（如完整性、有效性、格式一致性等）和其他严重依赖上下文或主观解释的特征（如可用性、可靠性、声誉等）。下面给出一组得到普遍认同的数据质量维度，并描述它们的度量方法。

准确性：数据真实、准确地反映客观实体的程度。准确性很难记录，大多数对准确性的度量依赖于与已验证为准确的数据源的比较。

完整性：检看是否出现所有需要的数据。完整性可以在数据集、记录或列/属性方面进行测量。例如，数据集是否包含所有预期的记录，记录是否正确填充（具有不同状态的记录可能对完整性有不同的期望），以及列/属性是否被填充到预期的级别（有些列是强制性填充的，有些列仅在特定条件下必须填充）。

一致性：确保数据值在数据集中和数据集之间一致地表示，以及在数据集之间一致地关联。一致性还可以指系统之间或跨时间的数据集的大小和组成。一致性可以定义为同一记录间的一组属性值和另一个属性集之间的一致性（记录级的一致性），也可以定义为不同记录间一组属性值与另一个属性集之间的一致性（记录间的一致性），或者是相同记录在不同时间点上相同属性集的属性值之间的一致性（时间的一致性）。一致性也可以用来指格式的一致性。注意，不要将一致性与准确性或正确性混淆。在数据集内部和数据集之间保持一致的特征可以用作数据标准化的基础。数据标准化是指对输入数据进行调整，以确保数据满足内容和格式规则。数据标准化能够更有效地匹配并促进一致的输出。

关联性：与完整性、准确性和一致性相关的概念。在数据中，关联性通常指引用完整性（数据对象之间通过两个对象中包含的引用键的一致性）或数据集中的内部一致性，以确保没有漏洞或缺失部分。没有关联性的数据集被视为已损坏或有数据丢失。

没有引用完整性的数据集或是"孤立的"（无效的引用键）或是"重复的"（相同的行），这会对聚合函数产生负面影响。孤立记录的程度可以通过计数或孤立数据集的百分比来度量。

合理性：数据值是否符合预期。例如，医院某科室的门诊量取决于医院当地的病种分布与科室的知名度。度量合理性可以采取不同的形式。例如，合理性可能基于与基准数据的比较，或者基于类似数据集的过去实例（如上个月的门诊量）。一些关于合理性的观点可能被认为是主观的，因此需要与数据消费者合作，根据他们对数据的期望形成相对客观的基准。一旦建立了合理性的基准度量，就可以用它们来客观地比较同一数据集的新实例，以检测变化。

及时性：对及时性的度量需要从数据预期波动的角度来理解——数据变化的频率和原因。数据及时性能够度量数据值是否为信息的最新版本。相对静态的数据，如一些引用数据值、国家代码等，可能在很长一段时间内保持当前状态。但易变数据只能在短时间内保持当前状态，如危重患者体征数据会经常更新，而普通患者的体征数据更新频率就低。

唯一性：表示在数据集中没有实体的存在超过一次，断言数据集中实体的唯一性意味着键值与数据集中的每个唯一实体相关，而且只与那个特定实体相关。可以通过测试键结构来度量唯一性。

有效性：数据值是否与已定义的值域一致。值域可以是一组已定义的有效值（如在引用表中）、值范围或可通过规则确定的值。在定义域时必须考虑预期值的数据类型、格式和精度。数据可能只在特定的时间长度内有效，可以通过将数据与领域约束进行比较来验证数据。请记住，数据可能是有效的，但仍然不能准确地与特定记录相关联。

二、数据质量管理体系

数据质量管理不仅仅是一个概念、一项技术或一个系统，更不仅仅是一套管理流程，数据质量管理是一个集理论、技术、业务和管理为一体的体系化解决方案，是通过有效的数据质量控制手段，进行数据的管理和控制，消除数据质量问题，进而提升组织数据价值能力的方法。在数据治理过程中，一切业务、技术和管理活动都围绕数据质量这个目标来开展。

数据质量管理体系方案的具体落实，可借鉴成熟的产品和服务质量管理体系的PDCA质量管理核心思想，以客户为关注焦点，强调领导作用、全员参与、过程方法、持续改进、循证决策和关系管理，结合国际国内数据治理成熟度评估模型理论框架，着重从以下几个方面着手具体落实数据管理体系方案。

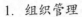

1. 组织管理

强有力的数据质量管理组织建设是数据治理成功的最根本保证，主要作用有以下三点：一是明确综合业务人员与技术人员的组织分工，强化其职责与协作；二是制定、规范组织数据治理制度和流程，在组织内推广与应用，以提升全员数据质量意识，使其融入企业文化；三是强化监督与考核，落实执行数据质量管理要求，为各项业务应用提供高可靠、高质量的数据。

2. 数据质量管理目标和原则

数据质量管理关注以下目标：①开发一种使数据满足数据消费者需求的可持续方法；②将数据质量控制的标准和规范定义为数据生命周期的一部分；③定义和实现用于测量、监测和报告数据质量级别的过程；④根据需求，通过对流程或系统的改进，促进对可度量的数据质量的改进。

根据数据质量管理特点，DAMA 给出了以下几项参考原则。

关键性：数据质量计划应该关注对于组织及其客户来讲最关键的数据，改进的优先顺序应基于数据的关键性和数据不正确时的风险水平。

生命周期管理：数据的质量管理应该在数据生命周期中进行，其周期包括从创建或获取到处置的任何时刻。

预防：数据质量程序的开发重点应该放在防止数据错误和降低数据可用性方面；不应仅关注纠正错误数据。

根本原因修正：改进数据的质量不仅是纠正错误。数据质量问题应从根本上加以理解和解决，而不仅是限于从症状上加以解决，提高数据质量通常需要对流程和支持流程的系统进行改进。

治理：数据治理活动必须支持高质量的数据的开发，数据质量管理活动必须支持并维持被治理的数据环境。

标准驱动：数据生命周期中的所有利益相关方都有数据质量需求。在尽可能的情况下，这些要求应该以可测量的标准和可期望的形式来定义，数据的质量可以根据这些标准和期望进行测量。

客观的测量和透明度：需要客观和一致地度量数据质量水平。度量标准和度量方法应与利益相关方共享，因为他们是质量的仲裁者。

嵌入业务流程中：业务流程所有者对通过其流程生成的数据的质量负责。他们必须在业务流程中实施数据质量标准。

系统执行：系统所有者必须系统地执行数据质量需求。

与服务级别相关：数据质量报告和问题管理应纳入服务级别协议（SLA）。

3. 数据质量计划

组织需要根据数据质量管理原则制定数据质量管理总体规划，不同阶段针对不同数据质量问题启动专门的数据质量计划。六西格玛是开展数据质量计划时值得借鉴的有效手段，其重点是强调质量的持续改进，尤其是其 DMAIC 模型，可以将数据质量计划定义为五个阶段，分别是：定义阶段（D 阶段），在启动数据质量计划前，理解业务需求、定义术语、确定组织痛点、界定数据质量治理的范围，并将数据质量改进的方向和内容界定在合理的范围内；测量阶段（M 阶段），对数据质量进行评估和测量，明确具体的数据质量问题；分析阶段（A 阶段），对通过测量阶段的初步评估获得的知识进行根本原因分析；改进阶段（I 阶段），设定具体的、可实现的数据质量改进目标，并落实具体改进措施；控制阶段（C 阶段），固化数据标准，优化数据管理流程，并通过数据管理和监控手段，确保流程改进成果，从而提升数据质量。

三、常见数据质量问题原因分析

数据质量问题可能出现在从创建数据到处理数据的数据生命周期的任何时刻。在调查出现数据质量问题的根本原因时，分析人员应该寻找潜在的罪魁祸首，如数据输入、数据处理、系统设计和自动化过程中的人工干预等问题。许多问题一般都是由多种原因和促成因素造成的。分析这些问题的原因有助找到预防问题的方法，如改进接口设计、一部分测试数据质量规则、注重系统设计中的数据质量及严格控制自动化过程中的人工干预等。

影响数据质量的因素，可以总结为两类：客观因素和主观因素。客观因素指在数据各环节流转中，由于系统异常和流程设置不当等因素，而引起的数据质量问题。主观因素指在数据各环节处理中，由于组织和管理缺陷等因素，造成操作不当而引起的数据质量问题。

影响数据质量的具体因素主要包括组织管理、数据录入、数据处理、系统设计、其他因素，下面对这些因素进行分析。

1. 组织管理因素

领导和员工的认识不足：缺乏数据思维，没有认识到数据质量的重要性，重系统轻数据；认为系统是万能的，数据质量差些也没关系。

缺乏业务治理：缺乏数据规划，没有明确的数据质量目标，没有制定数据质量相关的政策和制度；缺乏有效的数据质量问题处理机制，数据质量问题从发现、指派、处理到优化没有一个统一的流程和制度支撑，数据质量问题无法闭环。

缺乏领导和管理：没有明确数据归口管理部门或岗位；缺乏数据认责机制，出现数据质量问题时找不到负责人。

难以证明改进的理由：缺乏有效的数据管控机制，对历史数据质量的检查、新增数据质量的校验没有明确和有效的控制措施，出现数据质量问题无法考核。

数据输入规范不统一：不同的业务部门、不同的时间，甚至在处理相同业务时，由于数据输入规范不同，造成数据冲突或矛盾。

上述因素对客户体验、生产力、组织效率、收入和竞争优势都有负面影响。它们增加了组织运行的成本，也引入了风险。

2. 数据录入因素

数据输入接口问题：设计不当的数据输入接口可能会导致数据质量问题。如果数据输入接口没有设置用于防止将不正确的数据录入系统的机制，则系统中就可能存在不正确的数据。

不合理的列表条目放置问题：如下拉列表中的值等的不合理顺序，可能导致数据条目的选择错误。

培训问题：若缺乏业务或系统知识，则即使有数据质量校验也可能导致不正确的数据输入。如果程序员不能发现数据错误，或者数据录入人员受到速度而不是准确性的激励，那么他们可能会根据驱动因素而不是数据质量做出选择。

对业务流程的更改：业务流程随着时间的推移可能更改，并随着这些更改引入了新的业务规则和数据质量需求。然而，业务规则的更改并不总是能够及时或全面地纳入系统。如果没有升级数据输入接口以适应新的或更改的需求，则将导致数据错误。此外，除非在整个系统中都应用对业务规则的更改，否则数据质量也会受到影响。

不一致的业务流程执行：由于执行不一致的流程导致创建的数据可能不一致。执行不一致可能是由于培训或需求的变化。

3. 数据处理因素

关于数据源的错误假设：引发数据质量问题的原因可能是错误或更改数据、不充分或过时的系统文档，或者不充分的知识移交等。系统整合活动中，通常需基于对系统之间关系的有限知识。当需要集成多个源系统时，总是存在忽略细节的风险，特别是在可用的源系统知识不充分，且时间紧迫的情况下。

陈旧的业务规则：随着时间的推移，业务规则会发生变化，因此应定期审查和更新它们。如果存在规则的自动化度量，那么度量规则的技术流程也应更新。如果没有更新业务规则或度量规则，则可能无法识别问题，或者会产生误报（或者两者都有）。

更改的数据结构：源系统可能在未通知下游使用者（人员和系统）的情况下更改结构，或者没有提供足够的时间来考虑这些更改，这可能导致无效值或阻止数据移动和加载其他条件，或者导致无法立即检测到更细微的更改。

4. 系统设计因素

未能强制执行引用完整性：引用完整性对于确保应用程序级别或系统级别的高质量数据是必要的。如果没有强制执行引用完整性或关闭验证，就会出现各种数据质量问题，如出现破坏唯一性规则的重复数据；产生孤立行；由于恢复或更改了引用完整性要求，导致无法升级；不准确的数据（因为缺少数据被分配默认值）等。

未能强制唯一性约束：如果没有对实例的唯一性进行充分的检查，或者为了提高性能而在数据库中关闭了唯一性约束，那么可能会夸大数据聚合的结果。

编码不精确性：如果数据映射或布局不正确，或者处理数据的规则不准确，则经过处理的数据将存在数据质量问题，包括不正确的计算、分配或链接，以及不正确的字段、键或关系等数据。

数据模型不准确：如果实际数据不支持数据模型中的假设，就会出现数据质量问题，如实际数据超过字段长度导致的数据丢失，或者数据被分配到错误的键。

字段非法重用：随着时间的推移，为了不同的目的而重用字段，而不是更改数据模型或代码，可能导致混乱的值集、不清楚的含义，以及潜在的结构问题，如键的分配不正确等。

时态数据不匹配：在缺乏统一的数据字典的情况下，多个系统可能实现不同的日期格式或计时，这会导致在不同源系统之间进行数据同步时数据不匹配或数据丢失。

弱主数据管理：不成熟的主数据管理可能导致将不可靠的数据源引入系统，造成数据质量问题，而且这样的问题还很难被发现。

数据重复：不必要的数据重复通常是由于数据管理不善造成的。重复问题主要有两类。一类重复问题是单一数据源与多个本地实例。例如，同一个实体在同一个数据库中的多个（类似或相同的）表中的实例。如果没有特定的系统知识，那么要知道使用哪个实例是最准确的则是困难的。另一类重复问题是单一实例与多个数据源，即具有多个数据源的数据实例。例如，来自集团医院多个 HIS 系统的单个患者实例，在处理此类数据以供使用时，可能存在重复的患者住址。解决的方法是使用合并规则以确定在处理患者住址时哪个源优先于其他源。

5. 其他因素

手动数据补丁：通过脚本或手动命令直接对数据库中的数据进行更改，而不是通过应用程序接口或经过业务规则校验的处理程序对数据库进行更改。这些脚本或手动命令通常是在匆忙中创建的，以用于在紧急情况下"修复"数据，正如有意注入的错误数据、安全漏洞、内部欺诈可能是导致业务中断的外部来源与任何未经测试的代码一样，它们有很高的风险，可能会产生意想不到的后果，比如更改所需数据之外的数据，或者没有将补丁应用到受原始问题影响的所有历史数据。大多数这样的补丁还会在适当的地方更改数据，而不是保留之前的状态并添加修正后的行。如果不从备份中完全恢复，这些更改通常是不可撤销的，因为只有在数据库日志显示更改。因此，这些捷径是不允许的，因为它们是安全漏洞和业务中断的风险因素。所有的数据修改都应该经过一个受治理的管理过程。

四、持续数据质量改进过程

持续数据质量改进过程可以分为数据质量的事前预防控制、事中过程控制和事后监督控制。

1. 事前预防控制

事前预防控制是指建立数据标准化模型，对每个数据元素的业务描述、数据结构、业务规则、质量规则、管理规则、采集规则进行清晰的元数据定义；构建数据分类和编码体系，形成企业数据资源目录，使用户能够轻松地查找和定位到相关的数据，找出发生数据质量问题的根本原因并采取相关的解决策略。

2. 事中过程控制

事中过程控制又称事中数据质量控制，即在数据的维护和使用过程中监控和处理数据质量。事中过程控制通过建立数据质量的流程化控制体系，对数据的新建、变更、采集、加工、装载、应用等各个环节进行流程化控制。

3. 事后监督控制

即使有事前预防控制和事中过程控制，数据质量问题有时仍然难以避免。而事实上，通常会发现只要是人为干预的过程，总会存在数据质量的问题。数据质量问题一旦产生就已经是"木已成舟"，为了避免或减低数据质量问题对业务的影响，就需要及时发现问题。数据质量的事后监督控制就尤为重要了。

为了实现事后监督控制，定期开展数据质量的检查和清洗工作就应作为组织数据质量治理的常态化工作来抓。数据治理的常态化是数据质量问题的最好解决方式，而要实现数据治理的常态化就需要不断地优化和改进组织形式、管理流程、转变观念，以适应这种管理需求。因此，数据治理的常态化是一个不断积累与持续迭代改进的过程。

五、数据全生命周期管理

数据的生命周期从数据规划开始，中间是一个包括设计、创建、处理、部署、应用、监控、存档、销毁这几个阶段并不断循环的过程。组织的数据质量管理应贯穿数据生命周期的全过程，覆盖数据标准的规划设计、数据的建模、数据质量的监控、数据问题诊断、数据清洗、优化完善等多个方面。

数据规划：从组织战略角度不断完善组织数据模型的规划，把数据质量管理融入组织战略中，建立数据治理体系，并将该体系融入组织的企业文化中。

数据设计：推动数据标准化的制定和贯彻执行，根据数据标准化要求统一建模管理，统一数据分类、数据编码、数据存储结构，为数据的集成、交换、共享、应用奠定基础。

数据创建：利用数据模型保证数据结构完整性、一致性，执行数据标准、规范数据维护过程，加入数据质量检查，从源头上系统地保证数据的正确性、完整性和唯一性。

数据使用：利用元数据监控数据的使用情况，利用数据标准保证数据的正确性，利用数据质量管理检查数据加工的正确性。元数据为各系统提供统一的数据模型，监控数据的来源去向，提供全息的数据地图支持；组织从技术、管理、业务三个方面进行规范，严格执行数据标准，保证数据输入端的正确性；数据质量提供了事前预防控制、事中过程控制、事后监督控制的三个方面的控制措施，形成了完整的数据治理体系。

第六节　本章小结

数据质量管理是组织数据治理的重要组成部分，组织数据治理的所有工作都是围绕提升数据质量这一目标而开展的。要做好数据质量的管理，应抓住影响数据质量的关键因素，设置质量管理点或质量控制点，从数据的源头抓起，从根本上解决数据质量问题。为了解决数据质量问题，应采用量化管理机制，采用分等级和优先级的方式进行管理，可以将严重的数据质量问题或数据质量事件升级为故障，并对故障进行定义、等级划分、预置处理方案。量化的数据质量使我们可以通过统计过程控制对数据质量进行监测。一旦发现异常值或数据质量的突然恶化，就应根据数据产生的逻辑找到产生数据的业务环节，然后采用六西格玛流程等经典技术对业务进行完善，真正做到有的放矢。

（陈一君执笔）

本章参考文献

[1] DAMA International. The DAMA Guide to the Data Management Body of Knowledge[M]. 1th ed. New Jersey：Technics Publications, LLC, 2009.

[2] DAMA International. DAMA-DMBOK: Data Management Body of Knowledge[M]. 2th ed. New Jersey：Technics Publications BASKING RIDGE, 2017.

[3] HALPIN T. Fact-Oriented Modeling: Past, Present and Future[C]. Proc of Conceptual Modelling in Information Systems Engineering. Berlin, Heidelberg：Springer-Verlag, 2007：19-38.

[4] DAVID C H. Data Model Patterns Conventions of Thought[M]. New York：Dorset House Publishing, 1996.

[5] 尚慧, 李雪琴. 元数据技术在医学信息资源整合中的应用[J]. 医学信息学杂志, 2010, 31（10）: 45-48.

[6] KAMLESH M, JAIDEEP S. 信息集成: 元数据管理全景[EB/OL].(2009-04-01)[2020-12-09]. http://wenku.baidu.com/view/055be5c658f5f61fb73666b7.html.

[7] 蒋楠, 丁祥武. 基于模型驱动元数据管理策略的研究[J]. 计算机应用与软件, 2012, 29（1）: 188-190.

[8] 阮彤, 邱加辉, 张知行, 等. 医疗数据治理——构建高质量医疗大数据智能分析数据基础[J]. 大数据, 2019, 2: 12-14.

[9] 谢蔓, 方远平. 如何做好主数据管理[J]. 企业信息化, 2016, 8: 112-115.

[10] 赵飞. 基于生命周期的主数据管理: MDM 详解与实践[M]. 北京: 清华大学出版社, 2015.

[11] ZOZUS M N, HAMMOND W E, GREEN B B, et al. Assessing data quality for healthcare systems data used in clinical research[Z/OL]. 2014, https://www.nihcollaboratory.org/Products/Assessing-data-quality_V10.pdf.

[12] KAHN M G, CALLAHAN T J, BARNAED J, et al. A harmonized data quality assessment terminology and framework for the secondary use of electronic health record data[J]. eGEMs, 2016, 4（1）: 1244.

[13] WEISKOPF N G, WENG C. Methods and dimensions of electronic health record data quality assessment: enabling reuse for clinical research[J]. J Am Med Inform Assoc, 2013, 20（1）: 144-151.

第七章
应用架构分析与设计

医疗机构的部分中高层管理人员甚至 CIO，在主持或参与 HIS 建设时，往往将关注点完全集中在业务和数据架构上，却常常忽视应用和技术架构，从而造成系统上线后仅能满足功能需求，但在可用性、可靠性、可扩展性和互操作性等非功能需求方面存在很多先天不足。究其原因，一是不懂，在建设时被云计算、微服务、集成平台、区块链、中台等大量技术名词和"新"概念淹没，很难对应用、数据和技术架构进行合理评价；二是轻视，认为这些需求不属于整体规划范畴就交由信息部门完成，同时很多信息部门又没有把控全局的地位和能力。因此，本章主要围绕如何建设医院应用架构进行讨论，使读者知其全貌，能透过现象看本质，辨别各类应用架构的优劣，也为工程技术人员提供相关内容的索引或参考。

本章首先对企业应用架构进行介绍，包括单体应用架构与整体应用架构。医院应用是企业应用在医疗信息化领域的具体实践，本章通过分析不同架构的风格在医院信息系统各个发展阶段中的应用场景、列举若干典型应用架构的最佳实践，讨论如何设计适合医院核心业务系统的应用架构。

第一节 应用架构概述

在讨论本章主题之前，为消除歧义，首先明确一些概念。企业应用，或者称作企业级应用，是指满足企业各类需求，以信息技术为主的系统或软件，为企业运营、管理及业务提供全面的综合支持。典型的企业应用包括管理信息系统（Management Information System，MIS）、办公自动化（Office Automation，OA）系统、企业资源计划（Enterprise Resource Planning，ERP）系统、客户关系管理（Customer Relationship Management，CRM）系统等，通常将上述应用统称为企业信息系统，是企业信息化建设的主要内容。企业信息系统中包含的所有应用都不是独立的个体，而是互相关联、彼此影响的整体。企业级应用是多样化的，各种应用的规模、运行场景、用户数量、性能要求均不相同，但一般具备以下特点：业务逻辑复杂，同时存在很多特殊情况导致流程"无逻辑"；数据规模较大，数据持久化操作频繁，存在大量需要用户操作数据的界面；访问的用户较多，并且来源不同，导致他们对部分业务的理解不一致；应用内部交互频繁，同时还要集成散布在周围的其他应用。

本章将医疗机构，特别是大型医院，看作一类特殊的企业，医院应用主要包括医院管理信息系统（Hospital Management Information System，HMIS）、临床信息系统（Clinical Information System，CIS）、实验室信息系统（Laboratory Information System，LIS）、放射信息系统（Radiology Information System，RIS）、影像归档和通信系统（Picture Archiving and Communication System，PACS）等，即广义上的医院信息系统（Hospital Information System，HIS）。医院应用是企业应用在医疗领域的实践延伸，具备企业应用的共性，同时还具备自身的行业性特点。

从互联网公司到传统企业，从 MIS 到 HIS，任何企业应用的建设一定都是配合企业发展战略的。传统的 HIS 用户仅面向医院内部工作人员，随着"银医""互联网+医疗""互联网医院"等模式的出现，HIS 的接入点从医院窗口发展到自助终端，从院内线下逐渐发展到院外线上，从就诊过程中拓展到就诊前和就诊后。不难看出，医院发展战略受政府、市场、患者等多方因素制约，同时，内部和外部环境不断发生变化，因此 HIS 处于不断发展变更的过程中。如何选择合适的架构，使系统能够适应多变的需求，是本章讨论的重点。

一、概念

应用架构是指在构建某一特定领域应用的过程中，按照功能或特性划分层次或构件（Component）的一系列方法，该方法描述了构件本身、构件相互关系及构件的集成模式等。构件也称组件，是一个功能相对独立的、具有可复用价值的软件单元。

组件之间高内聚、低耦合是判断软件系统中组件划分是否合理的核心原则。简单而言，如果修改组件 A 时，不会影响到组件 B，那么 A 和 B 两个组件就是内聚的；如果每次修改组件 A 时都要修改组件 B，那么 A 和 B 两个组件就是耦合的。组件的耦合程度越高，则可维护性与可扩展性就越差。

从整体看，应用架构分为以下两个不同的层次。第一层为单个系统的应用架构，在开发或设计单一 IT 系统时，主要考虑系统主要模块和功能点的分解，设计重点在于前端展示、业务处理逻辑及后台数据的组织分布方案。该层的架构工作一般属于项目组，在设计时具备一定的灵活性，但不能脱离企业总体应用架构的设计原则。第二层为企业级的应用架构，它是由若干单一应用聚合而成的企业层面的应用架构，企业层面的应用架构起到了统一规划、承上启下的作用，向上承接企业战略发展方向和业务模式，向下规划和指导企业各个 IT 系统的定位和功能。企业层面的应用架构是整个企业架构中最重要和工作量最大的部分，包括了企业的应用架构蓝图、架构标准（原则）、系统的边界和定义、系统间的关联关系等方面内容。

企业应用架构是企业架构的一部分，在开放组体系结构框架（The Open Group Architecture Framework，TOGAF）的模型中（如图 7-1 所示），应用架构和数据架构组成了信息系统架构，向上承接业务架构，向下为技术架构的选择奠定基础与指导。

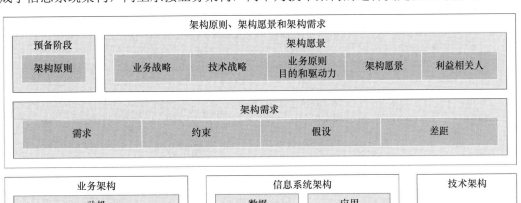
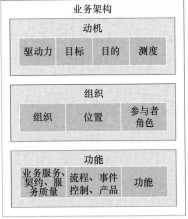
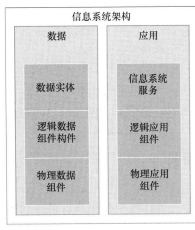
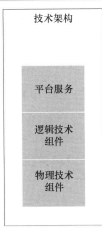
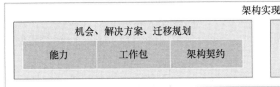
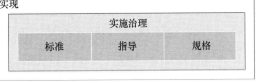

图 7-1　TOGAF 模型

设计应用架构的主要方法是"分治"，即通过系统组件拆分，平衡业务和技术复杂性，保证系统"形散神不散"。同时，还要注重"权衡"，在解决业务复杂性的同时，避免技术太复杂，确保业务架构落地。

随着企业信息系统设计与开发过程逐步细化，系统规模日益庞大、复杂，自顶向下设计的整个系统显得更加重要。医院信息系统同其他传统领域的企业信息系统一样，需要统一的整体规划和规格说明，以指导开发工作。

二、关注点

在设计应用架构时，除应考虑应用架构应能够支撑功能性需求外，通常还应考虑应用架构应能够支撑非功能性需求，包括性能、可用性、可靠性、可扩展性、互操作性等。此外，根据实际情况还需要考虑应用架构在承上启下时的各种外部制约因素，包括应用规模、生命周期策略、技术风险等。因此不能无限追求应用架构的纯净与完美，否则会在实际开发过程中因为层次多、难度大而导致项目延期或失败。

性能（Performance）。性能是指应用能够及时提供相应服务的能力。性能是设计应用架构时，除功能性需求外，最值得关注的是响应时间与吞吐率等指标。响应时间指系统处理用户的一次操作所需要的时间，吞吐率指系统单位时间内能够处理用户事务请求的数量。当医生抱怨"点一下鼠标转半天"时，我们就能感受到，对于性能不达标的应用，无论其各个方面再完美也不会有人愿意尝试。

可靠性（Reliability）。可靠性是指在要求的外部资源得到保证的前提下，应用在规定的条件下、规定的时刻或时间区间内处于可执行规定功能状态的能力，即系统可以无故障持续运行的概率。因此，若要提高可靠性就必须减少系统发生灾难性故障的次数。

可用性（Availability）[①]。可用性指在一个给定的时间点上应用能够按照需求运行的概率。简单地讲，高可用的 HIS 能够保证用户在任何时刻都可以正常访问应用。若要提高可用性就必须缩短应用从灾难中恢复的时间。

可扩展性（Scalability）。企业应用的性能实际是与业务量级、实例（用户）数量密切相关的。当用户对系统性能要求超过系统资源（通常指硬件）当前配置所能提供的能力时，可扩展性决定了增加资源是否能够有效提高系统性能。

互操作性（Interoperability）。互操作性是指应用与其他应用交换数据和相互调用服务时协同运作的难易程度。企业应用支撑的业务通常由大量系统协作完成，在 HIS 中体现为核心系统与外围系统之间对于数据共享与业务互操作的要求，大到集团医院的院区之间的异构 HIS，小到院内某个专科系统的专用接口，都是医院应用架构的重要关注目标。

技术风险（Technology risk）。应用架构指导并制约技术架构选型，因此设计应用架构时必须考虑技术风险。既不能轻视技术，因为缺乏前瞻、裹足不前会导致应用架构受

---

① 在一些资料中，Availability、Usability、Utility 都翻译成可用性，Usability（易用性）反映的是用户对于软件产品使用过程的感受，指产品是否易学易懂；Utility（功能性）指软件的功能是否满足用户需要。

制于陈旧的技术；又不能好高骛远，因为不考虑开发维护能力，一味选用最新但不成熟的技术，将为应用带来隐患。尤其是在医疗信息化领域，选择成熟稳定的技术方案是大多数医疗机构的首选，由纯技术驱动信息系统升级的案例少之又少。

应用规模（Application instance amount）。应用规模指应用部署与访问的实例数量。通常情况下，医院应用既包含面向全院的大规模的应用，如医护工作站等；也包含面向特定岗位的小规模的应用，如门诊排班、费用审核等；还有面向互联网的应用，如线上挂号、问诊等。应用的规模不同，运行环境与部署方式就可能不同，设计应用架构时必须同时考虑和兼顾高性能与高可扩展性。

三、医院信息系统应用架构发展

在 20 世纪 90 年代初期出现的 HIS 起步阶段，我国出现了一些功能简单的单机版系统，这些系统大多借鉴其他领域管理信息系统的思想，采用本地数据库对病案、收费、住院患者等信息进行管理，为医院数据查询，特别是各级报表统计工作带来了极大的便利。此时的系统应用架构从逻辑角度可以划分为两层架构，所有的用户展示与业务处理功能都在程序端，都使用数据文件或本地数据库存储系统数据。此时的系统比较简单，并未涉及并发、集成等复杂业务，因此并没有建立复杂的应用架构。

20 世纪 90 年代中后期出现了基于局域网的 HIS。以"军字一号"为代表，兼顾临床业务和经济管理的一体化 HIS，基于 Oracle 或 SQL Server 等商业数据库，从应用架构角度可视作典型的两层架构，但是由于服务端（数据库）处理能力的提高，部分业务逻辑也被放到了数据库中（通过触发器、函数、存储过程等实现）。并且，随着开发工具的完善，基于事务脚本与表模块的开发模式为软件开发人员提供了巨大的便利，HIS 逐渐被应用到医院的各个领域与部门。此时，大而全的 HIS 架设在一个核心数据库之上，客户端逐渐演化为按照业务领域垂直划分、功能独立应用、核心应用之间通过共享数据库实现交互的垂直应用架构。当引进的外部系统无法共享数据库时，就需要建立一个新的系统，用户授权、数据存储等规则与 HIS 核心系统完全独立，这种"烟囱式"的建设方式造成了大量孤岛系统。此时，集成 HIS 的需求日渐强烈。

21 世纪初期，随着 Java 与.NET 平台兴起，B/S 架构中浏览器的前端标准与技术逐渐成熟，很多 HIS 产品开始向三层或多层应用架构转型。三层架构按照用户界面、业务逻辑和数据访问进行解耦，使开发人员可以进一步聚焦核心，从而可以集中力量解决医疗流程信息化等重点问题。分层架构、设计模式与面向对象的开发语言，为规模不断增大的系统提供了模板化的速成解决方案。此外，随着 SOA 思想的普及，产品级企业服务总线的发展，以及基于医疗信息标准互操作的集成平台等中间件技术的成熟，HIS 在系统集成上的需求得到了大量响应，使得 HIS 应用架构也进入了快速发展完善的阶段。

近几年来，在互联网行业，各种应用架构不断涌现，并且支撑架构的底层技术逐步完善，其应用领域也日益增加。随之而来的云计算、容器、微服务、敏捷开发、DevOps、中台等概念从技术驱动的互联网公司逐渐向金融、电信、政府机关等传统企业或部门渗透，并取得了很多成果。我们有理由认为，HIS 应用架构的发展进入了新的阶段。

第二节　单体应用架构

应用架构通常包含独立构件（Independent Components）、数据流（Data Flow）、以数据为中心（Data-centered）、虚拟机（Virtual Machine）、调用返回（Call/Return）等架构风格。早期 HIS 中的单体应用主要使用调用返回风格中的分层（Layered）结构，包括两层、三层、多层等分层方式。

分层方式来源于分治的思想。分治即"分而治之"，是包括计算机领域在内的许多领域解决复杂问题时的常用方法。分治算法的原理是将一个复杂的问题分解成若干个较小的子问题，子问题相互独立且与原问题性质相同，待逐个解决完子问题后，原问题也就得到了解决。同理，在设计复杂信息系统时，按照分治算法将复杂信息系统分层或分组件进行划分，可以使一个"大泥球"（Big Ball of Mud）分解成为若干有次序的小层次。分解问题、逐个击破，这是我们设计各种架构的初衷。

一、混沌初开——两层架构

早期采用的客户端/服务器（Client/Server，C/S）模式的 HIS 是典型的两层架构系统，客户端包含了用户界面，服务器则通常为关系型数据库，业务逻辑根据需要分布在客户端（高级语言）或数据库端（存储过程）。Visual Basic、Power Builder 和 Delphi 等高级编程语言在这一架构下"如鱼得水"，它们提供了表达能力较强的程序设计语法、比较完备的图形化开发界面、简单的数据库接入方式、高效的结构化查询语言（Structured Query Language，SQL）的执行能力，以及数据库中的表格控件的双向绑定能力等。

该架构下的业务逻辑通常采用事务脚本（Transaction Script）模式，每一项业务都可以看作一个事务，在一个事务中客户端与服务器进行若干次交互，事务脚本将这些交互组成一个独立的过程，一个事务脚本能够完成一项业务应用。以患者到医院窗口挂号的场景为例，假如预约挂号系统规则限定同一名患者每天最多挂 3 个专家号，用户（挂号员）在单击"挂号"按钮时，系统将首先进行患者身份信息完整性校验，再将请求交给服务端进行挂号记录查询，基于计算并返回患者当日已挂号数与本次挂号数，判断是否超过每日挂号数量上限，根据判断结果提示用户是否继续为患者挂号，再根据用户的应答选择是否完成后续挂号业务流程，当整个挂号业务完成时将产生的挂号、支付等信息写入数据库。可以看到，这种模式是将操作事件、业务逻辑和数据访问"杂糅"到一个脚本中，从某种意义上讲就是，从绘制界面到写 SQL "一竿子捅到底"的方式，其实这种简单的开发方式并没有彻底区分前端与后端，这就要求开发人员掌握一定程度的界面和数据库编程技能。这种开发方式的好处是开发人员能够全面了解整个业务环节，能够了解需求与实现的前因后果。

此外，还有一种表模块（Table Module）模式，这就不得不提到在 Power Builder 编程语言中，至今还令众多"元老级程序员"念念不忘的数据窗口（Data Window）组件。Data Window 组件是一个典型的表模块模式。该组件按照数据库表的结构将查询结果映射到内存中的数据集，然后以表格的形式展示到用户界面，用户直接对数据集进行操作，Data Window 组件负责记录数据集中每条数据的状态，并将最终修改结果更新至数据库表中。表模块模式提供了对数据库表的无缝对接，用户对程序中缓存的离线数据集进行的增、删、改、查操作能够同步到数据库中，并且大多数情况下仅需通过集成开发环境（Integrated Development Environment，IDE）进行配置而不用编写 SQL。这一思想在微软 ADO.NET 的 DataTable 和 Java 的 ResultSet 中也得到了体现。以 ADO.NET 为例，DataTable 类维护了内存中数据集的组织形式；DataSet 类维护了一组 DataTable，即其内部关系；DataAdapter 维护了内存数据集到数据库表的映射；开发工具 Visual Studio 提供了兼容多种数据库的可视化 DataSet 设计器；整个过程不需要编写 SQL。

两层架构的业务流程体现在对应的事务脚本中，数据操作体现在表模块中。当用户需求发生变化时，通过修改事务脚本即可实现；当数据库表结构变化时，通过重新编译，客户端就能够自动完成适配。

当系统规模较小时，两层架构是简单明确和高效的，但当系统规模变大、业务逻辑变复杂、用户数量增长后，系统的问题便逐渐浮现。第一，应用程序直连接数据库，所有客户端均与数据库保持长连接，当用户数量较多时，系统对数据库服务器要求极高，另外，表模块模式需要合理处理并发，否则死锁等情况比较明显。例如，当某个应用程序占用资源较多时会影响全局性能，个别表结构设置不合理也会影响整体性能。第二，用户界面与数据库紧密耦合，这意味着只能使用限定运行环境的客户端和指定的数据库。还有一个极端例子是，用户界面文本框的可输入长度直接对应数据库表的字段长度，这种程度的耦合造成任何数据库的变更都必须重新编译程序才能保持客户端的正确性。第三，HIS 对 CPU 处理和本地 I/O 的要求并不高，主要的工作在于与后端数据库的交互，两层架构的 HIS 中，客户端的计算能力并没有得到充分利用，当系统达到一定规模后，数据库计算存储能力成为瓶颈。第四，基于事务脚本和表模块组织业务逻辑的架构，其界面、业务和数据的耦合度很高，代码冗余的可能性也很高，为解决这一问题，必须对事务进行更高级别的抽象与重构，并随需求发展而变化，这一操作变得越来越困难，一处修改可能影响多处相关的地方都需要修改，系统则成为程序员所说的"大泥球"。

因此，在客户端数量较少、业务不复杂的情况下，两层架构是一个很好的解决方案，但对于大中型医院而言，两层架构已经不能满足其需求。以"军字一号"为代表的 HIS 基本上到达了两层架构的极致，用当下的眼光来看，它存在着诸多缺点，但在应用架构等方面的长处也很明显，保证了它在部分中小型医疗机构中还可以继续"服役"。

二、优雅经典——三层架构

Martin Fowler 在《企业应用架构模式》一书中定义了经典的三层架构，将整个系统划分为表现层、领域层和数据源层，也有的文献资料中称这三层为用户界面（User Interface，UI）、业务逻辑层（Business Logic Layer，BLL）和数据访问层（Data Access Layer，DAL）。这三个层次实现了高内聚、低耦合，从而达到了上文提到的分治原则，提高了系统的可扩展性。

三层架构在一定程度上解决了两层架构在业务处理过程中数据源和用户界面的逻辑混乱问题，相对于两层架构而言，具有诸多优势。第一，系统耦合度进一步降低，各层可以采用不同的软硬件技术实现。第二，各层关注的问题不同，逻辑上相互独立，提高了系统可维护性、可扩展性。第三，隔离了用户与数据库，安全性得到提升。第四，面向接口设计的三层架构，进一步解耦，很容易用新的实现替换原有层次实现。同时，三层架构也存在一些不足，特别是系统复杂性的上升必然会带来效率的下降，因此必须考虑各层之间通信方式、频度和数据量，以保证系统在享受分层好处的同时也能够承受分层的代价。随着目前硬件性能的提高，计算与网络资源对分层的影响不断降低，同时，各种企业级中间件也为系统分层架构提供了强大的性能保障。

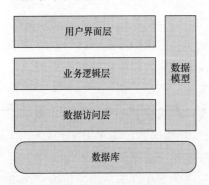

图 7-2　PetShop 三层架构

三层架构通常是基于面向对象原则设计的，早年微软公司和 Sun 公司在争夺企业应用开发市场时，分别给出了基于.NET 和 Java 的分层架构实现范例 PetShop 和 PetStore，本书以 PetShop 3.0 为例进行介绍。PetShop 使用典型的三层架构，分别是 DAL、BLL 和 UI，如图 7-2 所示。其中，UI 依赖 BLL，BLL 依赖 DAL，三层共享数据模型 Model，只有 DAL 能够直接访问数据库。读取数据库时，UI 发出请求，经 BLL 转发到 DAL，DAL 查询数据库，将查询结果封装成数据模型实例并逐层返回到 UI 进行展示。写入数据库时，UI 发出请求，BLL 按照规则执行业务逻辑，并组织数据模型实例，将实例作为参数传递给 DAL，由 DAL 修改数据库。

（一）业务逻辑层

业务层逻辑通常有几种组织模式，包括事务脚本、表模块、活动记录和领域模型，其中事物脚本和表模块在上一节已经介绍过，这里再做一些补充说明，以便对比。

事务脚本（Transaction Script）。事务脚本是纯粹面向过程的设计模式，将业务处理过程直接映射到用户的操作，关注点在于用户在 UI 中能够发起事务的操作，并为操作编写处理事务的脚本。可以看到，事务脚本模式主要依靠用户操作触发，一个脚本执行一项事务，应用的全部逻辑可以看作一组脚本的集合，非常简单明了。事务脚本的优点是理解需求后可以快速入手，没有额外学习的代价；缺点是当事务变得复杂时，脚本的复杂度成倍增长，在开发的后期优化与重构几乎成为主要工作量，否则脚本就会变成一团乱麻，难以理解和测试，成为传说中的"祖传"代码。

表模块（Table Module）。表模块是高级编程语言为关系数据库量身打造的一种设计模式。在事务脚本中通常使用数据转移对象（Data Transfer Object，DTO）对实体进行组织。在业务简单的情况下，DTO 甚至能够完全直接映射到数据库表，对数据库的操作可以转换成对 DTO 的操作，表模块将这一思想进一步继承与发扬。表模块定义了一种存储在内存中的表格数据结构，与数据库表有着相似的数据组织方式，能够直接装载 SQL 查询结果，并在内存中对结果数据进行各种操作。表模块的优点是能够借助高级编程语言和 IDE 减轻组织数据结构及操作数据的工作量；其缺点是它不是面向对象的设计，并依赖于数据库表结构，当业务对象与数据库表结构差异较大时，使用表模块并不方便。

活动记录（Active Record）。活动记录基于面向对象的设计思想，对象等价于数据库中的表，对象的属性等价于表中的列，对象实例等价于表中的行，可以对对象执行增、删、改、查操作。在《企业应用架构模式》中，Martin Fowler 将活动记录归类为数据源设计模式，而不是业务逻辑模式。在实际应用开发过程中，通常采用活动记录组织实体对象，采用事物脚本实现逻辑处理，其效果简洁高效。活动记录的优点是具有简单的建模方式与较强逻辑表述能力；其缺点也很明显，实体对象完全基于数据库表结构，但数据库表结构通常不能完全反映客观世界中的对象。

领域模型（Domain Model）。领域模型是基于领域驱动设计而提出的，是关于某个特定业务领域的软件模型，通常通过对象模型来实现，这些对象包括了数据与行为，并且能够表达准确的业务含义。领域模型应当是面向对象设计的，其优势在于能够充分发挥面向对象设计的长处，摆脱数据库表结构的限制，把解决领域问题作为唯一关注点。其不足之处在于创建真实反映客观需求的领域模型的难度巨大，实现模型的持久化需要更复杂的工具与做更多的工作。

（二）数据访问层

数据访问层向应用提供访问持久化数据的服务。在绝大多数采用关系型数据库的 HIS 中，数据访问层负责的任务非常明确。理论上，一切同数据库打交道的操作都在这一层发生，数据访问层也是应用中唯一知道数据库位置、连接方式和库表名称的地方。

数据模型映射取决于业务逻辑层选择的组织模式。对于一个简单的应用而言，其实完全没有必要单独设置一个独立的数据访问层，如基于事务脚本模式的两层架构，用户操作直接触发数据库变更是最简洁高效的方案。但是对于采用其他模式的应用，因为业务逻辑的复杂性，设置一个独立的数据访问层还是很有必要的。表模块模式通常采用表数据入口框架实现数据访问层，通俗而言，数据入口在两层架构中具有极高的效率，可将多条数据甚至整个表读取到内存中并显示给用户，当用户操作完成时，再提交并保存所有数据，系统通常根据用户配置处理并发冲突。领域模型模式的数据访问层是最复杂的，通常领域模型和关系数据库的存储模型完全不一致，存在"对象/关系阻抗失调"（Object/relational Impedance Mismatch）问题，对象关系映射（Object Relational Mapping，ORM）是解决这一问题的主要方法，该方法由数据访问层负责提供。

数据访问层通常的需求包括数据库独立性、关系映射、并发和事务处理。数据库独立性的要求是，应用能够很容易接入任意数据库（Oracle、SQL Server 等），而不是必须依赖特定的数据库管理系统。对于 HIS 而言，数据库的独立性意义不是很明显，因为很少有医院或产品会允许保留上层信息系统而单纯地更换数据库。关系映射使用开源或自己打造的 ORM 工具来解决"对象/关系阻抗失调"问题。无论采用哪种模式，并发和事物处理是企业应用必须面对的问题，数据一定是共享给企业用户的，HIS 对于数据的正确性和一致性有着近乎严苛的要求，在医疗领域，虽然漏记费用可能是小事，但是引发医疗差错则会造成不可估量的后果。

（三）用户界面层

用户界面层是直接和用户打交道的，负责协调和实施用户与系统之间的交互。在用户界面层中，曾经存在"是选择浏览器/服务器（B/S）还是选择客户端/服务器（C/S）架构"的争论。实际上，随着客户端的运行环境从传统 PC 端扩展到移动端、自助设备和大屏交互设备，现代应用的用户界面层已经突破了传统富客户端、浏览器、手机 Native App 等平台限制，Qt、JavaFX、Electron 和 Flutter 等跨平台客户端技术的出现，已经模糊了 B/S 与 C/S 的界线。

通常，用户界面层包括用户界面和表示逻辑两部分，用户界面是直接暴露给用户操作的元素，在不同类型的终端有不同的表现方式；表示逻辑负责处理用户的操作和业务逻辑层之间的交互，如用户希望将检验结果中超过正常结果范围的项目以红色显示等，诸如此类既包含"显示"又包含"逻辑"的部分就是在这一层处理的。随着前端技术越来越复杂，用户界面层既要面对用户体验（UX）的要求，又要面对响应变更的速度和复用模块化组件的要求。前者涉及诸多专业知识，将在本书第九章进行详细讨论；后者可以采用模型—视图—控制器（Model-View-Controller，MVC）、模型—视图—展示器（Model-View-Presenter，MVP）和演示模型（Presentation Model，PM）等用户界面层模式。

模型—视图—控制器（MVC）模式。MVC 模式是 Trygve Reenskaug 于 20 世纪 70 年代后期为编程语言 SmallTalk 发明的一种软件设计模式，其思想现已演化出各种版本并被广泛使用。MVC 中的三个角色（模型、视图、控制器）分别负责领域信息的对象的组织、UI 中模型的显示和模型变化的处理，如图 7-3 所示。其中，视图接收用户操作并将操作交给控制器，控制器修改模型，模型通知视图已修改，视图更新显示。

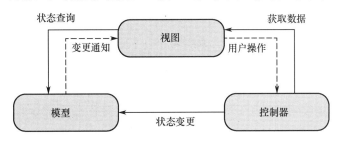

图 7-3　MVC 模式

模型—视图—展示器（MVP）模式。MVP 模式是在 MVC 基础上衍生而来的，由 Taligent 在 20 世纪 90 年代提出。与 MVC 模式的不同是，MVP 模式采用展示器代替了控制器，展示器严格隔离了模型和视图，使二者完全解耦，如图 7-4 所示。视图接收用户操作并将操作交给展示器，展示器修改模型，模型通知展示器已修改，展示器更新视图的显示。

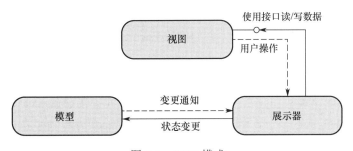

图 7-4　MVP 模式

演示模型（PM）模式。PM 模式也叫应用模型（Application Model，AM）模式，是在 MVP 模式的基础上进一步发展得到的，适合组织复杂、功能丰富的 UI。在展示器中定义演示模型，该模型绑定视图中所有元素的显示状态，且不参与业务逻辑。用户操作视图相当于直接修改与 View 元素绑定的演示模型，演示模型所在展示器与业务逻辑交互以更新演示模型，演示模型更新视图的显示。微软在 WPF 技术中，将这种双向绑定的 PM 模式称作模型–视图–视图模型（Model-View-View Model，MVVM）模式，如图 7-5 所示。目前在 Android 和 Vue.js 的开发中也经常使用 MVVM 模式。

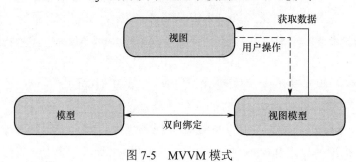

图 7-5　MVVM 模式

（四）进一步分解

Martin Fowler 在《企业应用架构模式》一书中给出了服务层的概念与案例。表现层和领域层通过服务层连接，当我们明确了表现层和领域层后，在二者之间实现用例可能需要在表现层协调调用多次或多个领域层模块。另外，为了按照领域层的要求组织数据（表模块、活动记录或领域模型），表现层可能也需要大量的逻辑代码，因此我们通常在二者之间抽象出一个新的层次，即服务层。服务层的一部分功能和事务脚本、领域模型类似，用于处理工作流或跨领域的流程。

服务层不直接执行任何任务，它的任务是组织不同类别的业务对象（数据模型），并将它们送给能够处理的层次中。例如，一个应用的领域层采用领域模型模式，那么服务层会将用户输入的数据转换成领域模型的实例，送入领域层。

服务层的一个重要职责是解耦，服务层和表现层使用约定的 DTO 交互数据，使得表现层专注于界面显示而无须了解领域模型。在企业应用中，表现层很可能是种类不同的客户端，服务层相当于一个门面（Facade）模式，为所有客户端提供调用入口，包括本地调用和远程调用。服务层还有一个任务是在从表现层接收数据的同时控制业务流程。以医保患者持卡挂号业务为例，客户端将患者与专家出诊信息传递给服务层，服务层将其组织成门诊挂号领域模型并调用领域层的预挂号服务，如果成功则将结果返回给表现层并要求读取社保卡；如果失败则流程终止，表现层将读卡与支付结果再次传递给服务层，服务层根据支付是否成功将其组织成费用支付领域模型，并调用领域层的确认挂号和交易服务，成功后再通知表现层打印凭据。在这个例子中可以看到，表现层并不了解领域模型和业务规则，而服务层和领域层并不了解界面显示、读卡器和凭条打印机等外设，服务层在这个过程充当了解耦的角色，并能够控制业务流程。

当我们进一步抽象服务层时，就会得到一系列接口，它们以 DTO 为输入和输出参数，当企业应用的服务层被设计成通用组件对外提供服务时，就变成了我们常说的"面向服务架构"（SOA）。SOA 是一种设计业务流程的方式，业务逻辑封装成一系列不依赖特定技术的服务，服务是系统级的最小构件单位，将这些服务有序组织起来就能够满足企业应用的业务需求。

在三层架构中，各层次之间存在依赖关系，包括用户界面层依赖业务逻辑层、业务逻辑层依赖数据访问层，考虑控制反转（Inversion of Control，IoC）的原则，使用工厂模式（Factory Pattern）与反射机制（Reflection），就可以将这些直接依赖关系修改为对接口的依赖，即增加业务逻辑接口层和数据访问接口层，形成多层应用架构，以达到进一步解耦的目的，如图 7-6 所示。

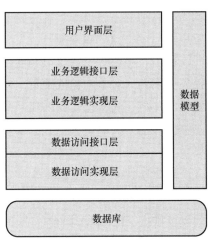

图 7-6　多层应用架构

三、理解业务——领域驱动设计架构

领域工程（Domain Engineering）是针对一个应用领域中的若干系统进行分析，识别这些系统共享的领域需求，并在此基础上开发和组织该领域中可复用构件的过程。领域工程的输出结果是特定领域软件体系结构（Domain Specific Software Architecture，DSSA）。DSSA 是在一个特定领域中为一组应用提供组织结构参考的标准软件架构，是一个特定的问题领域中支持一组应用的领域模型、参考需求、参考架构等组成的开发基础，其目标是支持在一个特定领域中多个应用的生成。实施领域工程的过程包括领域分析、领域设计和领域实现三个阶段。领域分析阶段的主要目标是获得领域模型，领域模型是对领域需求的共性进行抽象的结果，是后两个阶段的基础。领域设计阶段的主要目标是获得 DSSA，以满足领域模型的需求，这个需求应当是领域中多个系统的所有需求。领域实现阶段的主要目标是以领域模型和 DSSA 为基础，开发和组织可重用信息，从而支持系统化的软件复用。领域工程是一个反复的、逐步求精的过程，在实施过程中很可能会从当前阶段返回上一阶段以进行修改和完善，直到获得满意的结果。

（一）基本概念

领域驱动设计（Domain-Driven Design，DDD）是基于领域工程思想的一种应用架构设计模式。DDD 的初衷是为了应对软件核心复杂性，其核心思想是"消化特定业务领域的知识，创建忠实反映它的软件模型，并将客观业务转换成领域模型，直接指导代码开发"。DDD 提倡在领域分析的过程中使用统一语言（Ubiquitous language）和界限上下文（Bounded context）。统一语言是项目各方（分析人员、领域专家、开发团队）所共同使用的词汇表，能够简化各方的沟通，避免对需求产生错误理解。界限上下文指业务领域的边界划分，界限上下文将整个领域分解成若干个子领域，每个界限上下文都是整个应用程序中的一个独立部分，可以使用各自的统一语言和架构风格进行开发实现。

在上文中介绍了表模块和活动记录的建模方式，它们都与数据库表结构相关，DDD 提倡使用面向对象的领域模型。领域模型提供了业务领域的概念视图，对现实世界进行建模，并将这些概念转变为软件组件。领域模型包含数据和方法，与数据库设计中使用的数据模型（又称持久化对象模型）完全无关，是驱动 DDD 架构的基础与核心。一个界限上下文包含一个领域模型。在整个系统中，不同的界限上下文中可以根据需要对同一个企业模型创建多个领域模型。

一个领域模型包含实体（Entity）、值对象（Value Object）、领域服务（Domain Service）和领域事件（Domain Event）四种元素。实体代表了领域中的一种概念模型，能够通过唯一性标识与其他实体进行区分，并且这个标识在整个生命周期内不能改变，其他特性发生变化时不会影响系统对实体的识别。例如，在患者管理上下文中，患者就是实体，患者的主索引 ID 自始至终被使用，因此可以作为唯一标识，当患者联系方式等特性发生变化时，并不影响系统对患者的识别。值对象代表了仅能通过其特性来定义的概念模型，通常用来描述模型中的元素，值对象通常在创建后就不会发生变化了，如果发生变化，则原值对象就变为了新的值对象。同样，在患者管理上下文中，患者的联系方式可以看作值对象，联系方式本身没有标识，只是附属于患者实体，一旦联系方式中的地址、邮编或电话发生变化，值对象就将改变。领域服务通常跨越多个实体以负责协调业务实现，可以直接对聚合和仓储进行操作。领域事件是在领域中引起关注的事件，主要作用是将事件发生后的处理权交给外部关注该事件的逻辑。

聚合（Aggregate）是一组关联紧密的实体或值对象。通常，实体之间存在复杂的相互引用关系，为降低处理单个实体的复杂度，需要对关联的实体进行分组和隔离。在界限上下文里，聚合是执行业务规则的单元，是保证业务一致性的方式。聚合根（Aggregate root）是组成这个聚合的对象群的根实体，在整个领域模型中都可见，聚合中的实体只能引用同一聚合中的实体或其他聚合的聚合根。门诊收费聚合实例如图 7-7 所示。

仓储（Repository）用于管理聚合持久化及领域模型的检索，直接和数据库打交道。仓储的主要功能是隔离领域和数据模型，使上层关注领域而无须考虑数据模型的操作，因此实现领域模型和数据模型的映射，即前文提到的 ORM 是仓储的关注点。此外，实现聚合内部的业务一致性也是仓储的职责。

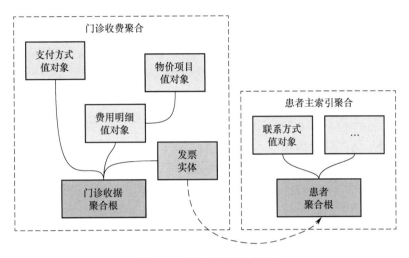

图 7-7　门诊收费聚合实例

（二）实现架构

DDD 中最常见的架构是基于领域模型支撑的多层架构,经典多层架构的分层方式为将多层架构分为表示层、应用层、领域层和基础设施层,如图 7-8 所示。表示层负责向用户显示信息和解释用户指令。应用层负责安排软件要完成的任务,组织协调领域对象来解决问题,但它不了解领域模型内部的业务规则与知识,应用层能够反映程序或用户任务的执行进度,但不包括业务情况的状态。领域层包括领域模型的实体、值对象、领域服务和领域事件等元素,负责表达业务概念、业务状态信息和业务规则,是整个架构的核心。基础设施层为各个层次提供交互方式、通用技术工具与组件,是整个架构的基础。

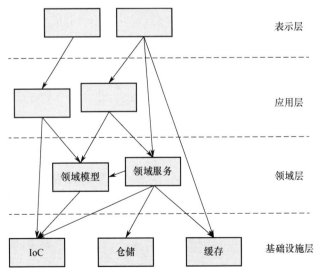

图 7-8　DDD 架构分层方式

DSSA 与传统架构的区别在于，DSSA 是以问题域而不是以解决域作为出发点的，站在 DSSA 的角度，描述问题域的领域模型是 DDD 的核心，也是 DDD 能否成功的关键因素。

（三）命令查询职责分离模式

DDD 中建立的领域模型是强大而复杂的，当用户的需求简单时，如查询一个患者的基本信息，通常的处理办法是将查询参数逐层传递到基础设施层的仓储中，再将结果通过映射变换为聚合，其间可能涉及多张数据库表的关联、数据仓储的缓存、聚合内部引用对象的延迟加载等操作，然后删除聚合中不需要展示的数据属性，仅保留需要的内容，最终呈现到界面上。对于一次简单的查询而言，这一整套流程显然太过复杂，不是最完美的解决方案。

利用命令查询职责分离（Command Query Responsibility Segregation，CQRS）模式可以解决上述问题。CQRS 模式将用户的操作分成命令和查询两类，其中查询只获取数据，不会对系统状态造成任何影响；命令则修改系统的状态，除操作结果外不返回任何数据。通过这两类操作就可以将 DDD 架构中的领域层拆分成两部分，一部分继续使用领域模型处理命令，另一部分直达基础设施层获取查询结果，类似直接访问三层架构的数据访问层。CQRS 的两类操作流程如图 7-9 所示。

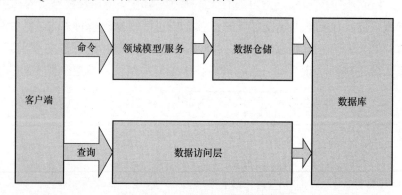

图 7-9　CQRS 的两类操作流程

因此我们需要两套数据模型，一套是 DDD 的核心领域模型，该模型按照 DDD 的架构处理命令；另一套是表示查询结果的 DTO 模型，该模型使用一个简单的数据访问层就能够完成所有的查询操作。CQRS 并不是新的架构，而是 DDD 优化后的一种模式，它给我们的启发是："很多时候不要因为追求纯净而拘泥于一种架构之中，根据实际情况组合多种架构或模式往往是解决问题的最佳方案。"另外本书还将介绍一种基于 CQRS 思想实现的事件溯源架构。

第三节 企业级应用架构

分层架构能够指导大多数单体应用的开发，但企业级应用是庞大而复杂的，不能作为一个简单的单体应用进行处理。随着企业业务的不断发展和变化，企业 IT 系统也随之演化，由于企业内部大量应用各自为政，建立时间不同、数据格式不同、使用技术不同，这种"烟囱式"的应用造成了严重的"信息孤岛"问题，打通整体架构成为企业 IT 战略发展的首要任务。

医院信息化建设也是如此，通常是首先从一个相对简单的 HIS 发展为大而全的 HIS。虽然 HIS 能够满足日常医疗流程的基本需求，但随着各个专业学科逐渐精细化与复杂化，会在 HIS 的基础上再外挂其他专科系统，如管理人财物的 ERP 系统（在医疗信息化领域该系统又称 HRP）、管理手术室的手术麻醉系统、管理实验室的实验室信息系统等，并且这些系统大多是精心为医院（特别是拥有话语权的大型医院）"量体裁衣"打造的，通用性较差，这就导致系统开发商越来越无力维护各家医院的专属应用。此外，部分医院还有一个共同"特点"，即在完成与实现信息化相关的课题目标或业务需求时，几乎都会打造一套新的系统。大多数新系统从零开始，与原 HIS 完全独立且异构，因此需要通过某种方法获取原系统中的数据并需要再加工后才能使用。实际工作中，一名医院员工拥有完全不同的 OA 账号、HIS 账号甚至专科系统账号成为常见现象，这也是早期医院信息部门遇到的难题之一。造成这种现象的原因一方面在于医院发展过程中对 IT 越发依赖，另一方面在于医院 IT 战略顶层设计的长时间缺失、不重视与缺乏合理的方法论指导。新的业务迭代还在不断地驱动新的应用系统，系统之间的集成缺乏整体规划，持续加剧了 IT 架构的复杂性，导致 HIS 无法支撑医院制定的战略目标。因此，医院经常做出大幅度改造甚至彻底更换 HIS 的无奈之举，耗费了大量的人力、物力、财力。

因此，必须按照企业级信息系统的标准规划 HIS 建设，医院核心业务系统应用架构必须支持核心系统内部的高效通信，并可集成周边大量"烟囱"与"孤岛"系统，才能达到支撑日益复杂的医疗业务流程的目的。本节将选择几类有代表性的企业级应用架构进行介绍。

一、开放集成——总线架构

（一）SOA 概述

面向服务架构（Service-Oriented Architecture，SOA）在 20 世纪 90 年代中期由 Gartner 提出。SOA 是一种分布式运算的软件设计方法，该方法将应用程序依照功能单元拆分成一系列定义明确、封装完整、可独立运行的服务，并依照网络的通用协议对外提供访问接口。服务接口是采用中立的方式进行定义的，独立于实现服务的硬件平台、操作系统和编程语言，这使得在构建服务时服务提供者与访问者可以用统一和通用的方式进行交互，即服务可以提供给任何异构平台使用。从技术层面，SOA 是一种抽象的松散耦合的粗粒度架构；从业务层面，SOA 的核心意义是重用和互操作，它将企业的 IT 资源整合成可操作的、基于标准的服务，使其能被重新组合和利用。

在不同技术和标准中对"服务"一词有着不同的定义。维基百科认为，SOA 中的服务是可远程访问并独立操作和更新的离散功能单元。SOA 服务具备以下几个特征：①可重用，服务与服务之间相互独立，一个服务能够独立地完成一项简单的业务，若干个服务按照协调后的顺序完成一项复杂业务，因此一个服务被创建后能用于多个应用和业务流程；②松耦合，服务请求者与服务提供者的绑定与服务之间应该是松耦合的，服务请求者不需要知道服务提供者实现服务所用的技术细节，服务之间不存在依赖关系，并且服务是独立部署运行和版本控制的；③标准化，服务交互必须是明确定义的，服务接口定义采用面向文档的方式而且与服务的实现技术无关；④无状态，服务应当是无状态的，每次的服务请求均是独立的，服务提供者不需要为服务请求者维护任何上下文信息。

SOA 是一种系统架构设计思想而不是具体的实现方案，因此与技术无关。SOA 的实践包括三个部分：一是服务接口定义，必须说明服务提供者如何处理服务请求者发出的请求；二是服务契约，必须说明服务提供者与服务请求者之间如何通信；三是服务本身的编码开发，服务内部按照接口进行的业务实现，对外按照契约的方式访问。

（二）将 SOA 思想引入 HIS

一般而言，SOA 并不直接应用于一个小型系统的应用架构，而是在多个应用或系统之间交互方案。这也是 SOA 通常作为企业应用集成（Enterprise Application Integration，EAI）的主要指导方法和思想的原因。

医院 HIS 周边系统众多，且 HIS 核心业务系统与其他系统的集成需求强烈，适合采用 SOA 风格架构。医院实施 SOA 一般包括如下步骤。

第一步，引入 SOA 的思想。实施 SOA 的前提是需要医院改变以往对待 IT 系统的观念，从新的角度来看待 IT 系统。尽管 SOA 并非一个新的概念，但医院的高层管理者中真正理解 SOA 内涵的人并不多。SOA 是一个架构思想，并不是一个产品，医院不可能通过引入某一个产品就能实现 SOA，而需要构建一个 SOA 的顶层框架结构。

第二步，做好前期规划准备。在实施 SOA 前，一定要做好前期规划。首先要正确评估医院现状，包括医院的管理水平、诊疗业务流程、IT 系统、上下游的关联等。其次，在正确评估的基础上，与 SOA 专家进行沟通，确认医院实施 SOA 的时机是否成熟，与专家一起构建医院未来的 SOA 蓝图。其中，最重要的工作就是对医院的业务流程进行分析，找出业务流程与 IT 系统的结合点，使医院的业务与 IT 系统紧密地联系在一起。

第三步，选择正确的平台。要将不同的系统和应用统一到一个大框架内，基础平台的选择尤为关键。一定要关注平台所支持的标准及其所拥有的功能，如可选择含有企业服务总线功能的基础平台。

（三）ESB 的理想与现实

传统企业环境下，应用之间通过服务的方式进行互联互通，服务提供者和服务请求者之间必须建立一条点对点的连接进行交互，服务请求者必须了解服务提供者提供的全部技术细节，包括访问路径和数据格式等。随着企业内部应用的增加，大量应用之间的关联会生成一个复杂的网状结构，造成昂贵的维护代价，同时也为重用增加了许多困难。

企业服务总线（Enterprise Service Bus，ESB）为多个应用系统的互联互通提供了统一的接入平台。ESB 位于服务提供者和服务请求者之间，消除了两者的直接联系，因此从设计模式的角度，ESB 可以算作门面模式，通过统一的门面入口将大量复杂的点对点的连接转化为统一的连接，以实现解耦的目的，如图 7-10 所示。

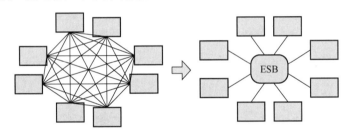

图 7-10 从点对点到 ESB

通常认为，企业级应用采用 ESB 是实现 SOA 架构最佳的解决方案，ESB 降低了 SOA 架构系统的复杂度，减少了企业应用集成和维护的成本。ESB 是由中间件技术实现并支持 SOA 的一组基础架构，可以支持异构环境中的服务、消息及基于事件的交互。ESB 的基本功能包括数据传输、协议适配、服务管理、可靠消息和路由转发，此外还包含安全、服务质量等高级功能。

从 HIS 的角度看，ESB 位于 SOA 架构的中心，但引进一个功能完备的 ESB 并非就完事大吉了。第一，ESB 不等于服务，它解决了 SOA 架构下服务集成的复杂度问题，但只限于工具和平台，ESB 本身并不提供任何业务上的功能，试图通过部署 ESB 以实现业务功能升级是不现实的。第二，ESB 不等于互联互通，ESB 的适配功能强大，支持多种接口协议与数据格式的转换，但 ESB 不了解行业规范与标准，只有被集成的系统采用相同的规范，ESB 才能发挥最大作用，达到即插即用的目的，否则依然存在每接入一个系统就要先改造接口的难题。因此，我们应该考虑的问题是如何建立一套业内普适的标准，包括术语、模型、事件等，这部分内容将在本书后面的章节中进行详细分析。第三，ESB 功能强大，但商业版的价格通常不菲，有时一些高级功能未必能够派得上用场，如 HIS 很少能够直接通过业务流程管理（Business Process Management，BPM）实现快速响应和部署新业务的目标。

因此，当前一些具备 ESB 部分功能的工具或产品（有时称作集成平台或集成引擎），仅将关注点放在医疗领域的标准化上时，可以实现对 DICOM、HL7、FHIR 等标准的适配，反而取得了一定成果。

二、异构分布——微服务架构

SOA 架构中的服务，通常被认为是粗粒度、重量级的宏服务，通常作为一个整体进行部署与变更。如果我们将服务粒度进一步细化，将单个业务或功能从宏服务中剥离出来，将其作为一个粒度更小的单元进行单独管理，则每个单元功能就可以单一、完全自治、独立部署运行，众多单元可以是完全异构的，但都能够对外提供轻量级的访问 API。我们将这些独立的功能单元称为微服务，将分布式部署的众多微服务组成的架构称为微服务架构。

（一）微服务概述

James Lewis 和 Martin Fowler 给出的微服务架构（MicroService Architecture，MSA）的定义是：微服务架构的风格是将单个应用程序作为一组小型服务开发的方法，每个服务程序都在自己的进程中运行，并与轻量级机制（通常是 HTTP API）进行通信。这些服务是围绕业务功能构建的，可以通过全自动部署机器独立部署。这些服务可以用不同的编程语言编写，使用不同的数据存储技术，并尽量不使用集中的方式进行管理。

微服务架构中的服务在本质上与 SOA 中的服务一脉相承，甚至可以将其看作 SOA 的子集。虽然二者都是对系统按照服务进行分解，但仍然存在不同之处。其一，服务粒度不同。SOA 架构服务粒度比较粗，能够提供比较高抽象级别的业务处理逻辑，对业务的一致性和完整性要求支持较好，目的是实现服务编排与重用；微服务架构要求的服务粒度比较细，保持服务功能单一性、独立性和自治性，目的是分解复杂服务实现解耦。其二，服务访问协议不同。SOA 架构通常支持多种协议，通过 ESB 转换进行访问；微服务架构提倡使用轻量级协议，如基于 HTTP 的 REST API 或一些更高效的远程过程调用（Remote Process Call，RPC）方法，通过简单的消息系统或 API 网关进行通信。其三，服务开发方式不同。SOA 架构通常由项目驱动，适合大型团队开发维护；微服务架构应当保持灵活，更适合仅专注一项功能的小团队进行快速开发迭代。其四，服务部署与扩展。SOA 架构通常按照应用进行整体部署与整体扩展，通过 ESB 实现与其他应用的集成；微服务架构支持独立部署，通常支持持续集成，可按需对服务进行扩展。

与传统的 SOA 架构相比，微服务架构对技术异构性的支持性更好，可扩展性更好，开发和部署方式更灵活。优点多并不等于银弹（Silver Bullet），微服务架构同样面临很多难题。其一，微服务架构的服务设计要求高。微服务架构作为分布式系统，相比单体架构而言，其固有的复杂性始终存在，因此必须确定合适的服务粒度与边界，既保证系统充分解耦，又不因为太多服务造成大量不必要的分布式事务。其二，微服务架构依赖关系复杂造成变更难度大，如果一个服务发生变化，那么所有直接依赖它的服务都要进行调整，而且很可能沿着依赖关系逐级调整。其三，微服务架构管理成本高，微服务架构通常服务数量多，服务实例多，服务的配置、部署、扩展、监控等工作规模庞大且步骤复杂，必须通过自动化工具实现，利用传统的 SOA 架构管理方案无法解决。其四，微服务架构运维难度较大，这同样是分布式系统自身的问题，当业务发生异常时，定位到发生问题的服务是一件困难的工作。

微服务架构摆脱了总线的限制，服务之间采用了去中心化的架构，如图 7-11 所示。通常，每个服务需要启动多个实例，因为系统对可扩展性要求高，在实际部署过程中采用容器（Docker）技术是一个很好的解决方案。容器最早脱胎于 Linux 虚拟化技术的发

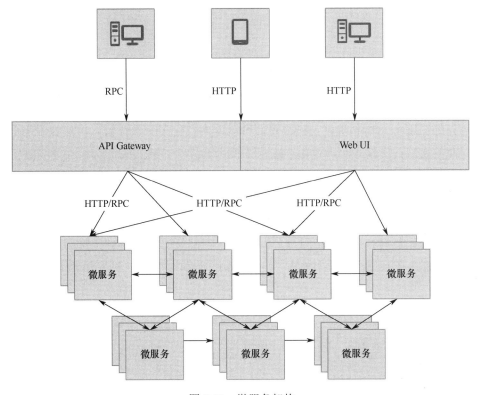

图 7-11　微服务架构

展，与传统虚拟机相比，部署与扩展能力极大增强，容器的轻量级也符合微服务架构中所提倡的"微"。Google 公司开源的 Kubernetes（K8s）提供了批量管理容器的机制，并将微服务架构部署在云端的容器中，成为大多数微服务架构实际落地的方案。

（二）基于微服务的 HIS

去中心化的微服务架构通过拆分服务、独立部署，去除了总线和业务中心，但其部署运行少不了技术与管理中心作为支撑，包括服务通信、服务治理、路由转发、状态监控等，涉及的主要技术栈如图 7-12 所示。

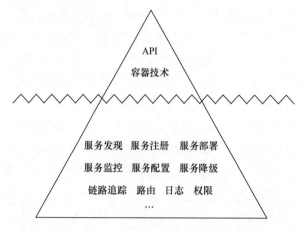

图 7-12　微服务架构技术栈

对于在实际 HIS 应用架构设计中是否采用微服务架构，存在着支持和反对两种声音，我们要辩证地看待这一问题。一方面，基于容器部署的微服务架构，严重依赖云环境，离开了云的微服务架构显得庞大又笨重，可以说是损失了一半优势，虽然技术驱动能够带领行业的发展，但脱离实际业务需求空谈技术无异于"纸上谈兵"。一方面，目前医院采用完全基于云端的 HIS 较少，一是出于对成本、可靠性和安全性的考虑，二是出于对后端运维人员能力的考虑。建设医院私有云的前期投入的成本较高，公有云存在安全隐患，也许能保证计算资源和数据安全的混合云会是下一个发展方向。另一方面，对于有能力部署与维护微服务架构的医疗机构而言，基于分布式技术的微服务架构已经比较成熟，许多互联网公司已经在其生产环境中使用了这一架构并提供了一系列解决方案和最佳实践。

三、百花齐放——其他架构

（一）事件驱动架构

事件驱动架构（Event-Driven Architecture，EDA）是一种基于事件的应用系统设计架构。事件可以在独立的、非耦合的组件之间传递，且具有以下特点：第一，组件之间的事件消息传递是异步的，因此也是并行的；第二，传递事件的双方可以是异构的；第三，可以触发事件的要素，包括业务、数据、时间等；第四，事件发送双方可以分布式部署。

EDA 架构中最重要的元素就是事件，通常使用事件的场景包括组件间解耦、执行异步任务及跟踪状态变化等。组件间解耦适用于组件 A 需要触发组件 B 中的逻辑时，不应该直接调用组件 B 的方法，而应将事件发送给事件分派器（事件中介者），由事件分派器将事件通知给组件 B。执行异步任务适用于执行一个耗时较长且不需要及时响应的任务时，可以将事件发送至消息队列中，直到其他组件获得消息并处理。例如，LIS 中患者的检验报告已审核完毕，将数据返回临床信息系统，并向消息队列发送一个事件以通知患者在手机端查询报告结果。跟踪状态变化要求记录触发数据实体状态发生变化的所有事件，通常应用于事件溯源架构中。

EDA 中的事件的实现包含事件通知、事件状态变更和事件溯源三种模式。事件通知表示组件 A 通过事件触发组件 B 的逻辑，而不是直接调用。事件状态变更表示组件 B 关心组件 A 的状态并在本地保存了组件 A 的状态副本，当组件 A 发生变更时会将自身最新状态以事件的方式通知所有监听组件 A 的组件，组件 B 收到事件后更新本地的组件 A 的副本状态并执行相关逻辑。事件溯源表示引起实体数据发生状态变化的事件需要被完整记录，当需要时能够从记录中回溯得到实体任意时刻的状态。

EDA 包含中介者拓扑（Mediator Topology）和代理者拓扑（Broker Topology）两种结构。

中介者拓扑结构如图 7-13 所示，主要包含事件队列、事件中介者、事件通道、事件处理器四种模块。事件队列（Event Queue）：接收初始事件的入口；事件中介者（Event Mediator）：又称调停者或分发器，将不同的事件分发到不同的业务逻辑单元；事件通道（Event Channel）：分发器与处理器之间的联系渠道；事件处理器（Event Processor）：真正实现业务逻辑。整个流程为初始事件进入事件队列，客户端创建事件并将其发送到事件队列，分发器接收事件并将其传递给事件通道。事件通道将事件传递给事件处理器，事件最终由事件处理器处理完成。中介者拓扑结构中的事件包括初始事件（Initial Event）和处理事件（Processing Event）两种类型，初始事件是事件中介者接收到的原始事件，处理事件是事件中介者生成的交付处理器的事件。

以门诊医生开具处方单为例，其事件处理流程如图 7-14 所示，处方单的生成作为初始事件，ESB 作为事件中介者收到处方单生成事件，ESB 不做业务逻辑处理，但 ESB 知道如何将初始事件分解成若干步骤，如计算费用、生成待取药请求、推送药师审核、生成待推送微信消息等，并将每一步产生的处理事件送至相关的事件通道中，事件通道使用消息队列（Message Queue）中定义的消息主题（Message Topic），以便事件可以被多个处理器获得，最终由处理器完成各自的业务逻辑处理。可以看到，整个流程由事件中介者控制，处理器之间完全独立。

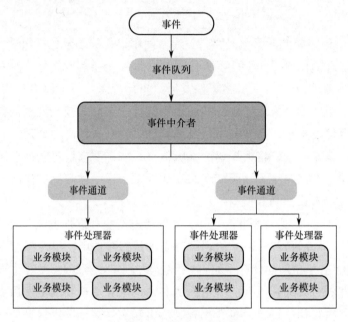

图 7-13　中介者拓扑结构

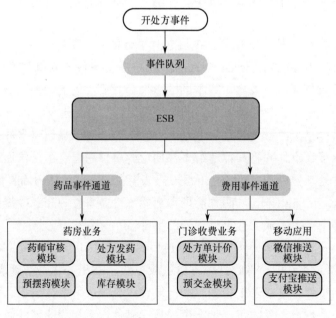

图 7-14　医生开具处方单事件处理流程

代理者拓扑结构如图 7-15 所示，主要包含事件代理器（Event broker）和事件处理器两种模块。代理者拓扑结构与中介者拓扑结构的主要区别在于没有事件中介者。在代理者结构中，由于没有统一的事件中介者，因此每个事件处理器处理一个事件并发布一个新的事件以表明它处理过该事件，新的事件会激活一个或多个事件处理器并按照上述步骤继续处理，直到整个系统处理完毕不再产生新的事件为止。

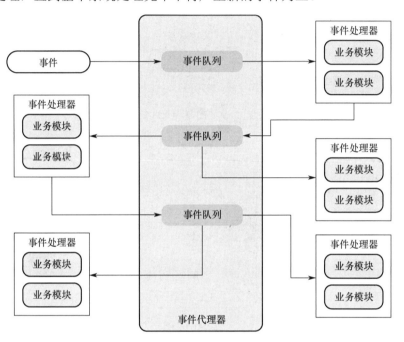

图 7-15　代理者拓扑结构

以门诊挂号为例，门诊挂号事件处理流程如图 7-16 所示。用户点击按钮挂号并触发事件，号源管理处理器接收事件后更新号源记录并生成新的待交费事件，门诊收费处理器和门诊分诊处理器通过事件代理器获取事件并分别处理费用明细、支付订单和同步候诊状态，门诊收费处理器完成后再生成新的事件，通知发票管理处理器和单据管理处理器分别进行发票、号条等票据的处理。可以看到，整个流程中并没有统一的上下文，处理器负责接收事件处理业务，同时也产生新的事件以驱动后续流程。

（二）事件溯源架构

上述提到的事件溯源（Event Sourcing）是由 Martin Fowler 提出的一种基于 DDD 和 CQRS 思想的事件驱动架构。事件溯源架构要求记录触发系统状态变化的所有事件，这与传统数据库建模思想中只保存事物当前状态的做法有很大出入。数据溯源架构在需要获取当前状态时，会按照时间顺序重新执行记录中的事件，通过一系列重建最终得到当前状态。这一过程像极了数据库通过日志恢复数据。当系统中的事件数量较大时，获取当前状态的计算量可能是巨大的，通常的解决方法是在一定条件下创建一个系统实时状态的快照，当需要最新状态时就可以通过最后一次的快照加上之后的发生事件，经计算得到结果，以空间换时间，提高查询效率。

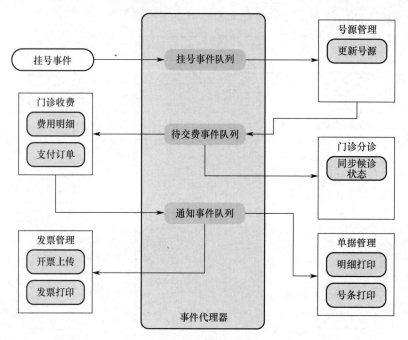

图 7-16　门诊挂号事件处理流程

在 DDD 架构中，事件溯源使用领域事件作为基本存储单元，每个聚合所对应的事件流都被持久化到存储中，事件流之间依据聚合的划分而相互独立，这种基于 DDD 的组织方式称为 A+ES（Aggregate + Event Sourcing）。

在系统设计时，事件溯源中的"快照"可以结合 DDD 架构中的 CQRS 思想进行实现，所有的命令（写）操作通过领域模型（领域事件）进入事件流，而查询（读）操作直接访问事件流的"快照"缓存，这样绝大多数查询任务都实现了与事件流的解耦，如图 7-17 所示。

基于 DDD 的事件溯源架构具备以下几点优势：第一，能够为系统提供获取当前状态及追溯形成当前状态完整行为历史的能力；第二，在描述领域时能够提供更形象化的表达，如"当住院医嘱摆药完成（领域事件）后，生成费用明细（逻辑）"；第三，简化持久化，持久化的对象从实体变为事件流，意味着系统可以绕过令人头疼的 ORM 问题；第四，溯源有助于系统调试，能够恢复任意时间的现场，可以让系统调试工作更加容易。

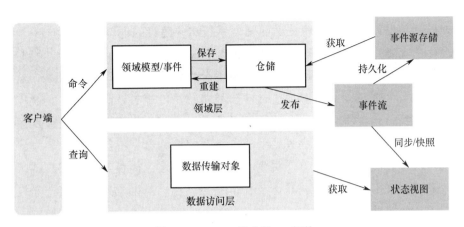

图 7-17　CQRS 模式的 ES 架构

（三）中台"架构"

《企业 IT 架构转型之道》一书介绍了阿里巴巴公司的中台战略，使得"中台"这个专业词汇迅速得以传播，随后腾讯、京东、百度、小米等企业也公布了围绕中台进行的组织架构调整。中台的概念是相对于前台、后台而言的，但前台和后台并不等价于前端和后端。前台指离用户最近，最能理解和洞察用户需求和行为，最终实现和提升用户价值的职能平台。后台指为企业提供基础设施建设、服务支持和风险控制的职能平台。中台位于前后台之间，是为前台业务运营和创新提供专业能力和共享服务的职能平台。前台、中台、后台都可以包含前端和后端。中台的作用是为了实现"大中台、小前台"，通过业务沉淀，迭代和组件化地建设通用业务核心服务体系，以适应灵活多变的前台业务的快速创新需求并提升试错能力。

中台的概念提出后，各种类型的中台如雨后春笋般涌现，如业务中台、数据中台、组织中台、技术中台等，得到普遍应用的有业务中台和数据中台。业务中台将后台资源进行抽象、包装、整合，将公共业务需求组合成服务，向前台提供友好可复用、可共享的核心业务接入能力，实现了从业务、资源到前台易用能力的转化。数据中台从后台及业务中台流入数据，完成海量数据的存储、计算、分析和治理，构成企业核心数据能力，为前台基于数据的定制化创新和业务中台基于数据反馈的持续演进提供强大支撑。

阿里巴巴公司推动中台建设的动机是业务整合，最初淘宝、天猫、1688 等部门各自实现了一套"烟囱"系统，这些系统都包括订单、商品、库存、物流等业务，在接入聚划算系统时遇到了如何复用已有业务的难题，于是共享业务事业部门开始对整个企业共用的功能和系统进行统一规划管理，并梳理出中台的概念。企业 IT 架构服务于企业组织架构，IT 架构变更的前提条件是组织架构变更，因此要保证中台战略的成功实施，合理的组织架构是其基本保证。所以无论是阿里巴巴公司成立共享业务事业部门，还是腾讯公司成立技术委员会，其目的都是希望通过组织结构的调整，推动企业中台战略的实现。

医疗机构和早期互联网公司一样面临着系统重复建设的问题，因此 HIS 领域也掀起了中台化的高潮，以致有一段时间"言必称中台"。当炒作高潮退去后，我们应该冷静思考中台的本质，反问在医疗机构中实施中台战略的必要性。第一，HIS 是否存在重复"造轮子"的现象，是否必须通过中台战略解决。第二，医疗机构能否成立推动中台的组织架构，保证中台部门足够强势，能够统筹诸如临床专科系统重复建设等问题。第三，中台是建立在医疗业务之上的，是医疗机构自身特色的沉淀，大多不具备通用性，对医疗机构而言，采用公共模版搭建的中台是否徒有其名而无其实。第四，要充分考虑当前采用的 HIS 架构是否支持向中台转型，基础框架是否支持建设业务中台、数据中台等问题。

本小节的标题中将"架构"两字加了引号，是因为中台并非一种架构风格。严格来讲，中台是一类解决方案，是在企业信息系统发展优化过程中总结出的一种组织架构与 IT 系统相辅相成的建设思路。因此，新一代 HIS 核心系统应当借鉴业务中台、数据中台的思路，建设通用性的医疗核心业务服务能力，建设包含采集、存储、分析、反馈全流程的数据管理能力，建设提供计算、存储、网络、算法等基础资源的支撑能力。理论上讲，医疗机构通常可以参照以下几个阶段进行中台化建设：建立支持中台战略的组织框架；搭建适合中台框架的应用架构；抽象共享的基础服务，建立业务中台；汇总数据，建立数据中台。对于医疗机构而言，中台的建设绝不是一朝一夕的事，中台是内部的沉淀，而不是经验的照搬，没有人比企业自身更了解企业，因此中台化的大部分工作是企业内部对业务和流程的梳理与重组。

第四节　核心业务系统应用架构设计

如果一个系统是孤立且静止不变的，那么设计一个优美的架构将是成功的一半。可惜的是，客观世界的复杂性造成了软件系统并不能实现对业务需求的完美映射，因此系统的规划、开发与维护阶段都会面对各种各样不可预知的变更。一方面，需求方不会乖乖地驻守于系统划定的界限之中；另一方面，系统设计者也可能存在对需求的误解或遗漏。在系统开发完成后甚至在开发过程中，都会产生大量的新的需求与变更，但这一点并不能苛责用户，因为用户并不是软件专家，"用户的实际需要和感觉会随着系统的构件、测试和使用的变化而变化"。

系统开发者在各种正式与非正式的吐槽中的有着一万个全局变量的"通心粉"（Spaghetti Code）、失去文档代代相传却无人敢动的"文山"，以及几乎所有系统的最终归宿——"大泥球"（Big Ball of Mud），其实这都是软件系统在运行过程中逐渐变坏的产物。其原因是复杂多样的，Dino Esposito 和 Andrea Saltarello 在《Microsoft.NET 企业级应用架构设计》一书中指出，出现以上问题的原因主要有以下几方面：一是对用户的需求调研不够充分；二是没有准确预估系统的发展规模；三是对难以确定的业务细节估算不准确；四是缺乏或不重视及时的测试；五是项目所有权不明确，导致整体协调混乱；六是忽略危机状态，并隐瞒项目中的潜在的问题。

从应用架构的角度，在系统不断变大、变复杂的过程中，架构约定不断妥协，层次边界不断模糊，并且缺少时间或人员对系统进行重构（Refactoring）或再工程（Reengineering），导致所有的问题与解答都交织在一起，应用中的逻辑变得无比混乱。《人月神话》中提道：系统软件开发是减少熵的过程，所以它本身是处于亚稳态的；而系统软件维护是提高熵的过程，即使最熟练的软件维护工作，也只是放缓了系统退化到非稳态的过程。既然"唯一不变的就是变化本身"，那么找到应对变化的方法，通过合适的架构设计实现系统相对稳定、减少错误与漏洞，并解决变更就成为系统成功的关键。

一、架构设计原则与非功能需求特性

（一）架构设计原则

通过上述对不同企业级应用架构风格的分析可以看出，HIS 核心业务系统应用架构并没有最优选项，"互联网+医疗"的形式使得 HIS 不断拥抱互联网架构，HIS 应当向互联网企业学习借鉴先进的经验但不能生搬硬套，在一定程度上可以参考"互联网+电信"和"互联网+金融"的行业架构升级之路，在系统建设过程中综合考虑多种风格，取长补短，设计符合医院战略需求与业务的应用架构。以下"定律"可以在设计核心业务系统应用架构时作为参考。

第一，企业 IT 系统的复杂性（熵）符合热力学第二定律：随着时间的推演、业务的变化，企业 IT 系统的复杂度会越来越高。

第二，计算机交互设计中的复杂度守恒定律：应用交互的复杂性不会消失，只会换一种方式存在。这个定律也同样适用于软件架构，即引入新的软件架构，不会降低 IT 系统的整体复杂性。

第三，奥卡姆剃刀（Occam's Razor）定律：如无必要，勿增实体。当面对的问题不一样时，不能为了套用经典而不顾实际地全盘照抄，能简化应尽量简化，不存在的问题就不需要过早优化，牢记 KISS（Keep It Simple and Stupid）原则。

（二）非功能需求特性

上述定律在诸多领域都具备普适性，具体到 HIS，医院应用架构与功能基本上是正交的，因此要更多地考虑非功能需求特性，主要包括以下几种特性。

数据完整性。数据完整性包括数据正确性和一致性。不言而喻，无论是业务管理数据还是电子病历数据，HIS 核心业务系统最根本的一条要求就是数据的完整性，从医生录入的电子医嘱转换成患者使用的药剂，这个过程中不能有一丝一毫的差错，否则无论架构设计得多么优美都是做无用功。

系统稳定性。系统稳定性包括高可靠性和高可用性。随着现代医院诊疗流程复杂化，该流程高度依赖信息系统，有时会出现因个别医院信息系统故障而造成门诊大厅人山人海、医护工作瘫痪的状况。因此，HIS 对稳定性的要求较高，虽然不要求达到交通、电信等基础设施级别，但至少应保证 99.95% 的可用性。

可维护性。可维护性是指系统是容易修改的，包括纠正性维护、适应性维护、完善性维护和预防性维护。低可维护性会对业务造成严重影响。具备高可维护性的 HIS 核心业务系统的特点是①当系统发生错误时，排查、修复错误的纠正性维护难度较低；②系统适配外部环境改变的难度较低，如医院升级操作系统或外设型号时，HIS 的适应性维护改动量较小；③系统用户在使用过程中提出新的简单需求时，系统的完善性维护工作容易实现；④系统主动提高或改进质量与预防漏洞的工作量较少。

互操作性。互操作性指 HIS 与外部系统协同运行所需的工作量。具备高互操作性的 HIS 核心业务系统与外部专科系统、远程医疗等系统交互，或者与区域内其他 HIS 交互时，应当具备容易接入甚至即插即用的能力。

以上特性中，数据完整性和系统稳定性是所有系统必备的硬指标，具备一票否决权；可维护性和互操作性是大型 HIS 选型的主要关注点，能体现出 HIS 架构设计水平的高低。

二、设计合适的应用架构

在传统企业应用架构到互联网分布式企业应用架构的整个发展过程中，可以梳理出两条主要的变化线索：领域和数据。前者体现为企业应用在领域层的组织构建形式，经历了单体应用、分层应用、依功能划分服务、拆分成微服务等阶段；后者体现为企业业务持久化数据的存储与优化方案，包括与单体应用绑定、独立部署、读/写分离、分库分表、多级缓存、分布式等方案。在领域和数据方向不断完善的过程中，又涌现出了一系列以虚拟化、中间件技术为代表的支撑企业应用架构发展的新技术。

在医疗机构发展的不同阶段，根据业务架构，HIS 核心业务系统的应用架构通常可以选择上文中的一种或几种方案进行改造与组合，从"经典企业级架构"与"全分布式互联网企业架构"之间寻找"性价比"的平衡点。

1. 整体考虑

HIS 核心业务系统应当是高内聚紧耦合的，系统内部各个组件之间相互访问的代价应当足够小，核心业务系统对外提供开放的集成接口。HIS 核心业务系统中的单体应用或后端服务应当采用分层架构的形式开发，区分数据访问与业务逻辑层，主要关注点是对核心业务逻辑的支撑,前端应当全面支持各类客户端访问,包括传统富客户端、浏览器,甚至移动端原生应用、自助服务设备等[①]。

2. 分布式架构

分布式计算的目的在于资源共享和负载均衡,采用分布式架构能够大幅提高系统的计算和存储能力。同时,多副本的结构能够有效解决单点故障,使系统获得更高的稳定性。但分布式架构也大幅增加了系统的复杂性,导致系统部署与维护成本上升、实现数据一致性困难、发生异常时定位问题困难等问题。因此,无论是中间层还是数据库,都必须从业务量的角度衡量是否采用分布式架构。若通过传统手段就能够满足高可用性并且支撑业务访问量,就没有必要一味求新求异地采用分布式架构。如果要采用分布式架构,也没必要从头"造轮子",因为开源社区给出了包括事务管理、服务治理、统一部署、配置管理等功能的优秀解决方案。

3. 核心业务数据库

解放军总医院大数据中心薛万国主任在 2020 年的报告《从系统架构角度看医院基础信息系统及其作用》中指出,医院的基础信息系统包含患者管理、电子病历、计价收费三大板块,应该是一体化设计,最好基于同一数据库。这种数据存储与访问架构具备极高的数据共享能力,并且通过数据库的事务特性能够严格保证数据完整性,满足大部分大中型医疗机构的需求。同时我们也要看到,随着集团化医院的出现,以及医院与互联网医疗的紧密结合,用户访问量及数据库连接数不断增加,高负荷的数据库很可能成为这种架构的短板,尽管我们可以使用一系列软件优化措施,甚至直接简单粗暴地采购升级性能更强的数据库服务器,但这并不能从根本上解决问题。

数据库优化方案可以参考 AFK 立方体的方法,从三个维度对数据库进行扩展或拆分:X 轴复制扩展,通过增加只读数据库实现读/写分离;Y 轴业务拆分,将不同业务的数据垂直拆分到不同的数据库中,如按照门诊、住院、收费、药品进行拆分;Z 轴数据拆分,通过分库、分表、分片操作将数据水平拆分到不同的数据库中,如将历史数据移至归档数据库中。

另外,在上一层中考虑采用 SOA 架构可能是一个更彻底的解决办法,数据库按照领域进行划分,不同服务部署不同的数据库,服务间可以互相通信,但不能直接访问对方的数据库。这种架构的好处是对数据库进行了纵向的划分,减轻了数据库的压力,降低了数据库成为瓶颈的可能,但其坏处是数据一致性需要通过复杂的分布式事务来保证,好在目前我们有很多优秀的分布式事务解决方案可供选择。

[①] 之所以继续保留富客户端,是因为其部署越来越简单(包括客户端程序的运行时安装和程序本身的部署与更新),并且能够访问本地外设,浏览器因为安全与兼容性原因则需要另外安装组件或扩展。

4. 核心系统内部交互

核心系统内部通常有两种组织方式，一种方式是垂直应用架构，即 HIS 核心业务系统按照用户角色划分成数据库共享但功能互相独立的若干应用，这种架构完全通过数据库功能（如触发器、存储过程等）实现内部交互；另一种方式是采用总线架构或微服务架构，按照领域划分为不同的服务，核心系统内部的交互变得复杂。通常，传统 SOA 提倡使用 Web Service 的方式进行交互，使用 WSDL 描述服务，基于 XML 的 SOAP 协议进行通信，通过集成平台建立一套服务治理机制；而微服务则推荐通过更加轻量级的 HTTP 1.1 协议，设计表述性状态传递（Representational State Transfer，REST）风格服务接口，使用 JSON 格式进行交互，也称 Web API。此外，大多数互联网公司内部使用更轻量级的定制化 RPC 协议，如阿里巴巴公司的 Dubbo、ZeroC 公司的 ICE、Facebook 公司的 Thrift、Google 公司的 gRPC、腾讯公司的 tars、百度公司的 brpc 等，其中很多协议已经开源。核心业务系统内部交互频繁，因此应当首先考虑选择既有的、成熟的 RPC 框架。选择 RPC 框架时应充分考虑开发语言、传输协议、性能、系统复杂度、周边生态等因素。

5. 核心系统对外集成

核心系统与外围系统集成的方式很多，从最早期的指定格式文件导入/导出，到共享数据库的中间表、视图，再到 Web Service 或 Web API，以及消息中间件等。当核心系统需要对接大量的外部系统时，应考虑采用总线架构，使用 ESB 作为统一的交互入口，同时统一标准与格式、支持基于服务的同步访问，并支持基于消息的异步发布订阅。在外部系统能够查询核心系统的数据或将结果反馈给 HIS 的同时，核心系统中的事件也能够被及时推送到外部系统。

6. 架构设计方法

架构是灵活的，根据实际情况随机应变是架构设计的核心思想。我们在 HIS 开发中总结出两条设计应用架构的快捷方法：由简至繁进化方法和由繁至简退化方法。由简至繁进化方法是指从当前"经典企业级架构"出发，根据性能、可维护性等指标，对系统进行逻辑上的拆分与扩展，将一个组件划分成多个组件，将集中式架构逐步替换成分布式架构的方法。例如，在共享数据库的架构中遇到数据库性能瓶颈时，可以对数据库进行水平扩展，在读/写操作比很高时增加数据缓存层。由繁至简退化方法是指全面考察并选择一个先进的"全分布式互联网企业架构"作为基础架构，根据 HIS 核心业务实际需求，将基础架构中部分复杂组件进行替换、合并或精简，逐步形成有能力驾驭且同时满足性能指标的方法。例如，采用微服务架构时，由于用户访问数量相对稳定和内部网络环境相对静态，因此可以将基于容器的服务自动注册机制精简成手工维护虚拟机服务地址列表。

三、HIS 应用架构最佳实践

（一）垂直应用架构

在采用经典两层、三层架构实现 HIS 单体应用（或称子系统）时，HIS 核心业务应用共享一个联机事务处理过程（On-Line Transaction Processing，OLTP）数据库，大部分交互与协同工作通过数据库实现，这样的垂直应用架构如图 7-18 所示。这一架构简洁高效，技术门槛低，维护成本低，但系统可扩展性一般。中小规模医疗机构，甚至早期很多大型医疗机构的信息系统均采用这一架构。

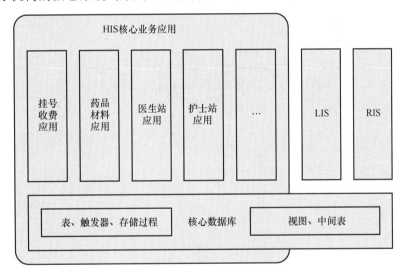

图 7-18　垂直应用架构

这种架构的集成方式可以考虑使用数据库视图、中间表等，因此系统必须开放 HIS 数据库的全部或一部分给周边系统使用。访问量逐渐增加后，系统的性能瓶颈基本会出现在数据库上，只能通过优化软件或升级数据库服务器硬件解决问题，软件优化方法包括历史数据转储和读写分离等。

由于在建设初期 HIS 在业务功能上可能存在诸多不完善，当中后期需要集成 CDR、ERP 等第三方系统时，就必须采用 ETL 工具，从 OLTP 核心业务系统等数据库中实时地将数据抽取到第三方系统中。在实际运行过程中，经常会出现双方数据不一致的情况，这就要求一方面 HIS 要提高数据质量，另一方面第三方系统也要完善 ETL 工具。

（二）基于 ESB 的 HIS 应用架构

部分医疗机构使用的 HIS 来源于多个厂商，或者有大量外部系统需要接入 HIS，为了解决集成问题，会选择建设 ESB（在医疗领域经常称为集成平台），系统之间通过 ESB 进行交互。这就要求所有接入 ESB 的系统必须基于 SOA 思想，即开放 Web Service 等形式的接口供其他系统访问。ESB 提供了基于服务的同步访问模式，也提供了事件驱动基于消息的异步访问模式，因此降低了各个系统之间的耦合性。这类基于 ESB 的 HIS 架构如图 7-19 所示。

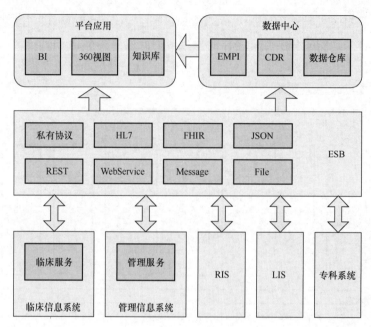

图 7-19　基于 ESB 的 HIS 架构

这类架构通常使用数据集成和应用集成的方法，系统通过 ESB 进行数据接口访问或以发布订阅的模式获取实时数据。上文提到，部分 ESB 提供了医疗数据标准格式转换工具，如将通过 Web Service 获取的自定义 XML 对象映射为 HL7 格式，为医疗系统集成带来了极大的便利。

对于大中型医疗机构，建设基于 ESB 架构的 HIS 或在原有 HIS 基础上增加集成平台，是解决系统集成问题的最佳方案。例如，北京市某大型三甲医院集成平台日均产生消息 90 万条，在 HIS 建设中发挥了重要作用；江苏省某大型三甲医院日均门诊量约 1.8 万次，使用集成平台在就诊高峰能够到达几十毫秒的消息响应，满足了性能要求。因此我们认为，在一般大中型医疗机构，基于 SOA 思想，以 ESB 为中心的 HIS 能够承载相当规模的诊疗业务量。

（三）基于微服务的云 HIS 应用架构

云计算包括基础设施即服务（Infrastructure as a Service，IaaS）、平台即服务（Platform as a Service，PaaS）和软件即服务（Software as a Service，SaaS）等类型。其中，SaaS 是一种基于网络的软件服务提供模式，服务供应商将应用软件部署在云服务器上，用户订购后，接入网络即可获取软件服务，典型应用包括文档在线编辑、在线协同办公等。SaaS 与传统 B/S 架构的主要区别在于，SaaS 的后端必须建立在云环境下，具备较强的水平可扩展性，而传统 B/S 架构的关注点为采用浏览器作为客户端，对于后台采用何种部署方案并不关心。

通常，我们将基于 SaaS 的 HIS 称为云 HIS，云 HIS 包含多租户与单租户两种模式。多租户模式是在服务端运行 HIS 的一个实例，多个机构用户共同使用该实例进行业务操作，不同用户的数据通过一定方式进行隔离，非常适合业务流程相似的小型医疗机构（如门诊部、疗养院等）采用。单租户模式指为每个机构用户创建整套独立的 HIS 应用运行环境，每个用户的业务流程存在一定差异，通常包含较多的定制化内容，数据独立存储，安全性较高，适合大型医院基于院内私有云进行本地化的部署。

对不具备开发运维能力的医疗机构而言，使用基于 SaaS 架构的 HIS，无须关注云端软硬件的实现细节，仅通过浏览器就可以直接访问 HIS 应用。对有一定规模的医疗机构而言，采用基于单租户 SaaS 架构的定制化 HIS，也是简化客户端部署、实现系统高可扩展性的最佳实践之一。在新冠肺炎疫情期间，武汉火速建成的火神山、雷神山医院均采用基于 SaaS 架构的 HIS，在缩短部署时间等方面起到了巨大作用。

在云端内部的建设中，基于 ESB 架构的 HIS 具备支撑大中型医疗机构信息化的能力，然而面对更复杂的需求时，如一些超大型医院具备多个院区且门诊和住院患者数量较多时，传统的集中式架构往往不能应对，而采用互联网分布式应用架构，尤其是微服务架构，在一定程度上成为 HIS 建设的首选方案。

综上所述，我们借鉴互联网企业的很多成熟方案，给出一个基于微服务思想开发部署，并且以 SaaS 模式对外提供服务的云 HIS 架构，如图 7-20 所示。该架构的优势主要有以下几个方面：第一，微服务架构对业务进行分割解耦，从 ESB 架构，甚至传统企业架构切换到分布式架构，既可以采用一刀切的方式也可以采用逐步替换的方式；第二，微服务通过服务聚合层能够按照业务中台的思路输出公共服务能力，为新业务迅速展开赋能；第三，核心业务系统内部的微服务之间，可以通过高效的 RPC 方式进行交互，对外则采用 ESB 进行统一访问控制；第四，微服务架构在面对互联网大量访问与医疗机构就诊高峰时能够有效扩展，从而防止系统发生性能问题。

（四）多院区 HIS 架构

当前一些大型医院的发展趋势为从单体规模不断扩大的模式向多院区横向建设的模式转变，很多医院选择在不同城市甚至不同省份建设新的院区。对于大型、多院区医院而言，跨院区医疗业务从无到有、数量从少到多，如何设计符合多院区模式的 HIS 应用架构，满足医院对院区间资源整合、数据共享、业务协同等基本信息互联互通的需求，是对医院信息系统设计者提出的新的要求。

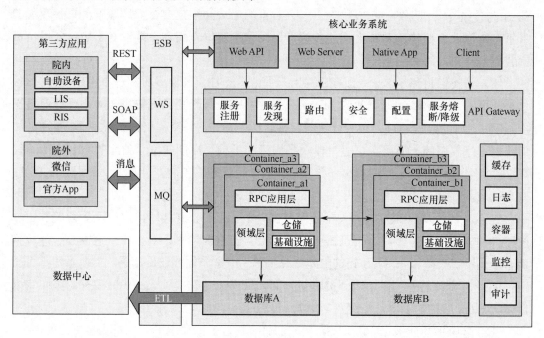

图 7-20　基于微服务的云 HIS 应用架构

正如上文所提到的，应用架构必须服务于业务架构。医院首先应当明确多院区的运行模式、医院整体与各个院区之间权责划分、管理和医疗方面的同质化与个性化需求等内容。这部分内容涉及医院管理方面的创新理论与实践，本书不做详细讨论，为支撑上述多种运行模式，我们可以将多院区 HIS 架构划分成紧密型、松散型和混合型三种类型。

紧密型架构通常是指在整个医院部署一套 HIS 核心业务系统实例，该系统应当原生地支持多院区模式，将多个院区作为顶级部门或科室进行管理。这样，整个医院的医疗数据集中存储，跨院区业务实际在 HIS 内部即可完成。这种模式对医院同质化管理程度的要求极高，系统集成工作量很小，适合新建或扩展院区。

松散型架构不要求各院区采用同一套或统一版本的 HIS 核心业务系统，每个院区根据实际情况可独立部署 HIS，医院整体层面通过全院级别服务总线与集成平台，满足异构系统之间的数据共享与业务协同等互操作需求。例如，通过企业级患者主索引（Enterprise Master Patient Index，EMPI）建立映射，标识患者身份，实现多院区主索引共享，追踪患者在多院区就诊的完整医疗数据；设计平台无关的业务接口，要求所有院区按照接口进行开发以实现跨院区协同。这种模式对医院同质化管理程度的要求较低，能够最大限度保留各院区的个性化特色医疗信息化流程,降低信息系统建设的沉没成本,系统间集成的难度较低且工作量大，系统异构性带来的版本与流程差异会导致上线后的运维成本极高。

混合型架构介于紧密型和松散型之间,如图 7-21 所示的混合型多院区 HIS 架构是一种典型模式，各院区采用相同版本、独立部署的 HIS 核心业务系统，医疗业务数据在各院区分布存储。这种模式下的同构系统集成难度较低且工作量较小，若 HIS 更新则可在多个院区同时开展。

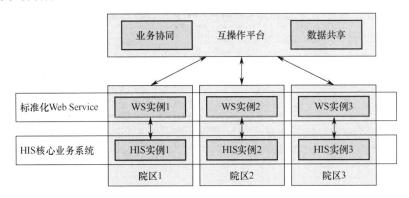

图 7-21　混合型多院区 HIS 架构

此外，当下比较流行的基于 SaaS 部署的 HIS 兼具了混合型和紧密型的特点，采用统一版本 HIS，既可以采用单租户 SaaS 模式，在医院"共有云"端部署，所有院区运行在一套 HIS 实例上；也可以采用多租户 SaaS 模式，在各自院区"私有云"端部署，数据标准统一，业务各行其道；甚至可以定制化"混合云"，数据与服务各自选择集中或分布的管理方案，当一个中心发生异常时迁移到另一个中心，一定程度上达到异地容灾的效果。

（郭旭执笔）

本章参考文献

[1] DINO E, ANDREA S. Microsoft .NET 企业级应用架构设计[M]. 陈黎夫, 译. 北京：人民邮电出版社, 2010.

[2] DINO E, ANDREA S. Microsoft.NET 企业级应用架构设计[M]. 2 版.李永伦, 译. 北京：人民邮电出版社, 2016.

[3] ERIC E. 领域驱动设计：软件核心复杂性应对之道[M]. 赵俐, 盛海艳, 刘霞, 译. 北京：人民邮电出版社, 2010.

[4] MARTIN F. 企业应用架构模式[M]. 王怀民, 周斌, 译. 北京：机械工业出版社, 2011.

[5] SCOTT M, NICK T. 领域驱动设计模式、原理与实践[M]. 蒲成, 译. 北京：清华大学出版社, 2016.

[6] 钟华. 企业 IT 架构转型之道:阿里巴巴中台战略思想与架构实战[M]. 北京：机械工业出版社, 2017.

[7] MARK R. Software Architecture Patterns[DB/OL].(2015-02-01)[2020-12-09]. http://oreilly.com/library/view/software-architecture-patterns/9781491971437/.

[8] 布鲁克斯. 人月神话[M]. 汪颖, 译. 北京：清华大学出版社, 2002.

[9] 薛万国. 从系统架构角度看医院基础信息系统及其作用[R/OL].(2020-03-28)[2020-12-09]. http://www.hitzone.cn/28269.html.

[10]HIT 专家网. 东华医为 HIS 实施总监：从火神山到雷神山是怎样的经历[EB/OL]. (2020-03-25)[2020-12-09]. https://www.hit180.com/43283.htm.

[11]田宗梅. 医院集成平台建设中存在的主要问题与对策[J]. 中国卫生信息管理杂志, 2020,17(3): 271-274, 295.

[12]沈宫建, 张伟威, 孙赟, 等. 基于 Ensemble 的医院信息系统集成平台的研究与应用[J]. 中国医疗设备, 2019,34(7):100-102, 106.

[13]MARTIN A, MICHAEL F. 架构真经：互联网技术架构的设计原则[M]. 北京：机械工业出版社, 2017.

第八章
医院信息系统集成

第一节　概述

在工程技术领域中，"系统集成"是一个高频词汇，有着丰富的语义内涵和多样化的应用场景。其中，在信息产业中，系统集成以实现信息的采集、传输、交换、存储、处理与利用的集成化为目标，包括实现各种设备集成的系统互连及实现数据与信息整合的软件集成等。

美国信息技术协会将"信息系统集成"（Information System Integration）定义为：根据一个复杂的信息系统或子系统的要求，对多种产品和技术进行验证后，把它们组织成一个完整解决方案的过程。因此，系统集成既可以被认作信息系统不断走向开放与成熟的一种途径，也可被看作指导信息系统进行总体规划和分步实施的一种具体方法和组织策略。

在医院信息系统范畴中，系统集成通常是指多个应用信息系统之间或同一系统不同功能模块之间，通过采用相关接口标准、数据规范和传输协议进行设备互连、数据共享、信息交换与系统互联，从而实现多个系统之间或大型系统内部不同子系统模块之间的数据同步、信息共享与业务协同。

自20世纪80年代以来，医院信息系统经历了一个规模由小到大、功能由简入繁、性能由弱至强的发展历程。在此期间，医院信息系统集成的内涵与外延也随之获得不断的丰富和充实，展现出一幅波澜壮阔、继往开来的发展画卷。例如，国内某知名医院信息系统的主要发展历程如图8-1所示。

在"终端方式"时代，医院信息系统集成主要是在单台主机上实现多个应用软件之间的数据共享工作或硬件设备之间的协同工作。因而，数据集成和设备集成是当时的主要技术手段和实现目标。例如，运行医院收费系统软件的计算机与打印机相连接，实现收费单据的联机打印等。

在"集中—分布"时代，系统对数据存储和调用服务进行集中管理，把用户界面和交互功能分布在各终端上，并通过自定义通信协议实现各终端与服务器的数据调用和信息共享。这是分布式计算模式的雏形，对集中与分布相结合的先进计算架构进行了有益探索和前期实践。

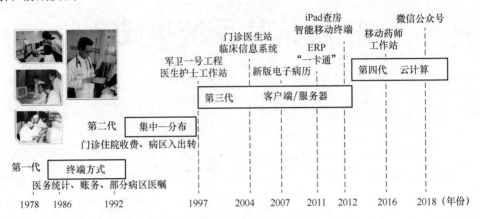

图 8-1　国内某知名医院信息系统的主要发展历程

在"客户端—服务器"时代，医院信息系统主要依托局域网搭建应用平台，不断探索医疗业务与计算机网络、信息技术的融合发展之路。通过把业务逻辑与数据存储管理相分离，将内嵌各种业务逻辑的应用软件安装部署到多个客户端，面向多用户同时提供高并发、多交互、近实时等信息服务。同时，将业务数据的原子性、一致性、隔离性与持久性等管理任务交给服务器端，由数据库承担工作，实现业务数据的统一管理和安全共享。因此，医院信息系统集成的内容和方式得到了极大的扩展与丰富。其中，系统集成在内容上从以数据共享为主发展到以信息交换与业务协同为主，在实现方式上从数据集成、界面集成发展到应用集成、服务集成等。

随着网络计算的深入发展和面向服务设计理念的不断成熟，"用户交互—业务逻辑—数据访问"三层架构在医院信息系统建设中获得大力推广。该架构通过在原有两层架构的客户端与数据库之间增加一个"中间层"，实现将数据的输入/输出、计算处理、存储归档三大功能的相对剥离与独立，进一步降低层间功能的耦合程度，提高层内功能的复用效能，加强系统模块化设计，增强数据安全管控。同时，这也是系统工程"高内聚、低耦合"思想在医院信息系统软件架构设计中的充分体现和具体应用。

另外，由于医疗业务流程的持续细分、不断重组与优化，导致对医院信息系统多个应用软件间数据的共享粒度、交换数量与交互频度等的需求发生了巨大变化，迫切需要一种功能强大、结构紧凑、组织高效、形式统一的数据共享和信息交换新技术。在此情况下，集成平台这种全新架构一经推出便备受业界瞩目，以期能够解决跨系统之间大规模业务数据的实时交互、整合共享与集中管控等问题。

近年来，随着云计算的兴起，多中心应用模式、多尺度计算理论和多模态业务数据正在持续走向深度融合，系统集成的关注焦点逐步由数据的"涵盖范围"与"共享程度"过渡到注重"多源异构的数据质量"与"数据资源的可重用性"等焦点上。伴随着这种认知的转变，信息技术领域中一大批新理念、新技术正不断涌现，"等闲识得东风面，万紫千红总是春"。例如，"数据治理"概念声名鹊起，"微服务+数据中台"技术应运而生，这些新时代医院信息系统集成的全新利器正得到广泛关注与推广应用。

在上述发展历程中，医院信息系统集成的实现方法和技术方案随着医疗业务的快速发展和信息技术的飞速进步而不断更新和演化，并且系统集成的主要目标也在不断延展，从聚焦"临床服务"逐渐发展到涵盖"科研服务""医疗管理"与"运营管理"等多个领域，逐步实现互联、互通、互操作。通过系统集成，医院信息系统中原本存在的、各式各样的"信息孤岛"和"信息烟囱"得到不断消除，原本"互不相干"的多个应用系统之间逐步实现了数据共享、功能整合与业务协同。

因此，在医院信息系统建设中，"共享—交换—协同"是系统集成的共同主题，"分散—整合—融合"成为系统集成的一条发展途径。为了提高系统集成质量和效率，降低系统改造的复杂度和工作量，进一步增强系统的安全性、可靠性、开放性和可扩展性，信息系统的标准化建设至关重要。DICOM、HL7、SNOMED、IHE 等相关标准和规范，是医院信息系统实现功能对接和信息共享的重要依据和实施准则。

自 2008 年以来，原卫生部、原卫生和计划生育委员会、国家卫生健康委员会等部委机构陆续发布了一系列与医院信息系统应用集成相关的管理规定、技术规范和应用标准。现将部分标准摘录如下。

《电子病历基本架构与数据标准（试行）》，2009

《基于电子病历的医院信息平台建设技术解决方案》，2011

《上海市电子病历应用功能规范实施细则》，2011

《电子病历系统功能规范（试行）》，2011

《电子病历系统功能规范与分级评价标准解读》，2012

《电子病历系统应用水平分级评分标准》

《WS/T 447—2013 基于电子病历的医院信息平台技术规范》

《WS/T 448—2014 基于居民健康档案的区域卫生信息平台技术规范》

《WS 445 电子病历基本数据集（共 17 部分）》

《WS/T 501—2016 电子病历与医院信息平台标准符合性测试规范》

《WS/T 502—2016 电子健康档案与区域卫生信息平台标准符合性测试规范》

《电子病历共享文档规范（共 57 部分）》，2016

《电子病历应用管理规范（试行）》，2017

《关于进一步推进以电子病历为核心的医疗机构信息化建设工作的通知》，2018

《国家健康医疗大数据标准、安全和服务管理办法》，2018

《关于落实卫生健康行业网络信息与数据安全责任的通知》，国卫办规划发〔2019〕8 号

第二节　需求分析

一、基本概况

我国医院信息系统从 20 世纪 80 年代开始萌芽，经过多年的不断努力与完善，运行环境已从单机、局域网、互联网，扩展到移动互联网和物联网，系统架构从两层结构、三层结构发展到混合结构。医院信息系统宛如一棵小树苗，经过几十年的风雨洗礼，如今已长成为根深叶茂、冠如华盖的参天大树。

时至今日，在医药改革的加快推进、医疗服务的不断完善和信息技术的飞速发展等多种因素的相互促进下，医院信息系统的基础架构、主要功能、应用规模和交互终端等都在发生着深刻变化和持续调整优化。不同应用环境下医院信息系统的主要特征如表 8-1 所示。这些发展与变化凝聚着丰富的创新思维，呈现出鲜明的时代特征。

表 8-1　不同应用环境下医院信息系统的主要特征

应用环境	单机	局域网	互联网	物联网
主要功能	基于单台计算机实现门诊挂号、收费、出院结算等医疗财务计算机化处理	基于院内医疗网实现患者诊疗、病历、费用等信息的录入采集、存储归档与调阅共享等服务	面向互联网提供门诊预约、挂号、医保结算、检查检验结果查询等服务，并与医疗网数据同步共享	基于物联网实现药品、耗材、试剂、设备等医疗物资全周期管理与全流程追溯等功能
基础架构	单机模式	两层/三层架构	内外网信息融合架构	"云—边—端"等边缘计算架构
数据库	小型关系数据库	大型关系数据库	关系数据库集群	云数据库
交互终端	单台计算机	院内局域网计算机	PC 端+移动端+自助服务终端	传统交互+触摸+语音+图像

随着新 ICT（通信与计算技术）、物联网、大数据、人工智能等技术在医疗领域的深入融合与飞速发展，门诊、病房、检查、治疗、手术等主要医疗业务流程都面临着新一轮的优化、重组与整合，其涉及范围之广、实施规模之大、影响程度之深都前所未有。多级互联、协同融合与自主可控将是这场变革创新的主要切入点与闪光点。

因此，全面梳理现阶段医院信息系统的发展状况，深入剖析系统集成建设的应用需求，总结提炼医院信息系统发展的典型规律，对持续做好新时代医院信息系统的集成工作大有裨益。

值得注意的是，医院信息系统集成不是"平地起高楼"，而是与医院现有信息化基础紧密相关，与医院发展理念密切契合，与信息技术应用水平充分适配的结果。系统集成工作既是对医院现有信息系统的优化、重组与融合，更是对信息系统整体结构、软件功能与业务流程的调整、充实与提高。

二、具体需求

医院信息化建设"底座"基础不同、发展思路不同、学科特色不同，信息系统集成的覆盖范围、技术方法和实现路径千差万别、不拘一格。现阶段，国内医院信息系统集成工作的主要趋势、发展目标和技术方案等具有鲜明的时代特征和互相趋同的特点。

但是，万变不离其宗，目前医院信息系统集成的共性需求可以大致归纳成以下九个方面。

（一）门诊流程全面优化

门诊信息化既是医院信息化建设的重要组成部分，又是反映医院信息系统整体功能、建设质量和性能优劣的主要展示窗口。通过不断探索新技术、新方法和新理念，努力创新优质高效的服务模式，持续改造门诊就医流程，去除不必要的预约、挂号、缴费等环节，不仅可以节省排队等候时间，提高业务流程效率，而且可以惠及广大医患人员，从而为社会带来显著效益。

例如，"一卡通"挂号系统全面支持人工、自助、手机、网络、电话等多种途径挂号，减少排队等候，方便患者就诊；检查科室积极开展集中预约与分时段候诊等精细化服务，高效调控服务资源，努力减少患者候检时间；多学科联合专家门诊，减少多次挂号与重复候诊，提高诊断质量和效率，争取最优治疗效果。

这类应用的主要特点是对患者主索引、医院号表、价表、收费、检查预约、分诊候检等数据资源的同步读/写与共享，确保数据准确、内容翔实、操作快捷。

（二）自助设备广泛使用

自助设备无须人工值守，能够"不知疲惫"地随时为认证用户提供自助式、规范化服务，既可减少人力服务成本，又能方便患者就医，有利于提升医疗服务的标准化与满意度。

因此，自助查询、自助预约、自助挂号、自助分诊、自助胶片/检查报告/检验结果打印等自助式服务设备在许多医院获得了广泛使用。

这类应用的主要特点是支持多种类、多型号、不同厂家的自助设备在通过安全准入、身份核验及功能验证后能够便捷地接入医院信息系统，授权访问系统相关信息，受控进行数据读/写。

（三）智能机器全线登场

智能机器通过综合使用计算机视觉、模式识别、图像分析和人工智能等技术，针对富含周期性和规律性的一些应用场景，研发定制智能化设备，编制调试任务指令系统，助力医疗保障服务质量的稳步提升。

例如，药房自动摆药机可以定时自动获取医嘱处方，经与药品库存信息进行比对和计算，实现片剂、粉剂等药品按照人次、剂量等要求自动进行分拣与封装，并经过传送核对装置，实现精准分发。

导医导诊机器人通过应用人机交互及自然语言处理等技术，实现特定语境下的语音对话与智能讲解功能，从而可以通过合成语音、文字提示、图形可视等技术为广大医患人员提供语义连贯的导医导诊和信息咨询服务。

红外可视体温检测仪可以实现对门诊大厅出入口处的流动人群进行异常体温实时检测与定位告警，筑牢医院疫情防控的一道"防波堤"。

智能医助系统综合使用自然语言处理、专科知识图谱和人工智能等技术，近实时地提示超声、内镜等检查是否探查全面、筛查到位，从而有效避免遗漏和误诊。

智能药柜通过使用信号处理、计算机视觉等技术，能够完成精确计算和核对药品剂量、实时增减药品库存数量、严格管控毒麻药品使用等功能，从而显著提高药品管理的精细化和智能化水平。

这类应用的主要特点是智能机器自动化、闭环式、高效率的处理优势既要与医院相关业务流程紧密契合，又要和信息系统无缝对接，实现机器与系统之间的数据同步、信息共享与流程优化。

（四）移动应用风起云涌

随着 5G 等网络信号的广泛覆盖，移动互联网络逐渐成为一张无处不在的"大网"。通过 iPad、平板电脑、手机等移动终端，可以为医护人员和就诊患者提供"随时可用、随处可及、方便快捷"的移动医疗信息服务，有助于解决"医疗服务末端一公里"问题，推动实现"查房信息闭环处理""床旁护理闭环服务""检查检验结果实时查询"等新型移动应用。

在日常医疗服务中，可适时引入移动应用模式的重要场景包括移动查房、移动药师、移动支付、移动术前访视、App 挂号、手机查询检查/检验结果、远程调阅检查影像和心电图波形等。

这类应用的主要特点是广泛适配多种网络带宽，在身份识别、安全认证与权限核准后可有限接入医院信息系统，既要实现相关业务协同与数据共享，又要确保信息安全和隐私保护，有效规避系统数据被非法窃取的风险。

（五）院外系统互联互通

近年来，随着社会整体信息化程度的不断提高和医疗卫生事业的快速发展，医院信息系统的涵盖范围不再局限于医院内网。在相关法律与政策允许、充分保证网络信息安全的前提下，经由患者知情同意，医院信息系统逐渐与院外多个系统建立互联互通，实现患者就医信息的实时共享与跨院业务协同。

例如，医疗保险实时结算、预防接种疫苗追溯、新生儿医学证明申签、远程心电监护与诊断、远程电子病历共享、传染病监测直报、远程影像会诊等。这些院外系统通过各种途径与医院信息系统衔接，为医疗信息的进一步充分共享与深度融合提供了广阔舞台。

这类应用的主要特色一是要做好不同信息系统之间相关共享数据在编码格式、语义规则、传输协议等方面的衔接、转换与统一，确保数据无歧义、无偏差、可追溯；二是要做好信息分级分类管理，按照法律、法规和政策要求，严格不同保密等级数据的使用范围和共享程度，避免失密、泄密和隐私泄露等问题。

（六）大数据应用如火如荼

经过数十年医疗信息化、数字化建设，国内许多医院逐渐积累了丰富的临床医疗数据。这既是医院多年信息化建设的丰硕成果，又是数字化医院的无形资产，还是提升医疗质量与管理效率的不可多得的宝贵资源。借助大数据、机器学习等技术，可以唤醒那些"沉睡的瑰宝"；通过综合使用机器学习、深度学习等技术进行深度挖掘与智能分析，可从这批数据宝藏中源源不断地掘取出各种绚丽多彩的"数据宝石"以堪大用——反哺临床、赋能科研、助力监管等。

例如，医院感染监测与预警系统通过分析患者体征指标、医嘱处方、检查检验结果等信息自动识别感染风险、快速判断风险等级、主动进行预测预警。

用血申请与预测评估系统可以结合临床诊断、身体指征、治疗方案等信息对患者的用血申请进行血量预测和疗效评估，科学地做好采血、备血、用血工作，主动规避临床用血风险，提高血液使用效率。

病历质控系统通过结合使用自然语言处理和病历知识库等技术可对门诊、住院病历进行快速质控普查，显著提高病历质量监管工作的覆盖面、精准度与时效性，及时消除各种因病历质量引发的医疗风险。

合理用药监管系统依托药品使用说明、配伍禁忌、临床处方等大数据资源，对患者的基础疾病、用药记录、处方内容、药品适应症等信息进行建模计算和快速检测，通过嵌入事前、事中与事后等不同审核环节，准确识别各种不合理用药问题，有效规避各类临床用药风险。

这类应用的主要特点是需要访问医院信息系统中大量的基础业务数据，涉及患者隐私、医疗安全和临床诊疗方案等信息，数据敏感度高、私密性强、知识含量多、二次挖掘价值大，同时，大数据分析通常会消耗数据库服务器较多的计算性能，影响服务器对同时段其他在线服务的响应速度。

因此，大数据分析应用系统通常不直接访问生产系统数据库，而是另外建设专用数据库以用于大数据分析，并将生产系统数据库中的数据定期或实时地同步到专用数据库。通过这种"以硬件换性能"的策略，既便于对专用数据库进行统一和集中的权限管理、安全设置及服务部署，又利于屏蔽大数据分析对生产系统造成的性能影响。

（七）物联网建设初见端倪

"万物互联""一网打尽"，曾经的"天方夜谭"正在逐步变成事实。药品、试剂、耗材、设备既是保障医疗服务正常开展的"四大件"，又是医院精细化管理的主战场，还是医院物联网建设的大舞台。围绕"实时、精准、智能、高效"的建设目标，医疗物联网建设正徐徐拉开大幕。

通过建立唯一标识编码体系（如面向药品的 UDI 体系、GS1 体系，面向耗材和设备的工业互联网二级节点编码解析系统等），结合使用"云—边—端"等边缘计算架构，分别将药品、试剂、耗材、设备的生产、流通、库存、使用和终末管理等环节连为一体，建立全生命周期的动态监管与全要素追溯链条，为精准管控、精确定位、精细服务提供一体化技术支撑。

这类应用的主要特点是在现有医疗网的基础上，建立一个广泛连接医院各种药品、试剂、耗材、设备等重要物资的物联网。这两张网络的基础架构、覆盖区域、保密等级、主要功能、数据内容、编码格式、传输协议等不尽相同。因此，需根据法规政策、实际需求和技术条件等要求，因地制宜地制订信息共享机制、安全防控体系与两网融合的方案。

设备物联网与医疗网的连接拓扑如图 8-2 所示，在医院设备物联网的建设过程中，针对联网设备数量众多、型号杂乱、数据接口不统一等诸多问题，通过采用基于 IPv6 协议的设备地址分发方法，有线与无线相结合的联网机制，兼容 WiFi、ZigBee 等多种无线传感技术的协议簇组，以及医疗网与设备物联网既相对独立又有机结合的网络结构等策略，建立一种设备互联、数据共享与信息融合的技术框架，支持对各种医疗设备的工作数据、运行日志和状态信息等进行快速采集、实时传输、融合分析和交互展现。

（八）精细化管理持续推进

如同"世界上没有完全相同的两片树叶"一样，不同患者对同一种疾病的临床症状、治疗方案及其预后效果等都不尽相同。但是，"个性中蕴含共性""透过现象看本质"等辩证唯物主义观点告诉我们，对纷繁复杂、各不相同的个体按照某些属性特征进行分门别类的处理，可以提高管理质量和效率。这一原理同样适用于临床医疗。

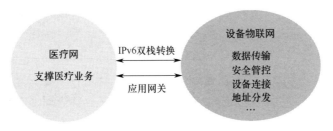

图 8-2 设备物联网与医疗网的连接拓扑

于是，循证医学、临床路径、按病种付费、疾病诊断分组、基于 KPI 的医技运营监管等医疗精细化服务与管理的创新举措纷至沓来。无一例外，这些新政策的落地实施不仅需要对临床中大量相关的医疗数据进行分类统计与分析计算，而且需要优化重组临床的相关业务流程，升级改造信息系统功能，以便提供基础性、精细化、全流程、全周期的服务支撑。

这类应用的主要特点是系统需要首先制定相应的管理规则和准入条件，以此建立计算模型，然后基于此模型对相关业务数据进行应用计算和统计分析。这是一种典型的计算密集型应用，不仅需要较强的数据、计算与模型资源的支撑，而且需要全方位、多视角的评估反馈机制的参与和指导。

（九）人工智能加速推广

人工智能是研究、开发用于模拟、延伸和扩展人的智能的理论、方法、技术及应用系统的一门新技术科学。近几年来，随着卷积神经网络和深度学习等技术的巨大进步，人工智能技术在医疗健康领域得到了迅猛的发展。

例如，影像筛查与辅助诊断系统对超声、CT、磁共振等图像进行病灶识别、测量计算与辅助诊断，有助于减少漏诊、误诊，降低阅片工作强度，提高临床工作质量和效率。

使用高性能计算和人工智能技术，可以基于体量庞大的医药知识库和门类繁多的医药机理，建立数值分析模型，精准快速地进行药物重定位计算，推动医药研发领域的快速发展。

此外，在多组学分析中也可采用人工智能技术，从而精确计算滑动窗口的适宜长度，动态优化多序列组合计算模式，提高序列搜索、比对与拼接速度，大幅减少序列分析耗时，提高组学分析效能。

这类应用的主要特点是需要大量的数据资源、算力资源和计算模型，是一种典型的数据密集型和计算密集型应用。从系统功能角度来看，医疗人工智能应用系统通常可以分为模型训练和模型推理两个阶段。其中，模型训练阶段不仅需要使用强大的算力对大量数据资源进行算法建模、计算分析和性能调优，而且需要投入大量的专业人力对模型进行持续改进与迭代优化，过程曲折，耗时费力。相比之下，在模型推理阶段，其算法复杂度、计算规模与时间消耗都大为减少，操作流程较为简洁。

因此，医疗人工智能应用系统集成不仅需要考虑模型训练是否充分、完备与高效，而且还需要仔细斟酌如何将模型推理及应用环节与医疗业务流程紧密结合、无缝衔接，实现数据共享与功能扩展。

临床医疗影像人工智能辅助诊断处理流程如图 8-3 所示，将人工智能辅助诊断功能嵌入临床影像诊断业务流程时，需要将人工阅片环节与辅助阅片流程有机结合，支持报告医师对经由 AI 模型推理生成的辅助诊断影像报告进行人工确认，以此实现诊断质量和诊断效率的双提升。

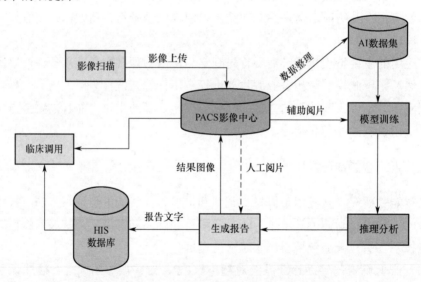

图 8-3　临床医疗影像人工智能辅助诊断处理流程

三、本节小结

上述九大类医院信息系统集成的主要需求是经过总结提炼而得到的，具有典型的代表性。其共性需求特点可归纳为政策性强、数据量大、信息安全要求高、自动化程度凸显、信息深度融合趋势显著等。通常在实际工作中，诸多信息系统集成需求并非孤立地存在，而是你中有我、我中有你、混杂交融、难以割舍。因此，在分析需求和制定策略时，一定要全面衡量、综合考虑，重点做好主要与次要、全部与局部、一般与特殊、个性与共性等需求的取舍与平衡。

同时，随着医院信息化建设的持续推进和新兴技术的发展演化，一方面新需求仍在不断涌现、百花齐放，另一方面许多原有需求也会不断变化重组。这就要求我们必须勤于思考、善于总结，具体问题具体分析，不断通过分类、对比和剖析，抓住主要矛盾，厘清核心需求。

第三节　集成策略

从宏观层面看，医院信息系统集成工作可视为信息系统功能经过不断充实、扩展与融合，持续走向成熟与完善的一种动态演进、自我革新的过程。

因此，为提高系统集成的工作质量和效率，需要从基本原则、主要分类和关键技术等个同角度进行整理剖析，以便从中总结和提炼出一套科学合理、行之有效的医院信息系统集成策略。

一、基本原则

（一）指导思想

系统集成要注重顶层设计、全局思维，要以系统工程、软件工程、项目管理等相关理论来指导实践、统一行动，不能顾此失彼、互为掣肘。

在实践工作中，首先要灵活采用"逐层分解、分步实施"策略，综合使用面向过程、面向对象与面向服务等不同的设计理念，增强集成接口的可靠性、适配度和可扩展性。其次，要严格遵循"高内聚、低耦合"原则，尽量降低系统集成接口复杂性，优化数据交换处理流程，提高各种集成服务、功能模块的标准化、复用性和封装度。

此外，还要特别重视系统集成中的安全防护工作。安全无小事，针对病毒攻击、非法入侵、隐私泄露、数据损失等问题，要从网络结构、系统架构、软件功能、数据灾难备份、用户授权等不同层面，紧扣医院信息系统集成的现实条件和客观需求，构建严密完善的数据防篡改、防泄密、防窃取、防丢失等机制，着重解决好系统集成所涉及的病毒防护、入侵检测与隐私保护等问题，确保系统整体安全可靠，信息访问有序受控。

（二）技术选型

医院信息系统集成技术的选择要因地制宜、机动灵活，应以提高数据共享质量、简化信息处理环节、增强应用交互性能、优化系统功能布局等为主要目标，宜简不宜繁，既不要"一刀切",也不要盲目追求"高大上"。

常见医院信息系统集成技术的比较如表 8-2 所示。界面集成、数据集成、应用集成、功能(服务)集成与微服务集成等医院信息系统集成技术各具特色、各有所长,实际使用时要紧扣需求、量体裁衣、取长补短。"没有最好,只有更好",须知能够满足应用需求、解决实际具体问题的集成策略就是好方法。

表 8-2　常见医院信息系统集成技术的比较

名称	原理	优点	缺点
界面集成	使用超链接、封装、嵌入等技术,将无源代码、无数据接口或异构分布的系统进行应用整合与集成	系统之间仍保持松耦合,是一种直观、简捷的集成方式	系统功能的深度融合与交互共享不足
数据集成	不同来源、格式与内容的数据经过转换、传输、融合与归档,为用户提供数据共享	实现多源异构数据的融合共享。目前已有较成熟框架,如联邦数据库、数据仓库等	需了解数据结构、编码格式与语义特征等。数据转换与接口开发任务艰巨
应用集成	针对不同运行环境和技术架构的系统,使用消息通信、功能复用与系统重构等技术实现信息共享与系统互操作	便于解决多个异构系统的互操作性,实现系统融合与功能扩展	需妥善解决系统兼容性、低耦合度与可扩展性等问题
功能(服务)集成	通过功能合并、互补与融合,着重从功能(服务)角度调整系统结构,充分发挥各自优势,提升系统整体性能	面向全局,既可满足功能要求又能减少重复冗余,提高系统性价比	需妥善解决功能模块耦合与软件复用问题
微服务集成	建立多个小型化、高内聚、低耦合服务,支持单独开发、轻量级通信与快速部署,助力解决业务快速发展与系统弹性可扩展之间的问题	具有去中心、分布式、松耦合、轻量化的特点,可屏蔽服务内部细节,降低差异性影响	微服务功能拆分与复用要充分考虑粒度、功能与效率的统一

长期以来,单体应用软件(Monolithic)大行其道——包含服务端、数据库和客户端,具有功能完整、结构紧凑、单独编译与部署等特点。系统中任何一点修改都将导致软件整体的重新编译与全部更新部署。并且,修改操作复杂、变更流程冗长、涉及面广、出错概率较高。随着云计算模式的兴起,这种软件设计开发模式的不足越发凸显,越来越难以满足市场对软件开发的敏捷迭代、持续更新与快速部署等的要求。

因此,微服务技术应运而生且快速发展,成为近年来系统集成领域的后起之秀。2014年,Martin Fowler 在 *Microservices: a definition of this new architectural term*(微服务:新技术架构的定义)一书中指出:"作为一种新的软件架构模式,微服务架构提倡将单体应用软件划分成一组相互协调、互补共享的小服务。每个小服务都可使用不同的语言编写，在独立进程中运行。小服务之间支持分布式存储和轻量级通信，如基于 HTTP 的 RESTful API。这些小服务基于各种业务场景，使用自动化部署工具进行独立发布与集中管理，并面向不同应用软件提供共享调用。"

目前，借助自身优势与应用特点，微服务架构已在医院信息系统集成实践中异军突起、渐露锋芒。

（三）实施步骤

当前，医院信息系统正在快速演化发展，新兴技术也层出不穷，系统集成工作事实上已经成为一个动态变化、历久弥新的挑战课题。

因此，在现有技术条件和应用场景下难以寻找一成不变的实现模式，更没有"放之四海而皆准"的技术方案。唯有在具体实施工作中，综合考虑系统架构、数据结构、用户需求、应用场景和技术发展等多种因素，摈弃"眉毛胡子一把抓"的错误做法，紧紧抓住主要矛盾和矛盾的主要方面。只有分清轻重缓急、标识关键路径、聚焦系统瓶颈、判明发展趋势，才能有目标、分步骤地不断推进与落地实施。

（四）效果评价

医院信息系统集成工作通常涉及多个系统之间的数据交换、流程优化和信息共享，"牵一发动全身"，涉及面广、影响深远。通过对系统集成效果进行客观公正、科学合理的评价，将有利于信息系统的持续进步与健康发展。

因此，建议从系统架构、数据共享、交互途径、应用场景及用户体验等多个层面，对医院信息系统集成进行综合分析和全面评估，既要充分考虑当前医院信息系统的集成效果和建设质量，又要仔细分析系统集成给系统可靠性与整体架构所带来的冲击与影响，更要综合统筹系统未来的开放性、扩展性与可持续性发展，避免"翻烧饼"和"推倒重来"等现象的发生。

二、主要分类

根据信息系统的主要功能特征和支撑主要临床业务的紧密程度，当前医院信息系统集成需求主要可以分为核心系统集成、外围系统集成及院外系统集成三大类。

其中，核心系统又叫基础信息系统，是指在众多的医院信息系统模块中，应采用一体化设计、不宜采取异构方式集成的、具备最少核心功能的医院信息系统模块集合，属于联机事物处理型应用。

外围系统泛指依托核心系统及其生产数据，进行数据挖掘、融合分析等综合性应用，或者面向专科业务领域进行流程优化与功能扩展，为临床、科研、运营和监管等提供数据处理与信息服务的相关信息系统，总体属于数据综合分析型应用。

院外系统是指在医院范畴之外开发部署的各种信息系统，由于业务协同、流程优化、数据共享等需求，需要与医院信息系统建立一定程度的数据共享联系，属于跨域业务协同型应用。

这三大类系统的功能由内而外、依次扩展、相互依存，其功能特点、应用场景、业务流程和性能要求等都各有不同、各具特色，如图 8-4 所示。因此，针对不同层面需求，应当采用不同的系统集成策略。

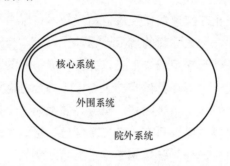

图 8-4　核心、外围与院外三大系统示意图

（一）核心系统集成

核心系统的最小构成包括三部分：一是患者管理，包括门诊挂号、住院登记、病案编目等；二是电子病历，包括门诊医生工作站、住院医生工作站、护士工作站；三是计价收费，包括门诊收费、住院收费、价格管理。

核心系统与日常主要医疗服务流程高度契合，是典型的联机事务处理型应用，是医院信息化建设中最重要的生产系统，所产生的数据是医院最核心的信息资产，也是医院生存发展的重要物质基础和信息资源，其重要性与影响力不言而喻。这些核心系统的一大共同特点就是非常注重数据共享与信息交互的一致性、实时性和高频率。

同时，根据数据是否来源于同一数据库，可将系统集成分为同构和异构两大类。其中，同构系统集成是指多个应用系统的数据主要来自同一数据库，通过开放数据表中局部或所有字段值的访问权限，可以实现多个系统之间的数据共享。显然，这种方式通常依赖数据库系统提供的读/写互斥、同步锁等多种机制，以实现内存中副本数据和原始数据的一致性，保证共享数据的准确与高效。也可以使用数据库系统提供的存储过程、触发器等技术实现数据集成与共享。

异构系统集成是指将多个应用系统数据存储在各个不同的数据库中，可以通过"DBLink+存储过程""DBLink+触发器"、Oracle 高级队列、Windows 消息、Web Service 等多种机制实现多个数据库之间的数据同步与信息共享。这些集成技术的原理不同、实现机制各异、应用场景也有区别，使用时需要具体情况具体分析。

案例分析1：检查申请与预约

开具检查申请是门诊和病房医生工作站的一项基本功能，而对检查申请进行响应和预约是放射信息系统（RIS）的一项重要功能。因此，检查申请信息与预约反馈信息这两个功能模块涉及 HIS 与 RIS 异构系统之间的信息交互与业务协同，如图 8-5 所示。

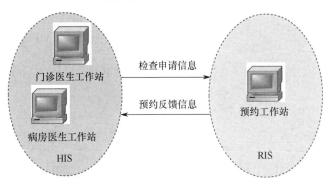

图 8-5　检查申请与预约处理

触发器技术是一种捕获数据库中源表数据内容发生插入、删除、修改变化的重要方法。每当源表中的数据发生变化，就会被相应的触发器感知，从而截获变化的数据内容，并根据实际需求进行处理。在检查申请信息与预约的处理过程中，就需要使用触发器技术。具体流程如下。

第一步，医生站开出一条检查申请，此时会在 HIS 数据库中 Exam_Appoints 表插入一条记录，并立即被 Insert 事件触发器捕获，将检查申请信息重组后插入 RIS 数据库中的 Request 表。

第二步，放射科预约工作人员对此申请信息进行响应，确定预约日期及检查注意事项，并将此信息更新写入 Request 表的对应字段。

第三步，RIS 库中 Request 表的 Update 事件触发器捕获到更新信息，将其反馈写入 HIS 库中 Exam_Appoints 表的对应字段。

由此可见，通过触发器技术，可实时、高效地实现异构数据库之间的数据交换与信息共享。

（二）外围系统集成

依托核心系统的最小构成若往外扩展，便可得到外围系统的主体构成，这部分系统主要通过同构/异构系统集成来与核心系统实现数据共享、业务协同和功能扩展，主要内容包括六大类系统，如图 8-6 所示。

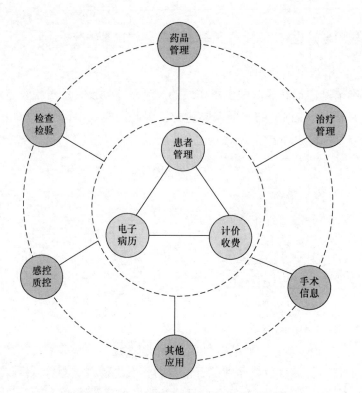

图 8-6 核心系统与外围系统结构示意图

一是药品管理系统，包括药品库存管理、摆药管理、处方发药等；二是检查检验系统，包括放射检查 RIS、检验 LIS、医学影像 PACS 等；三是治疗管理系统，包括治疗申请、疗程管理、费用处理等；四是手术信息系统，包括手术预约安排、手术麻醉管理、术中医护工作站等；五是感控质控系统，包括医院感染监控与预警系统、病历质控系统等；六是其他应用系统，包括用血申请与预测评估系统、合理用药监管系统、医技运营管理平台等。

这六大类系统通常需要对大量医疗业务数据进行交换共享、挖掘计算和融合分析，其集成共享具有明显的多模态、多维度和多尺度等特征。

其中，多模态不仅是指数据类型包括结构化、半结构化和非结构化数据，其内容涵盖检验结果、电子病历、医嘱处方、医学影像、病程记录等，而且包括 CT、磁共振、超声、内镜等多种影像模态的数据。

多维度是指数据涵盖长度、面积、体积、时间等多个维度。通过采集不同维度数据，能够不断增强对业务本质的刻画与展现能力。

多尺度是指数据跨度包括宏观尺度、细观尺度和微观尺度。不同尺度数据能够从不同视角和方位提取同一事物在不同层面的特征。例如，小尺度看细节只见"树木"，大尺度看整体只见"森林"。只有通过多种尺度相结合才能既见"树木"又见"森林"。

因此，无论是监控管理型应用系统，还是挖掘分析型应用系统，通常都需要定制数据接口，以进行数据格式转换、语义统一、集中归档等处理，通过多源异构数据的规范统一与定时同步，最终实现跨系统间的数据共享与业务协同。

案例分析 2：智能输血与预测系统集成

近年来，临床输血需求急剧增加，使得血液资源相对紧缺和临床用血规模持续增大的供需矛盾日益加剧，成为制约临床业务顺利开展、影响医疗服务质量提升的一个重要因素。通常，在临床工作中，医生需要综合评估患者身体状况和病情进展等情况，决定是否需要输血及输血数量。这种传统工作模式难以客观迅速地分析输血需求、精准测算输血用量及科学评估输血疗效。

为破解当前困局，提高输血管理的科学性和精准度，某医院输血科采用大数据和人工智能技术，对医院既往各类输血患者的临床数据进行建模分析；依托模型对每一条临床输血申请快速进行定性评估和定量计算，实时反馈评估结果，辅助临床输血决策；最终实现与医生工作站系统的信息集成和业务协同。智能输血系统流程如图 8-7 所示。

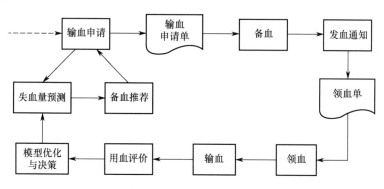

图 8-7　智能输血系统流程

这种"大数据+人工智能"的新型智能化输血管理工作模式，不仅有利于提高临床输血疗效、缓解血液保障压力，而且能够增加血液治疗及手术量，提升整体效益，更为重要的是有助于减少临床用血风险，降低输血不良反应的发生概率。

（三）院外系统集成

院外系统是指在医院范畴之外开发部署的各种信息系统，基于业务协同与系统互联互通等需求，这些信息系统需要与医院信息系统建立一定程度的数据交换与信息共享。例如，医疗保险实时结算、预防接种疫苗追溯、新生儿医学证明申请与签发、远程心电监护与辅助诊断、远程电子病历共享、传染病监测直报、远程影像会诊等。

这些院外系统的集成需求主要为互联互通，注重多源异构数据源的标准化、可用性和安全性。

这类集成需求的出现，一方面反映出社会整体信息化水平的持续提升，是医疗服务领域不断拓展、服务模式不断丰富、服务内容不断充实的生动体现，另一方面又是医院信息系统功能不断完善与持续扩展的真实写照，更是医院信息系统进行跨学科、跨行业、跨区域深度融合应用的典型范例。

对于院外系统的信息集成，主要通过 socket 通信、Web Service、消息中间件、应用网关及集成平台等技术来完成。近年以来，"微服务+中台技术"的建设理念与开发技术得到了快速发展与完善，应用前景日趋广阔，成为异构系统集成的不可忽略的新生力量。

案例分析 3：医保实时结算

医保实时结算是对原有事后手工结算模式的一次重大改进，涉及医院门诊挂号系统、医生工作站、收费系统等软件的改造。系统集成的主要需求如下。

第一，HIS 系统与医保系统的基础字典、收费项目名称及编码等关键信息存在不一致，需要进行统一对照与转换；第二，根据医保政策规定，需要对医保患者的收据记录、费用明细等信息进行逐项审核与拆解计算；第三，要做好实时处理的容错方案。因此，为顺利推进各医院实现医保实时结算业务，医保系统提供了标准的医保业务组件供各医院结算系统内嵌使用。医保实时结算处理流程示意图如图 8-8 所示。

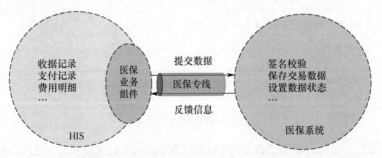

图 8-8　医保实时结算处理流程示意图

首先，在医院门诊挂号软件及结算软件中内嵌医保业务组件，实现患者的就诊费用分解和整理。其次，将分解后的费用信息和患者信息等经医保专线传输到医保系统做进一步审核与处理。最后，医保系统将反馈信息回传给 HIS。

由此可见，这种跨域业务协同操作，既要确保交易数据的准确可靠，还要夯实系统接口的安全稳定，并做好容错纠错处理。在此基础之上，近年来全国各地又陆续推行异地门诊实时结算、脱卡结算等创新服务模式，极大地便利了广大人民群众的就医看病，获得了巨大的社会效益。

三、关键技术

多年来，医院信息系统集成经过了一个从简单到复杂、从局部到整体、从专用到通用的发展历程。其中，许多关键技术被用于解决信息系统集成工作中遇到的各种架构适配性、功能可靠性与系统性能稳定高效等问题，取得了较好的效果。

以下将从数据库优化、数据共享模式、集成架构设计等多个层面对这些关键技术进行阐述。

（一）数据库优化

数据库优化技术是一项重要的通用型技术，只要使用了数据库的信息系统就面临数据库性能优化的问题。总体而言，数据库系统原理清晰，但各种加速技术、各类优化措施头绪众多、纷繁复杂。若要对数据库优化技术进行深入了解和系统掌握，就需要付出巨大的心血和努力。

因此，本书将另辟蹊径、单刀直入，紧扣医院信息系统集成工作实践，对经常使用的各种数据库优化技术进行归纳总结。医院信息系统集成所涉及的数据库优化技术主要包括增大数据库缓存、分表、分库、读/写分离、分布式数据库等。常用数据库优化技术对比如表 8-3 所示。

表 8-3 常用数据库优化技术对比

优化技术	主要原理	优点	缺点
增大数据库缓存	增大数据库服务器的内存容量，将使用频繁的数据表常驻内存	减少磁盘读/写次数，提高系统性能	缓存增长空间受限于服务器硬件型号和规格
分表	将使用频繁的大表分解成多张小表，分而治之	可减少数据读/写耗时和一致性、同步等开销	需修改相关软件以保持兼容性
分库	将功能相对聚集的多张数据表单独建立一个数据库	便于数据集中管控和安全使用	需修改相关软件以保持兼容性，还需增加数据库连接
读/写分离	将数据读/写较为频繁的表分离为两张表	有利于提高数据读和写的性能	需增加表的数量，并保持两张表的数据一致性
分布式数据库	将单数据库拆分成分布式数据库，实现数据分布存储与服务集中响应	有助于从整体上提高数据读/写速度、存储容量和系统可靠性	需增加服务器软/硬件投入。注意，系统同步有性能损耗

值得注意的是，上述数据库优化技术并不是独立存在、单独使用的，而是在实际应用场景中根据具体需求，既能够以"组合拳"方式进行搭配使用，也可以在现有基础条

件下循序渐进，逐步应用。

同时，随着软硬件技术的快速发展，数据库集群、智能数据库、列数据库、计算与存储相分离、GPU 加速引擎等一批面向"软硬一体化、低延迟、高可用"和"高并发、大通量、强一致性"的数据库优化新技术正在不断涌现。这些新技术有望促进医院信息系统集成工作的进一步发展与提高。

案例分析 4：检验系统数据库分离

随着医院信息系统应用和用户的不断增加,导致 HIS 核心数据库系统性能明显下降。针对此问题，专家们提出了一种利用数据库分离技术改善 HIS 核心数据库性能的解决方案。检验系统分离前后的系统结构示意图如图 8-9 所示。

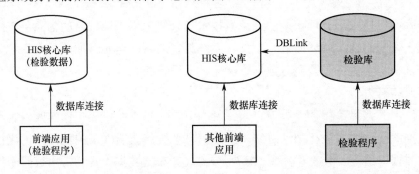

图 8-9　检验系统分离前（左图）后（右图）的系统结构示意图

该方案将检验系统数据从 HIS 核心数据库中分离出去，既要避免修改前端应用程序，减少对 HIS 系统运行的影响，又要实现为 HIS 核心数据库减负，提高 HIS 系统运行的性能。

在此过程中，需要解决好以下三个重要问题。

第一，要明确数据库分离的具体范围，即哪些数据需要从核心库中剥离出来从而为系统减负，如检验申请表、检验结果表等；同时，哪些数据要适度冗余，以保障系统整体的可靠性和实时性，如患者基础信息、人员属性字典等。

第二，对于统筹分析数据库分离可能涉及的所有前端应用软件，要逐一分析、严格测试，确保应用软件不出问题。

第三，周密考虑公共数据字典的同步策略、用户权限设置的迁移机制，以及客户端数据库连接的配置修改等，要尽量缩小影响和调整范围，简化用户操作，保持系统平稳运行，提高系统整体性能。

（二）数据共享模式

从数据源角度分析，医院信息系统集成所涉及的数据来源、编码格式和数据内容等都可能存在较大差异。因此，医院信息系统集成的数据共享模式可以分为单中心型、多中心型、集中同步型三种模式。

　　单中心型是指系统集成的数据源主要来自单个数据库 A，应用程序只需与该数据库 A 建立单个连接即可，如图 8-10 所示。有时，数据库 A 可能还会通过使用 DBLink 等技术与其他数据库 B 内建数据连接，以此实现数据跨库访问与共享。但是对应用软件来说，只需与数据库 A 建立连接就既可访问数据库 A 中数据，又可通过数据库 A 间接访问数据库 B 中的数据。

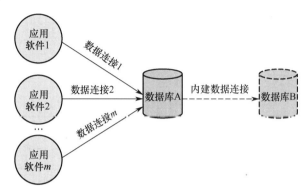

图 8-10　单中心型

　　多中心型是指系统集成的数据源来自多个数据库，应用程序需要与每个数据库分别建立连接，以用于从各数据库中获取所需数据，如图 8-11 所示。为了保证多个数据库间的数据一致性，其同步开销较大，将会降低系统整体性能。

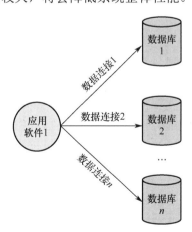

图 8-11　多中心型

　　集中同步型则是指系统集成的数据源来自多个数据库，通过数据同步技术（如 Oracle GoldenGate、快照迁移、联机日志重做等）将多个数据库中的数据快照定期集中更新到一台公共服务器中，应用程序只需与该公共数据库建立连接即可获得相关数据，如图 8-12

所示。该种模式需要在多个服务器的同步频度与数据实时性能之间做好权衡。

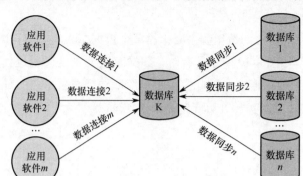

图 8-12　集中同步型

三种数据共享服务模式的对比如表 8-4 所示。

表 8-4　三种数据共享服务模式的对比

模式	优点	缺点	备注
单中心型	每个应用软件只需建立一个数据库连接；则系统总连接数为 O(m)	只能访问一个数据库，数据源较少，对多源异构数据支持不足	适于常规联机处理应用
多中心型	每个应用软件可以访问多个数据库，数据源丰富，支持多源异构数据	每个应用软件最多建 n 个数据库连接，系统总连接数为 O(m×n)，系统同步有开销	适于多源异构数据系统的实时性应用
集中同步型	每个应用软件可以访问多个数据库，支持多源异构数据，只需建立一个数据库连接；系统总连接数为 O(m)	需增配一台服务器，多源数据库定期将各自数据快照同步到该服务器上，并且同步要消耗各台服务器性能	适于多源异构数据系统的近实时应用，如大数据分析

注：假设系统共有 m 个应用软件，n 个数据库。

案例分析 5：医技运营管理平台

　　医技运营管理平台系统是围绕一系列核心运营管理指标，基于数据接口，从医院现有信息系统进行数据抽取与分析，并通过多维图表等形式进行信息展现与交互，深刻揭示运营指标数据变化规律和宏观趋势，为医院精细化管理与科学决策提供能够准确、客观、翔实分析数据的系统。

　　该系统以 HIS 为基础，通过触发器、Web Service 等数据接口，从放射 RIS、超声 RIS 等系统实时抽取与运营管理指标相关的业务数据，并从 ERP 系统中获取科室人员编配等数据，在医技运营管理数据库建立数据全集（集中同步型的数据共享模式）。为系统分别定义院、部、科室三级运营管理视图信息内容，以多维图表等形式准确、翔实、生动地展现对比，同时支持多种条件组合查询。医技运营管理平台系统集成结构如图 8-13 所示。

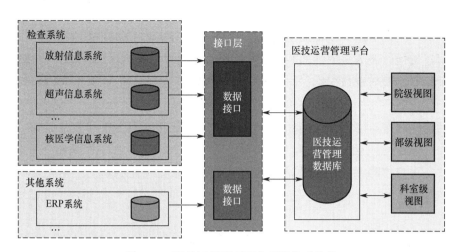

图 8-13　医技运营管理平台系统集成结构

（三）集成架构设计

医院信息系统集成涉及系统数据交互与共享、业务流程重组与优化，因此会不可避免地对 HIS 软件的整体架构、功能布局及系统性能产生重要影响。由此可见，信息系统集成架构的设计工作具有"四两拨千斤"的意义，需要从数据、系统、用户与技术等多个角度充分考虑、仔细斟酌。

从架构设计角度，医院信息系统集成可分为外挂式、内嵌式、总线型和平台化四大类别。根据系统集成工作对原有系统结构与软件功能的调整力度与影响范围排序，从小至大可依次排序为外挂式、内嵌式、总线型和平台化。系统集成架构设计主要类别如表 8-5 所示。

表 8-5　系统集成架构设计主要类别

类别	基本原理	重要特征	优缺点	集成技术
外挂式	使用超链接、钩子监听、消息通信等机制，对现有软件进行功能扩展	仅对现有软件进行适配性修改，不触及系统核心层面	修改量少，便于实施，但集成度有限、交互不便	界面集成
内嵌式	提供静（动）态链接库、功能模块等定制化资源，以支持现有软件内嵌调用与数据集成	定制化修改现有软件功能，尽量减少触及系统核心，需要信息化基础支持	方式灵活、适应面广，但接口复杂各异	数据集成、功能集成
总线型	使用服务总线、消息总线、数据总线等机制，对软件系统结构进行全面设计与整体优化	深层调整与扩充软件功能，提供统一接口，支持"即插即用"式扩展	接口规范，功能完备，便于扩展，但实现复杂难度大	功能集成、应用集成
平台化	基于面向（微）服务架构和逐层分解策略，标准化、组件化、体系化的构建系统功能	分层设计软件结构和功能模块，使服务部署灵活、共享充分、扩展方便、管控有效	便于接口一致和功能扩展，但整体成本高，调整面广	功能集成、微服务集成

231

实际上，医院信息系统集成架构包罗万象、异彩纷呈，难以在较短篇幅内将其分门别类、阐述透彻。表 8-5 中的四种主要类别是我们对医院信息系统集成架构技术发展历程的一种粗略勾勒与有益探索。同时，可以获得以下三点启示。

第一，相对于软件功能模块的"具体、直接、显性"特征而言，信息系统集成架构更为"抽象、间接与隐性"，需要反复观察、仔细对比、认真分析和总结提炼。

第二，随着医院信息系统的不断发展演化，集成框架也在不断调整变革。在实际应用中，各医院信息系统架构通常都是历次系统集成与优化调整的"集大成者"，既是一种阶段成果，更是一种累积效应，需要通过剥丝抽茧、逆向剖析，才能去伪存真、溯本清源。

第三，医院信息系统集成架构设计是涉及面广、关联度强、技术挑战大的一项基础工作。近年来，由于支撑技术、网络环境、用户需求和应用场景等发生了日新月异的变化，医院信息系统集成架构技术也呈现形式多样、灵活多变、创新活跃的发展态势。例如，多中心架构、软硬一体化架构、云计算架构等技术层出不穷。

因此，我们必须用客观、开放、发展、包容的态度去研究和学习各种新兴技术和集成架构，努力做到兼收并举，开拓创新，从实践中来、到实践中去。只有这样，医院信息系统集成的架构设计才能发展进步、行稳致远。

第四节　标准规范

在医院信息系统建设过程中，使用了许多通信协议、数据标准与应用规范。除常见的 OSI（七层网络模型）、TCP/IP（网络通信协议）以外，还包括 SNOMED、DICOM 标准、HL7 标准、FHIR 标准及 IHE 规范等重要标准与规范。

一、DICOM 标准——医学影像信息交换与集成

医学数字影像和通信标准（Digital Imaging and Communication of Medicine，DICOM），是由美国放射学会（ACR）和电气厂商协会（NEMA）联合成立的标准化委员会在 20 世纪 80 年代开始制定的，先后推出了 1.0 版（ACR-NEMA 300-1985）和 2.0 版（ACR-NEMA 300-1988）。经过不断改进、扩充和完善，1993 年推出实用可行的 3.0 版（ACR-NEMA DICOM）并获得推广应用。

DICOM 标准致力于满足医疗成像设备制造商和使用者基于标准化网络实现各种类型医疗成像设备的系统互联、数据交互与信息共享的需求。目前，DICOM 标准已经成为生物医学成像领域重要的国际标准，它对影像归档与传输系统 PACS 的研发制造、HIS/RIS 系统的信息集成等都具有十分重要的影响。

（一）常用术语

DICOM 标准针对不同地点、不同设备制造商、不同国家等复杂网络环境下医学图像的统一存储与高效传输问题，通过采用"面向对象、逐层分解"等设计思想，构建一套内容翔实、功能强大、持续完善与扩展的医学影像信息交换与集成技术框架。DICOM 标准涉及医学图像、数据通信、管理信息系统等多个领域，通过采用面向对象的描述方法、Entity-Relation 模型，以及大量的专业术语来充分阐述该标准体系的技术实质和丰富内涵。部分常用术语简介如下。

实体（Entity）：表示一个或一类有相同特性的应用对象。实体一般具有若干特征，称为属性。例如，患者是一个实体，具有姓名、性别、年龄、联系电话、常住地址等属性。

联系（Relation）：表示实体之间的互相关系。

E-R 模型：通过定义实体之间的联系，体现系统的需求与功能，常用 E-R 图表示。

对象（Object）：外部世界事物在计算机内部的表示，是事物属性值和处理方法的集合，具有封装和继承的特征。

信息对象定义（Information Object Definition，IOD）：表示信息实体的抽象，是 DICOM 命令的作用受体。

服务（Service）：某一对象为其他对象或程序提供的功能，申请服务的对象成为服务使用者，完成该功能的对象是服务的提供者。

服务对象对（Service Object Pair，SOP）：是 DICOM 信息传递的基本功能单位，包括一个信息对象和一组 DICOM 消息服务元素。

协议：在计算机网络中为保证正确传输数据，通信发起方和接收方都必须共同遵守的通信规则和数据格式。

（二）主要内容

DICOM 标准的内容由多文档组合而成，2020 版共由 22 部分构成（如图 8-14 所示），详情可访问 http://www.dicomstandard.org/。其中，第 1 部分为整体简介，第 2~14 部分为基础内容，第 15~18 部分为扩展内容，第 19~22 部分为近年新增部分。

第 2 部分"一致性"是指生产商通过提交一份详尽声明，表明其技术产品或解决方案是严格遵从 DICOM 标准的某些条款。由于 DICOM 标准功能复杂、涉及面广，因此从制造成本、使用性能等方面综合考虑，通常情况下产品都难以满足所有 DICOM 标准规定的功能，而只具备了必需的功能。因此，设备制造商必须给出该产品所支持的 DICOM 标准的功能清单，即兼容性声明（Conformance Statement）。

- PS3.1: Introduction and Overview (this document)
- PS3.2: Conformance
- PS3.3: Information Object Definitions
- PS3.4: Service Class Specifications
- PS3.5: Data Structures and Encoding
- PS3.6: Data Dictionary
- PS3.7: Message Exchange
- PS3.8: Network Communication Support for Message Exchange
- PS3.9: Retired
- PS3.10: Media Storage and File Format for Media Interchange
- PS3.11: Media Storage Application Profiles

- PS3.12: Formats and Physical Media
- PS3.13: Retired
- PS3.14: Grayscale Standard Display Function
- PS3.15: Security and System Management Profiles
- PS3.16: Content Mapping Resource
- PS3.17: Explanatory Information
- PS3.18: Web Services
- PS3.19: Application Hosting
- PS3.20: Imaging Reports using HL7 Clinical Document Architecture
- PS3.21: Transformations between DICOM and other Representations
- PS3.22: Real-Time Communication (DICOM-RTV)

图 8-14　DICOM 标准的内容构成

第 3 部分 "信息对象定义" 对多个用于交互的信息对象和每个数据元素的语义内容进行详细定义，内容涵盖 CT、磁共振、超声、正电子发射等许多成像设备的重要技术参数。每个信息对象定义由其用途和属性组成，包括普通型和复合型两大信息对象类。其中，普通型信息对象类仅包括现实世界中实体固有的属性；复合型信息对象类除包括现实世界中实体固有的属性外，还包括非固有、但与实体有关的属性。

第 4 部分 "服务类规范" 定义许多交互信息服务类。其中，一个服务类可将一个（或多个）信息对象与作用在该对象上的一个（或多个）命令联系在一起。典型 DICOM 标准规定的服务类有查询/检索服务类、打印管理服务类、存储服务类、基本工作列表管理服务类等。

第 5 部分 "数据结构和编码" 通过将第 3 部分的信息对象重组为线性位流，以便用于网络传输或文件存储。其内容包括 DICOM 标准的文件如何组织、如何编码、UID 如何定义与注册、使用哪种传输语法规范，以及像素数据如何编码压缩等。

第 6 部分 "数据字典" 是一种集中注册机制，定义一个可用于表示各种信息的 DICOM 标准的数据元素集合，包括可用于互换媒体编码的数据元素和由 DICOM 标准的分配的唯一标识信息。例如，已注册的 DICOM 标准的数据元素、已注册的 DICOM 标准的文件元数据、已注册的 DICOM 标准的目录结构元素、已注册的 DICOM 标准的唯一标识符 UID 等。

第 7 部分 "消息交换" 规定医疗成像环境中应用程序为实现 PS3.8 中定义的服务，而需使用的各种消息交互服务和协议，包括操作与通知服务、建立和终止 DICOM 连接、控制请求和响应命令交换，以及消息编码等。

第 8 部分 "支持消息交换的网络通信" 规定网络环境中的通信服务及其上层协议，支持不同 DICOM 标准的应用实体之间进行高效协调的信息交互。DICOM 标准的上层服务允许对 DICOM 标准的应用实体建立连接、转发消息与终止连接。

第 9 部分 "支持消息交换的点对点通信"指定用于点对点通信的相关服务与协议，实现与 ACR-NEMA 2.0 兼容。该部分内容已过时。

第 10 部分 "用于介质交换的介质存储和文件格式"指定在可移动媒介上存储医学图像信息的通用模型，支持在多种物理存储媒介上交换各类医学图像及相关信息。

第 11 部分 "介质存储应用概要"指定 DICOM 标准的应用相关子集，使其能遵从一致性声明。面向临床特定需求，这种一致性声明可用于存储媒介上医学图像及相关信息的互操作交换。

第 12 部分 "用于介质交换的物理介质和格式"通过指定以下内容，促进医疗环境中应用程序之间的信息交换。

（1）可用于描述媒介存储模型与特定物理媒介及其格式之间关系的一种结构。

（2）特定的媒介物理特性和相关介质格式。

第 13 部分 "支持点对点通信的打印管理"指定相关服务与协议，用于支持点对点通信的打印管理服务。该部分内容已过时。

第 14 部分 "灰度图像标准显示函数"指定一个用于显示系统校准的标准化函数，使灰阶图像能够在显示器、打印机等不同介质上进行一致性的显示。

第 15 部分 "安全性和系统管理概要"指定了符合一致性声明的安全和系统管理配置。这些配置的定义基于标准协议 DHCP、LDAP、TLS 和 ISCL。例如，DICOM 标准的连接的安全性要求提供用户身份标识，以及 DICOM 标准的文件的加密传输等。

第 16 部分 "内容映射资源"主要解决术语问题，即规定信息对象使用的多套编码术语，如 SNOMED，LOINC，ICD9/ICD10 等。

第 17 部分 "解释信息"提供规范的解释信息，如病人检查方位注解、波形图注解、结构化报告内容注解等。

第 18 部分 "Web 服务"规定基于 HTTP 协议族，可用于检索或存储一个 DICOM 标准的对象（包括医学影像、图像标注、影像报告等）的 Web 服务模式。

第 19 部分 "应用托管"规定一个应用程序编程接口（API），使 DICOM 标准的医学应用软件系统能够便捷地插接各种标准接口，实现 "一次生成、多次使用"。

第 20 部分 "基于 HL7 CDA 格式的影像报告"指定使用 HL7 CDA（临床文档体系框架 R2 版）的影像报告编码模板，满足影像筛查、诊断和治疗等要求。

第 21 部分 "DICOM 和其他表示法的转换"指定 DICOM 标准的结构化报告测量模板与 NCI（National Cancer Institute）注释和图像标注（AIM）等表示方法之间的兼容转换，便于对图像感兴趣区域进行定量分析与分类描述。

第 22 部分 "实时通信（DICOM-RTV）"指定一种可实时传输 DICOM 标准的元数据的基础服务，用于传输相关的视频流或音频流信息。

随着技术发展，DICOM 标准中第 9 部分和第 13 部分内容已经过时。同时，面对多个不同医疗分支业务场景的应用发展需求，先后成立20多个工作组来推进DICOM标准，使得DICOM标准内容不断丰富扩展，技术框架日益充实完善。

综上所述，DICOM 标准是针对医学图像的存储和通信需求而不断发展与完善的，迄今已成为医学影像领域的通用技术规范和核心框架，不仅是放射学信息系统（RIS）和图像归档与传输系统（PACS）的支撑技术，而且还是研发各种面向网络应用、致力实现资源共享与信息集成新型医疗仪器的核心基础。

同时，由于 DICOM 标准定义在网络通信协议的最上层，因此通过分层策略解耦网络的底层实现，屏蔽网络系统的各种技术细节，使得 DICOM 标准和网络基础保持相对独立性。再加上统一的存储格式和通信方式，采用 DICOM 标准可以避免大量重复性工作，进一步提高医疗影像信息系统的建设质量和成本效益。

二、HL7 标准——医疗数据交换与信息共享

在医疗信息领域，HL7（Health Level Seven）既可以指代一个著名国际组织，也是一项重要医疗信息交换标准名称。

首先，HL7 组织是一家非营利的国际性组织，主要从事医疗服务信息传输协议及标准的研发。HL7 委员会是美国国家标准局（ANSI）授权的标准开发组织之一，其主要工作内容是开发和研制医院数据信息传输协议及标准，优化临床业务的信息流程及管理信息系统功能。HL7 委员会的会员覆盖了世界上主要发达国家和绝大部分大型医疗信息系统供应商，美、日、欧等发达国家及相关地区都在积极参与 HL7 技术合作与应用推广。HL7 委员会曾先后设立了数十个技术委员会和特殊兴趣委员会（Special Interest Groups，SIGs）。

其次，作为信息交换标准，HL7 是开放式系统互联（OSI）通信模型第七层的一种应用层协议。通过构建一套完整的抽象数据类型和信息编码规则，用于规范在医疗机构、病人、医疗事业行政单位、保险等其他多个机构不同信息系统之间实现医疗数据标准化的传输与共享。

（一）基本特征

HL7 标准的主要特征如下。

（1）HL7 标准支持各种技术环境下的医疗数据交换，同时也支持各种编程语言、操作系统，以及多种通信环境。

（2）同时支持单数据流和多数据流两种通信方式。

（3）提供最大限度的兼容性，为使用者预留了各种特殊表、编码定义及消息段（如HL7 的 Z-segments）。

（4）具有良好的可扩展性，既可用于支撑新的应用需求，又能通过协议自身扩展，兼容不同的系统。

（5）通过不断发展完善，已成为一种被广泛接受的工业标准，全面满足现有医疗产品的技术特性和通信需求。

（6）长期致力于全面实现医疗机构之间电子数据交换与信息共享的标准化。

在 HL7 通信协议中，消息（Message）是数据交换的基本单位。一个消息由多个段组成，每一个段都由多个字段组成，每个字段是由一个或多个数据元组成的字符串。

HL7 定义了完整的消息构造、表达、传输和解析机制。符合 HL7 通信标准的程序通常由三部分组成：数据结构、一个构造器（Builder）和一个解析器（Parser）。其中，数据结构体现各个数据对象之间的相互关系；构造器用于将数据结构中的数据信息转化成可以在电子数据交换媒介中准确传输的数据字符串；解析器能够准确解析数据字符串，并从中获得原来的数据内容。

（二）主要进展

HL7 自 1987 年发布 v1.0 版后相继发布了 v2.0、v2.1、v2.2、v2.3、v2.3.1 版，2000年发布了 v2.4 版，后又基于 XML 开发 v3.0 版，但 HL7 v2.4 版本仍是 ANSI 正式发布的版本。

其中，HL7 v2.x 版本的消息通常由多个消息段按需拼接而成，并在消息事件、消息结构，以及消息传输等方面不断完善与改进，使其成为一个医疗卫生信息传输与交换的数据接口标准。为扩大标准的适用场景，HL7 v2.x 版本的消息包含了大量可供选择的数据项，从而导致后期各大厂商的产品难以进行统一的测试验证与高效的协同交互。在此情况下，HL7 v3.0 版本便应运而生。

第 3 版本基于"面向对象、自顶向下"的设计原则，采用 HL7 开发框架（HL7 Development Framework，HDF）取代 HL7 v2.x 版本中的消息开发框架（Message Development Framework，MDF），并通过创建参考信息模型（Reference Information Model，RIM），减少了大量重复的消息事件和消息结构，以精简统一的技术架构支撑多领域应用。

因此，HL7 通过建立医疗数据的信息传输协议与数据格式标准，规范了临床医学信息交互的消息接口定义，降低了医院信息系统互连成本，提高了医院信息系统之间数据信息的共享程度。起初，HL7 的主要应用领域是 HIS/RIS，主要功能是规范 HIS/RIS 系统及其设备之间的数据交互与信息共享，涉及病房和病人信息管理、检验信息系统、药房信息系统、放射信息系统、收费管理系统等多个系统。随着 HL7 的标准的不断完善与应用推广，HL7 日益转变为一项面向电子病历集成与共享，以及区域卫生信息互联互通的基础性标准。

临床文档体系框架（Clinical Document Architecture，CDA）是由 HL7 组织提出的一个 XML 文档标记与建模标准。CDA 通过定义医疗文档的基础结构和面向多种应用场景的特色语义，构建了适用各种临床文档的抽象框架，并提供了各类内容不同、格式规范的实施指南（Implementation Guide）和多层级、可复用、可共享的应用模板（Template），为各种电子病历互操作应用系统的开发与应用提供技术支撑。

2011 年，HL7 发布 CCDA 模板实施草案（Implementation Guide for CDA Release2.0，Consolidated CDA Templates）。这是一个规范化、可重用、可共享的 CDA 模板库，支持用户"一次开发、多次使用""累进式、互操作"，助力实现各种临床文档模板的多重复用、迭代更新与样式统一。

三、FHIR 标准——快速医疗互操作性资源

随着物联网、大数据等技术在医疗领域的广泛应用，医疗机构信息系统之间的互操作问题越发凸显，从而有力地推动了互操作性新技术——快速医疗互操作性资源（Fast Healthcare Interoperability Resources，FHIR）标准的快速发展。FHIR 标准通过定义一组资源支持医疗信息在不同系统之间的快速传递与有效交换，助力构建一整套样式灵活、内容完整、操作便捷、开放共享的医疗信息互操作解决方案。

（一）常用术语

作为 HL7 标准的最新进展和国际卫生信息交换的重要标准，FHIR 标准致力于解决医疗机构各种信息系统之间的复杂互操作问题。FHIR 标准主要设计理念是通过构建一个资源基本集，满足大多数现实使用需求，同时利用内置的扩展机制解决标准中未定义的部分需求。

资源是 FHIR 标准的基本组件，可以用 XML 或 JSON 表示。系统中所有可交换的内容都被定义为资源。目前已经定义了数十种资源，它们都具备以下特征。

- 一个 URL。
- 通用的元数据。
- 人可阅读的 XHTML 概述。
- 一组定义好的公共数据元素。
- 一个可扩展的框架。

组合是 FHIR 模型标准的基本方式，通过多种资源组合可满足各种需求。FHIR 模型的开发过程是先定义各种基本对象，然后通过对象继承、重载等方式实现各种复杂功能。

目前，有以下两种特殊资源可用于描述资源的定义与使用。

（1）一致性表述（Conformance Statement）：为了便于跨系统共享交换数据，需要对外提供一个涉及所需数据具体内容的接口描述。

（2）结构定义（Structure Definition）：提供附加规则，从而限制在具体实现中使用资源的可选择性、基数、术语绑定、数据类型与扩展定义等。

（二）主要内容

FHIR 标准定义了一个面向医疗业务应用的资源集合，用于表达独立的、模块化的医学实体。其定义来源于充分的需求调研、严谨的应用场景分析及与相关标准的交叉对应。通过资源交换与使用，可以高效解决与医疗业务流程相关的各种应用需求。这些资源涵盖了医疗业务的基本元素，包括病人、入院、诊断报告、药物及问题清单、相关参与者等。同时，通过资源组合与复用，可以支持更为丰富复杂的临床业务模型。

FHIR 标准采用面向 Web 的机制，通过使用开放的 Internet 标准来表达数据。由于使用简单的 XML 技术和基于 HTTP 的 RESTful 协议，因此每个资源都有相应的 URL。首先，尽管资源定义时需要基于 HTTP 的 RESTful 架构，但是资源使用时则不一定要求遵循该种架构。其次，该规范还定义了一种基于分类消息的框架，以及使用这些资源来构建文档的方法。最后，也可以在基于 SOA 的架构中使用这些资源，这种灵活性为解决广泛的互操作性问题提供了一致方案。

面向医疗业务流程，FHIR 标准定义了在信息交互中所需使用的主要资源，这些资源具有如下特点。

- 模块化：可作为自身事务范围和操作的最小单元。
- 独立：无须引用其他资源就可理解资源内容。
- 简单：每个资源都易于理解实现。
- RESTful：支持以 RESTful 格式交换使用资源。
- 灵活：资源也可用于其他语境中，如 SOA 架构、消息，并且以便在 RESTful 场景中移入/移出。
- 可扩展：在不影响互操作性的前提下，通过资源扩展满足本地化需求。
- 支持 Web 标准。
- 可免费使用。

除此之外，FHIR 还定义了一个轻量级的实现框架，用于支持这些资源在典型消息交换、临床文档和企业 SOA 等环境中的灵活应用。

四、IHE 规范——医疗系统多源异构信息交互与共享

IHE（Integrating the healthcare Enterprise）规范是 1997 年由美国医疗信息和管理系统学会（HIMSS）及北美放射学年会（RSNA）共同组织与发起的，主要目标是实现医疗信息系统之间的信息交互、集成与共享。

IHE 规范提倡在 HL7 和 DICOM 等现有标准之上定义一个通用框架，促进医疗信息共享和诊疗流程优化。IHE 规范的最初目标是解决放射科 PACS 与 RIS 之间软/硬件信息交互的问题，因而其前期发展与应用场景都是以放射科为主，后期逐渐扩展到检验、心脏介入、病理、眼科、药房等多个科室。

（一）常用术语

IHE 技术框架（Technical Framework）是定义集成规范（Integration Profile），以及相关角色（Actor）和事务（Transaction）的详细文档，也是一系列工作流模型的集合。

每个规范（Profiles）都是医疗信息系统功能的一个子集，它包含一系列角色及其相关的事务，用来表达和定义医疗信息系统某一方面的能力，即在某个工作场景下的工作流程。例如，工作排程 SWF、病人信息校准 PIR、影像的一致性表达 CPI、跨企业级文档共享 XDS 等。

角色用来产生、管理或操作与诊疗活动相关信息的应用系统或功能单元。每个角色都支持一组特定的事务，一个确定的信息系统可能支持一个或多个角色。例如，成像设备 MOD、图像管理 IM 等。

事务是在角色之间进行的操作，事务通过 DICOM、HL7 等相关标准或协议传输和交换医疗信息。例如，Query Modality Worklist（查询设备工作表单）、Modality Image Stored（设备图像保存）、Storage Commitment（存储确认）等。

IHE 规范提供详尽的技术框架文档和一系列集成化的工作流程规范，通过 IHE 集成互联测试（IHE-Connectathon），保证医疗健康领域各参与方的软硬件系统都能够具有很好的网络互联和协同工作能力。

（二）集成规范

放射学和信息技术架构是 IHE 规范最早提出的两个集成规范。其中，放射学集成规范相关内容如表 8-6 所示。

综上所述，IHE 规范是基于现有 DICOM 和 HL7 等标准而建立的一套规范工作流集成模式。同时，IHE 规范也定义了一个旨在不断改善和提高医疗信息共享水平、需要持

续努力与共同发展的医疗信息系统集成技术框架。

表 8-6　IHE 放射学集成规范

名称	简称	主要内容
工作排程	SWF	定义患者影像检查的主要流程，包括登记、预约、候检、采集、发送等
病人信息校准	PIR	在检查中病人信息异常时，需要进行调整和处理
影像一致性显示	CPI	确保影像和相关信息在不同显示设备中的显示一致性
分组检查	PGP	在同一次检查中，可以进行多个部位不同项目的图像扫描
后处理工作流	PWF	包括计算机辅助诊断、图像后处理、图像重建等后续工作
报告工作流	RWF	用于安排、分配和追踪报告任务及状态等
证据文档	ED	用于保存管理测量数据、辅助诊断结论及其他过程信息等
关键图像标注	KIN	从一次检查中挑选一张或多张重要影像加以标注和保存
简单图像和数字化报告	SINR	建立包括图像、文字、数值等内容的结构化标准报告
付费记录	CHG	管理病人检查的相关费用信息
基本安全	SEC	通过合并审计记录等方式建立安全框架
获取放射医学信息	ARI	面向临床科室提供放射图像及信息的共享访问
便携影像数据	PDI	指定角色和事务，支持用户使用可交换介质复制影像信息

医疗机构通过采购符合 IHE 规范的设备和系统，可以大大缩短在不同系统间进行信息集成测试与连接的时间，使来自不同厂商的软/硬件系统能够快速有机地结合成一个整体。这样既能够优化医疗机构工作流程、减少信息差错、提高医护质量，又可以在互联互通的基础上为医疗机构间的信息共享和业务协同，提供更为坚实的工作基础和技术保障。

第五节　本章小结

医院信息系统集成既是一个科学严谨的学术问题，也是一个开放活跃的技术话题。正所谓"横看成岭侧成峰，远近高低各不同"。本章所述的内容、方法与观点等是我们对此问题长期实践、持续思考与不断凝练的成果，其中也参考和吸收了很多业界前辈和同行们的真知灼见。但由于经验学识有限，难免会挂一漏万。尽管如此，我们还是希望本章所述内容能够帮助广大读者加深对医院信息系统集成工作的认识、思考和理解，起到抛砖引玉、举一反三的作用。

同时，通过紧密围绕安全、可靠、高效、可扩展、易维护等医院信息系统集成的主要目标，融合各种先进的信息系统集成理念与前沿技术，兼容并蓄、博采众长、不断创新、勤于实践，医院信息系统集成就一定会百尺竿头、更进一步。

（郭华源执笔）

本章参考文献

[1] 王行刚. 系统集成服务与系统集成技术[J]. 计算机应用, 1997, 17(2):1-2.

[2] 严洪范. 谈谈系统集成[J]. 电脑技术, 1996, 7:2-3.

[3] Hovenga E, Kidd M, Cesnik B. Health Informatics: An Overview[M]. Churchill Livingstone, Australia 1996.

[4] 薛万国. 客户/服务器模式在医院信息系统中的实践[J]. 计算机系统应用, 1994, 8:19-22.

[5] 薛万国. 新一代医院信息系统的特点[J]. 计算机系统应用, 1997, 4:2-5.

[6] 薛万国. 新阶段 HIS 的功能定位与基本特征[J]. 医疗卫生装备, 2010,31(2):8-10.

[7] 任连仲. 超越医疗：HIT 的拓荒——"军字一号"点滴回望 [M]. 北京：电子工业出版社，2016.

[8] 任连仲, 傅征. 医院信息系统建设与应用[M]. 北京：人民军医出版社，2002

[9] 白岩, 李婧. 医院信息系统集成平台的研究与分析[J]. 中国数字医学, 2014, 9(11):71-73.

[10] KATHRYN J H, PAMELA H, MARGARET A K, et al. Introduction to Nursing Informatics[M]. Fourth Edition, Springer-Verlag, London 2015.

[11] Tim Benson, Principles of Health Interoperability HL7 and SNOMED[M]. Springer-Verlag, London 2010.

[12] 刘敏超. 301 模式一卡通整体设计与实现[J]. 中国数字医学, 2012, 7(7):5-7.

[13] 季磊, 刘敏超. 解放军总医院微信公众号技术方案[J]. 中国数字医学, 2019, 14(10): 98-100.

[14] 季磊, 郭旭 , 施华宇. 移动医疗终端通讯系统的设计与实现[J]. 中国医疗器械杂志, 2013,37(1): 37-39.

[15] 施华宇, 张震江, 柴栋. 移动药师工作站系统的研发与应用[J]. 中国药物应用与监测, 14(5), 2017: 310-313.

[16] 程学旗, 靳小龙, 王元卓, 等. 大数据系统和分析技术综述[J]. 软件学报, 2014, 25(9):1889-1908.

[17] 衡反修, 王力华. 医疗机构医疗大数据平台建设指南[M]. 北京：电子工业出版社, 2019.

[18] 陈海明, 崔莉. 面向服务的物联网软件体系结构设计与模型检测[J]. 计算机学报, 2016, 39(5):1-21.

[19] 薛万国. 从系统架构角度看医院基础信息系统及其作用[R/OL].(2020-3-28)[2020-12-09]. http://www.hitzone.cn/28269.html.

[20] 郭华源, 薛万国, 吕俊文. 基于 Oracle 高级队列的分诊系统消息服务器设计与实现[J]. 医疗设备信息, 2007, 22(5):41-43.

[21] 郭华源, 赖永航. 基于 Windows 自定义消息的消化内镜系统集成[J]. 医疗卫生装备, 2012, 33(2): 54-56.

[22] 郭华源, 薛万国. 核医学信息系统的设计与集成[J]. 医疗卫生装备, 2011, 32(10):54-56.

[23]邢玉斌, 索继江, 杜明梅, 等. 医院感染实时监控系统的开发与应用[J]. 中华医院感染学杂志, 2011, 21(24):5241-5243.

[24]索继江, 邢玉斌, 杜明梅, 等. 医院传染病实时监控及预警系统的功能设计与实现[J]. 中国医院, 2013, 17(3):11-13.

[25]陈麟凤, 李卉, 庄远, 等. 临床输血智能管理与评估系统的构建与应用[J]. 中国输血杂志, 2015, 28(9):1167-1173.

[26]黄建隆, 郭胜杰, 孙世传. 基于人工智能的病历质控系统研究[J]. 中国数字医学, 2018, 13(10):42-43.

[27]路霞林, 喻志阳, 骆雨璇, 等. "三医联动"建构医保患者合理用药监管新模式[J]. 中南药学, 2019, 17(8):1371-1374.

[28]互联网医疗健康产业联盟. 2018 年医疗人工智能技术与应用白皮书[EB/OL]. (2018-05-07)[2020-12-09]. http://www.100ec.cn/detail--6448143.html.

[29]刘敏超, 宗静. 医疗保险实时结算的问题与对策[J]. 医疗卫生装备, 2010 , 31(12):118-119.

[30]刘志敏, 余浩. 利用数据库分布技术改善 HIS 的应用性能[J]. 中国医疗设备, 2008, 23(6):25-26.

[31]齐国隆, 孔令人. 医疗环境电子数据交换标准 HL7 V3.0 的新进展[J]. 中华医药管理杂志, 2001, 17(6):361-363.

[32]陆波, 李伟鹏, 曹阳. 医疗信息交换标准 HL7 的消息机制剖析[J]. 中国医学物理学杂志, 2005, 22(1):414-416.

[33]舒婷. HL7 标准 2.4 版概述[J]. 中国数字医学, 2007, 2(7):46-49.

[34]丁云. HL7 标准概述[J]. 中国数字医学, 2007, 2(7):44-45,49.

[35]黄萍, 蔡连忠, 王琛. 使用 HL7 RIM 构建健康档案信息模型[J]. 数字技术与应用, 2010(5):4-7.

[36]李包罗, 冯东雷, 李敬东, 等. HL7 的现状、应用与进展[J]. 中国数字医学, 2013, 8(3):3-7,11.

[37]张继武. IHE 介绍[J]. 中国医疗器械杂志, 2007,31(2):112-119.

第九章
用户体验设计

国际标准化组织在 ISO 9241—210 标准中将用户体验（User Experience，UE 或 UX）定义为用户在使用或参与产品、系统、服务时，所产生的感受与反应，包含用户的情绪、信仰、偏好、感受、生理与心理的反应、行为及相关影响，涵盖使用产品、系统、服务的全过程。因为用户体验是纯主观的感受，所以就带有一定的不确定性因素，而个体差异也决定了每个用户的真实体验是无法通过其他途径来完全模拟或再现的。

用户体验的发展包括用户体验研究（User Experience Research）和用户体验设计（User Experience Design）两个主要方向。前者通过调查和分析用户行为数据，为系统制定设计框架和基准，以便将系统功能更好地融入用户体验中；后者在前者基础上实现一套以用户为中心的完整设计流程，包括目标用户、满意度范围、主题设置、交互研究、系统反馈和最终成果等环节，其核心目标为实现用户需求。本章将对用户体验设计进行详细讨论。

第一节　用户体验设计概述

一、用户体验设计的内容

用户体验作为一种主观感受，可以是用户在购买某项服务时通过顺畅的流程而获得的喜悦感，也可以是用户在使用某个系统的即时响应时而获得的高效感，也可以是用户在操作某台设备时随时可以找到想要的功能和获取想要的信息时而获得的可控感，也可以是用户在不小心输入错误金额后收到系统预警提示时而获得的安全感。所有这些用户在使用产品过程中的感受，不仅来自用户能看到、能触摸到的直接交互设计，同时还源自隐藏在产品背后，用户看不到的智能技术支持。用户体验设计所涵盖的内容，不仅仅是产品功能的实现和视觉的美观，而且还是包含在产品从无到有所经历的各个阶段中的方方面面的体验内容。这是一个庞大的体系，为了更清晰地阐述如何进行用户体验设计，本文采用了"Ajax 之父"Jesse James Garrett 提出的影响用户体验的五层模型理论作为主线，将产品设计的过程分解为五个层次，以便将复杂的事务抽象为分层模型，以更清晰地展示其内在逻辑。用户体验的五层模型如图 9-1 所示。五层模型理论最初是针对网站设计写作而建立的，但其核心具有很强的普适性，被越来越多的用户体验设计者所推崇，成为当前设计理论的经典。

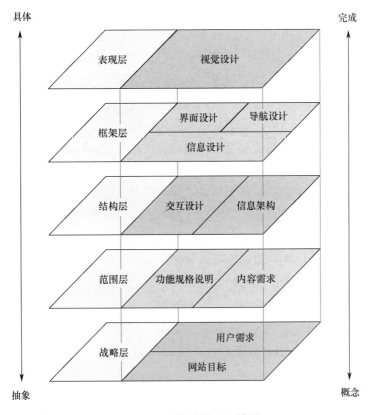

图 9-1　用户体验的五层模型

　　用户体验的五层模型，从下往上分别是战略层、范围层、结构层、框架层和表现层，这五个层次组成了一个从抽象到具体，从概念到产品的基础架构。依托这个基础架构，人们更容易直观地讨论用户体验设计的范围，以及采用什么样的方法来解决用户体验设计中的问题。

　　第一层，战略层。战略层需要明确产品的目标，即明确用户和经营者分别想从产品中获得什么。从用户角度，在这个层面就是要确定产品是"为谁解决什么问题"。"为谁"就是要明确目标用户，了解用户需求；"解决什么问题"就是明确产品定义，明确产品目标。从经营者角度，在这个层面就是要确定经营者想要获得什么"商业目标"，诸如"提升用户数量""增加品牌宣传"或"盈利"等来自企业内部的需求。战略层会影响产品的定义，进而影响产品的设计。

第二层，范围层。在范围层需要明确系统设计人员应该"做什么"，即明确产品有哪些功能。软件功能开发过程中，在范围层应当确定全部功能模块和信息模块。"范围"这个词在项目研发初期，表示需求，描述系统应该"做什么"；在项目末期表示规格说明，描述系统真正"完成了什么"。

第三层，结构层。在范围层对产品的功能进行了分析与归纳，在结构层要做的第一件事就是将这些功能信息进行分类。一个产品的功能往往是众多且零散的，面对这些庞大的功能，设计者往往无从下手，所以在系统设计之前，就需要规划好整个系统的功能模块，如各个模块内包含哪些信息和具体的功能，以及这些功能如何分放在系统页面中等。经过整合而确定的功能页面是无组织的、零散的，那么结构层要做的第二件事情就是，按照一定的业务逻辑及用户的惯性思维来设计这些页面间的关联性，并采用合适的层级结构，将每个页面规划链接起来。也就是用户在实际操作时如何到达某个页面，并且在他们点击页面上的某个按钮后操作能去什么地方。

第四层，框架层。在框架层需要明确具体完成的工作，如页面设计、页面布局、页面元素的摆放等。例如，在页面中如何确定按钮、表格、照片和文本区域的位置，以达到这些页面元素的最大使用效果和效率。在框架层有一个很重要的表现方式：线框图。线框图通过画线框的方式能够清晰地展示页面各模块元素之间的布局关系、优先级关系等，从而可以高效快速地表达产品的雏形和大体形态。

第五层，表现层。表现层是最终呈现在用户眼前的一切，包括字体的大小、页面的色调、按钮的位置、图片的保真度等，是一系列饱满的页面元素的组合。表现层可以给人整体的感官体验，即我们所说的视觉设计，它是将内容、功能和美学汇集到一起产生的最终设计。

通过分析五个层面，用户体验设计不再抽象，而是变得更加具体。在最底层的层面，完全不用考虑产品的最终外观。在最高层的层面，只需关心所呈现的最具体的细节。随着层面的上升，用户体验设计一点点地被具体化，功能细节也越来越多、越来越精细。这五个层面完整地构成了产品用户体验设计。

二、用户体验设计目标

用户体验设计目标可以概括为有用、易用和友好三个层次。

有用，是产品用户体验的基础。有用是指能解决某些或某个问题，这是针对目标用户而言的。就像我们想要预约体检时，会登录体检预约系统，而不是去预约挂号系统一样，某个特定的产品，应该能够帮助目标用户完成某件特定的事情，达成某个特定的目标，只有这样才对用户有意义。如果一个产品提供的功能和信息并不能满足目标用户的基本需求，那么其他一切都是妄谈。

易用，是产品用户体验的进阶。一个产品设计得再好，对用户再有价值，但如果出现使用很困难、速度很慢、效率很低，用户经常找不到自己想要的操作按键，从一个页面跳转后就不知道如何回到之前浏览过的页面等糟糕的操作体验，就一定会给用户带来很多的不便，也很容易使用户放弃继续使用该产品。良好的用户体验设计，不仅要考虑产品在功能上满足用户需求，更要考虑产品能让用户快速、便捷地解决问题，使用户能一看就知道怎么使用并能轻松解决用户的问题。

友好，是用户体验的更高一级层次，能让用户在使用产品时，感觉很舒适甚至超过预期。这不仅应要求各种操作都自然流畅，还应要求产品的设计能够调动用户的情感，如有趣的幽默的交互文案、贴心的操作反馈、暖心的错误预警等，从而给用户带来微小的情感波动，最终提升产品的友好设计。

第二节　用户体验设计原则

参考业界比较经典的"尼尔森十大可用性设计原则"，结合医疗信息系统本身的产品特点，本节汇总出以下六项 HIS 核心系统的用户体验设计原则。

一、灵活高效原则

医院信息系统的软件产品，根据其使用环境和利益相关者的需求等因素，必须具备灵活与高效的特点。

例如，医生工作站系统在门诊使用时环境嘈杂，而医生又需要在有限的时间里对众多患者进行问诊，这就对系统的稳定性、高效性提出了极高的要求，要求各种操作响应时间短、速度快，各类数据初始化时间短，业务数据集成灵活性高。

又如，存在业务高峰期的挂号系统，对系统灵活高效的要求就更为突出。挂号系统的业务高峰时段往往集中在每天早晨的七点到九点，这期间医疗业务全速运转，系统稳定性、业务处理流畅性、人机交互便捷性等都有助提高系统效率。诸如合理的文字提示、支持全键盘操作方式等细节，都能帮助挂号人员提高工作效率，从而提高产品的用户体验感。

二、可视性原则

在用户操作的过程中，尤其是用户在 Web 端操作时，使用鼠标操作往往不像在手机端这么直观，所以在设计时，适时地通过页面信息的色彩变化，操作图标的提示等方式

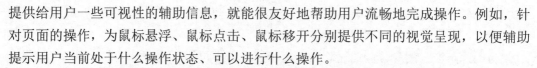

提供给用户一些可视性的辅助信息，就能很友好地帮助用户流畅地完成操作。例如，针对页面的操作，为鼠标悬浮、鼠标点击、鼠标移开分别提供不同的视觉呈现，以便辅助提示用户当前处于什么操作状态、可以进行什么操作。

在用户操作后，无论是单击、滚动鼠标，还是按下键盘，页面上都应即时给出反馈。"即时"是指，页面响应时间小于用户能忍受的等待时间，让用户很快就可以了解自己的操作带来的结果，就像是机器在与人面对面交流一样，及时的响应会给用户带来可控感和安全感，以便引导用户进行下一步的操作。例如，在进行系统设计时，等待是常见的状况，此时要在页面上给予提示。如果能够获取百分比信息，那么就最好有百分比信息显示，如果获取不到，则可以通过加载条或滚动条的形式来辅助提示，让用户可以预知等待的时间，以减少用户的不知所措感。

三、友好原则

友好原则要求在用户的操作过程中为其提供愉悦和舒适的感受，包含友好的页面布局、友好的视觉呈现、友好的系统提示等，使用户在使用系统时，就好像在和一个好友聊天一样，任何能看到的、能触摸到的、能感知到的都是愉悦和舒适的感受。

例如，当操作出现异常时，提示信息如果呈现"错误 500"或"Sever Error"，则让普通用户根本无法理解。我们在表述提示信息时应该使用用户的语言而不是开发者的语言，让提示信息更贴近生活，即将提示信息转化为用户的易懂语言，并且要为用户提供帮助，告知用户接下来该如何解决问题。这就如同我们在与好友交流时，不会使用一些晦涩难懂的专业性极高的词汇来聊天是一个道理。

四、一致性原则

从设计角度，一致性原则是指相同的功能在产品的不同界面应该表现一致，相似的功能在不同的界面中应该表现相似。从用户角度，一致性原则是指为了减少认知负担，方便用户更快地使用产品、熟悉导航的路径、熟悉设计的模式、养成固定的使用习惯、提高工作效率。一致性原则包含以下三个方面。

第一，行为一致性。行为一致性主要体现在交互动作的一致性，也就是操作的一致性。例如，在用手机操作的过程中，点击行为是打开操作，左滑是删除操作，长按是显示更多的菜单项，手机截图后自动出现分享页面等，无论在哪个页面这些手势的操作都应该保持一致。在产品设计中，还需要考虑产品所在平台的特性，并根据平台的特性，设计与其相符的产品。如果设计的平台是 PC 端，那么需要考虑 PC 端的特性，如屏幕大、鼠标操作比较精准、键盘也可作为辅助操作设备、工作环境相对稳定、操作以点击居多。

如果设计的平台是移动端，则要考虑手机的使用场景，并且还要区分 iOS、Android 等不同的操作系统，在不同系统环境下某些操作的操作规范也不同。因此，在设计时需要根据产品的使用平台选择合适的交互方式。

第二，视觉一致性。视觉是软件产品带给人的最直观的感受，视觉一致性包含色彩、风格和属性的一致性。色彩一致性是指在同一个产品中，主色调、辅助色、点缀色、字体颜色、警告色等颜色要保持一致。风格一致性指在整个系统中采用统一的扁平、拟物等设计风格，否则就会给用户突兀的感觉，体验感差，让用户疑惑是否在同一个系统中或系统是否出现了异常。属性一致性则是指，在相同层级的字体字号大小、不同图标、不同尺寸的图片等属性的表现应该是一致的。

第三，感知一致性。感知一致性又包括位置一致性和文本一致性。

位置一致性包括相同功能的操作位置一致、页面之间的元素相对位置一致等。位置一致性可以方便用户快速准确地定位操作，减少用户的学习成本。如图 9-2 所示的某系统的电子健康卡后台管理页面中，列表管理页面都保持着固定的结构模式，页面左侧为导航区；页面右侧分为三个部分，上部是查询区域，中部是功能操作区，下部是内容区域；页面底端是页码控制区。

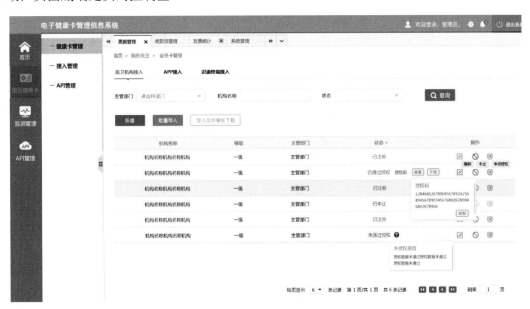

图 9-2　某系统电子健康卡后台管理页面

文本一致性是指同样的功能在不同的地方出现的文本应该保持一致，其中包含提示语、辅助信息、操作提示、功能按钮文本等。其中，辅助信息及提示语在语气及用词方面也应保持一致。

五、容错防错原则

容错防错原则是指以正确引导用户，通过有用的约束、正确的提示、提供默认值等方式减少发生错误的机会，并鼓励用户检查错误。例如，有些按钮需要录入信息后才可使用，当没有录入信息时，按钮可以制作成不可用的状态，以进行操作上的约束，从而减少用户的误操作。错误信息应该用易懂的语言表达（不要用代码），准确地反映问题所在，并且提出一个有效的建议或解决方案。

六、符合用户习惯原则

对于某些操作，用户都有固定的思维预期，如消息列表和新闻列表按倒叙时间进行排列，输入框按从左到右的顺序录入，返回按钮往往在页面的左上角等。我们在设计产品时应该遵循用户预期，减少用户使用时的疑惑。

第三节 用户体验设计案例

我们将以门诊医生工作站为例，结合用户体验设计五层模型理论，进一步了解 HIS 核心业务系统中的用户体验设计在五个层次上要完成的事情，以及完成这些事情可以参考的一些方法。需要注意的是，Jesse James Garrett 提出的用户体验的五个层次的要素更偏向于网页设计，有些要素对于医疗行业的产品设计并不适用。以下我们以该理论为基础，结合医疗信息系统本身特征进行设计方法的阐述。

一、战略层

战略层的作用是明确产品定义与用户需求，即明确这个产品是谁在用，用它完成什么事情。

"谁"就是指产品的目标用户。在门诊医生工作站中，门诊医生是目标用户。"完成什么事"就是指产品目标。在设计门诊医生工作站时，可以从两个角度对产品目标进行分析：从医生的角度，要设计一个集患者病历书写、医嘱处理、医技申请与结果查询、会诊处理、患者基本情况查询为一体的综合应用信息系统；从经营者的角度，要为实现医院提升管理水平，以及为患者提供更加高效快捷的医疗服务的目标而提供一套稳定、完善的数字化医院解决方案。上述分析可以通过图 9-3 来直观地展示。

有了明确的用户，接下来就要对用户需求进行详尽的分析。用户需求是目标用户在合理场景下的用户目标，就是指"谁"在"什么场景"中要解决"什么问题"。门诊医生工作站的用户需求分析如图 9-4 所示。

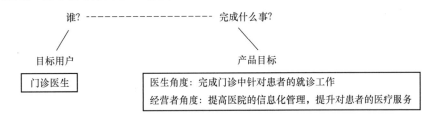

图 9-3　门诊医生工作站的产品定义

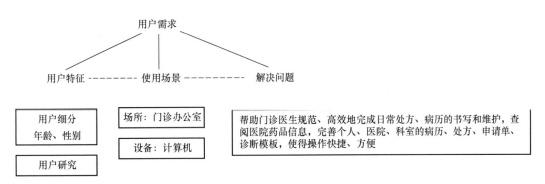

图 9-4　门诊医生工作站的用户需求分析

（一）用户特征分析

没有任何一种产品可以获得所有人的倾心，只有充分了解目标用户的特征，才能设计出符合用户心意的系统。因此，可以采用细分用户的方法，将用户分为较小的有共同需求的群组，然后对其使用系统时的习惯和喜好进行研究。

例如，分析门诊医生的特征后可知，他们都是高知人群，接受能力强、反应迅速，但同时也背负高负荷、高强度、高重复的工作压力，每天要面对众多的患者，处理不同的病症，在有限的门诊时间内需要完成众多患者的问诊工作。由此可知，门诊医生对系统的主要诉求是高效、安全、稳定，不需要太多花哨的功能和绚丽的页面，需要的是明确的页面层次、更多的辅助信息提示和智能模板，以减少人工计算数据和手动录入信息的时间。

同时，在细分用户时可以采用多种维度的方法，如对于门诊医生，可以从年龄上细分。对于有些年纪稍大的医生而言，他们视力较弱，对计算机系统的接受和反馈都比较慢，打字速度也较慢，鼠标操作也不精确。在分析这类目标人群的用户需求时会发现：他们要求屏幕操作按键要大、常用功能要突出、色彩对比度要强。此外，系统还需要采用模板式录入、引导式的弹出框来满足他们的需求。

目标用户的细分对系统设计起着关键的作用。一方面，细分目标用户可以使设计人员在进行设计时更专注于服务某一类特定用户，更容易提升此类用户的用户度，提升产品的的用户体验；另一方面，目标用户的特征也对使用场景和用户目标有较大的影响。

（二）使用场景分析

门诊医生工作站系统，是医生在门诊时使用的系统，门诊医生的工作场景中往往聚集着大量的患者，声音嘈杂、环境复杂，顾及这种操作环境的影响，我们在进行设计时应该考虑减少声音交互，多用画面交互，凸显常用功能，多提供引导操作和防错容错预警，多提供合理的人工智能帮助。

同时，考虑系统要在 PC 端上应用，因此在设计时可以利用计算机屏幕较大的特性，在页面内容纳更多的信息，通过鼠标的右键操作和键盘快捷键操作，增加在当前页面实现更多功能的可能性。例如，一些医生工作站系统，很多模板调用功能就是采用鼠标的右键操作来实现的。

（三）需求分析

进行需求分析时，首先需要参考国家对于此类系统建设的规定和要求，如《全国医院信息化建设标准与规范（试行）》和《医院智慧服务分级评估标准体系（试行）》等标准、规范都是需求的来源。其次需要考虑门诊医生的工作场景离不开患者及其他利益相关者，我们也要通过采用本书第五章第三节论述的医疗核心业务系统需求的分析方法，以获取更多的用户需求。最后需要采用列表的方式将所有的需求罗列出来，如表 9-1 所示。

表 9-1　医生门诊工作站需求列表

序号	用户需求
1	接收预约提醒
2	书写患者病史资料
3	获取患者基本信息及既往就诊记录信息
4	下达处方和各种检验、检查申请
5	填写患者病历
6	获取相关医疗知识，查阅各种疾病的诊疗常规、药物信息、检验信息等医学数据
7	在诊断过程中遇到疑难杂症时，可利用计算机进行辅助分析
…	…

二、范围层

范围层的作用是明确功能与信息。任何一个系统都需要一份详尽的功能列表，以记录系统中所有需要支持的信息内容和需要满足的操作，这样才能确切地知道在进行用户体验设计时需要完成哪些工作。

　　系统的功能列表就是从战略层确定的需求列表中提取出来的，每一条需求都对应着很多功能，我们需要根据每一条需求罗列出其中具体的功能，具体的功能又对应着不同的任务，在这里我们将任务也纳入考虑范围，以完善功能、减少遗漏。例如，以战略层中需求列表中第 5 条为例，逐条罗列"填写患者病历"需求包含的功能点，填写患者病历的功能列表，如表 9-2 所示。

表 9-2　填写患者病历的功能列表

需求	功能	任务
填写患者病历	新建病历	选择病历模板； 建立模板内容
	书写病历	病历书写（右键菜单，内容包括剪切、复制、粘贴、撤销、恢复、插入图片、粘贴外部文件内容、元素属性、删除元素）； 工具条（内容包括字体、字号、排版、字符、上标、下标等）； 同一医生多次新建保存病历文件时，最后一个病历文件有效； 不同医生对同一病人写病历，各自不冲突
	诊断病历	诊断选择（西医、中医等）； 诊断返回； 和其他功能同步（如处置、检查、检验等）； 在病历文件内可以手动编辑录入； 从诊断界面选择诊断，返回病历文件
	保存病历	保存； 结构化元素后台存储
	病历签名	宏签名元素
	打印病历	选择打印外设； 打印内容
	另存为模板	另存为模板、调用； 维护模板内容； 一键录入

　　在范围层，只需将所有的功能和信息罗列出来即可，以确保系统不丢失任何需要支持的任务。对于这些功能信息的分类和汇总就是结构层要做的事情了。

三、结构层

　　结构层的作用是汇总功能分类及构建信息架构。结构层将我们的关注点从抽象的决策和功能范围问题转移到更能影响用户体验设计的具体因素上。在范围层，我们通过需求分析，罗列出必要的功能和信息，在结构层则要将这些功能和信息分门别类地、有效地组织起来，以便用户能够快速找到自己想要的信息。只有前期的信息架构分析做得足够细致，后期的具体界面设计才能逻辑清晰、减少迭代。

（一）功能分类

医疗信息类产品往往有明确的业务流程，在这里我们可以采用业务逻辑分类的方法对业务流程进行功能分类。以门诊医生工作站为例，我们首先绘制出其业务流程图，如图 9-5 所示。

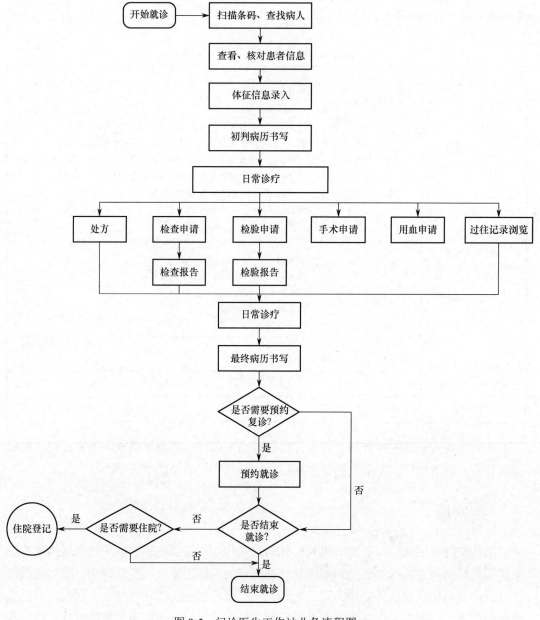

图 9-5　门诊医生工作站业务流程图

在业务流程图中，清晰的流程模块可以为我们提供参考，帮助我们汇总出功能模块。但需要注意的是，业务模块和功能模块并非逐一匹配的关系，仍需要分析整合。例如，在上述流程中，病历的书写在流程中分为初判病历和最终病历，虽然在流程中需要区分不同阶段，但在页面功能上都属于"病历"相关的功能，在汇总功能模块时，就可以统一汇总为"病历"。同理，检查/检验的申请和最终结果的浏览，也可以合并为"检查""检验"功能模块。业务流程模块是我们参考的依据，但实际的功能模块还需要具体情况具体分析。有了功能模块后，再将已经确定的功能点填充到各个模块中就完成了功能分类。因此，由上图我们可以汇总出如图 9-6 所示的门诊医生工作站功能模块。

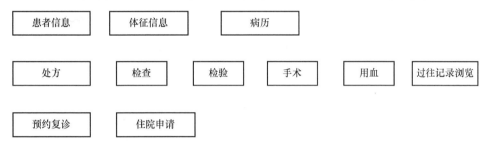

图 9-6　门诊医生工作站功能模块

在门诊医生工作站中，如图 9-5 所示的流程是核心业务流程，在系统中还应包含其他辅助的业务模块，如医生工作量的统计、系统设置及维护等，我们可以在信息架构阶段层层细化，形成完整的产品信息架构图。

各个功能模块确定后，接下来就是要把凌乱的功能对号入座般地放置到各个功能模块下了。此时可以采用自上而下、逐层分析的方法。这是一种很适合有明确业务流程的系统的功能分类法。以在范围层汇总的"填写病历"为例，在结构层我们就可以把之前分析出的"填写病历"功能填充到功能模块中去，门诊医生工作站病例功能模块如图 9-7 所示。

（二）信息架构

功能的组织与分类是信息架构的基础，而信息架构设计在用户体验设计中起着至关重要的作用。以我们布局一个超市为例，我们需首先确定超市内要出售的各商品（类比功能点），又将商品按一定的规则分类（类比功能分类），接下来我们就要规划如何将这些商品放在超市内了（类比信息架构）。信息架构的设计目标是将信息合理"分类"，构建信息的"货架"；将信息友好"连接"，搭建信息的"桥梁"；对信息进行"处理（设计）"，让信息"易识别、易记忆、易理解"，让用户高效、有效地获取产品的信息。

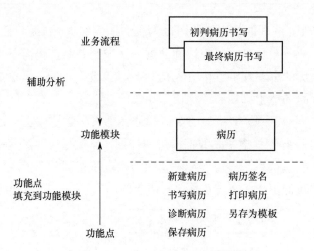

图 9-7　门诊医生工作站病例功能模块

信息架构的搭建是帮助设计师在设计前期搭建起整个系统的框架，在进行功能分类时，根据业务逻辑细分出很多次级分类，这种细化分类的层级结构就像一个个空槽，我们将内容和功能按顺序逐一填入，就构成了从上而下的信息架构，门诊医生工作站信息架构示意图如图 9-8 所示（该图并未罗列出全部的功能与信息，仅作为示意）。

信息架构工作完成了系统的导航架构，这是一个宏观的导航系统概念，就像大海里的灯塔，既可以照亮来时的路，也可以指引前进的方向。导航系统是指从系统顶端节点到某个信息的路径，是组织结构层面的导航，是站在系统背后的看不见的指挥官。注意，导航架构一定要和系统页面中可视化的导航区分开。

确定系统的整个信息架构后，接下来要完成的就是框架层具体页面的界面布局及页面导航设计等工作了。

四、框架层

在框架层，要将各种需求和不可见的系统框架变成实实在在的具体的系统页面，通常包含导航设计和界面设计两部分工作。

（一）导航设计

信息的组织与分类是导航设计的基础，导航设计在软件产品中扮演着重要的角色。当用户使用产品时，根据浏览习惯首先会通篇扫视当前页面，其次则会定位导航区域，从导航栏上寻找信息，以便快速地定位到自己想要去的页面。由此可见，导航是用户在寻找信息时最先关注的地方，一个好的导航设计是系统设计成功的一半。

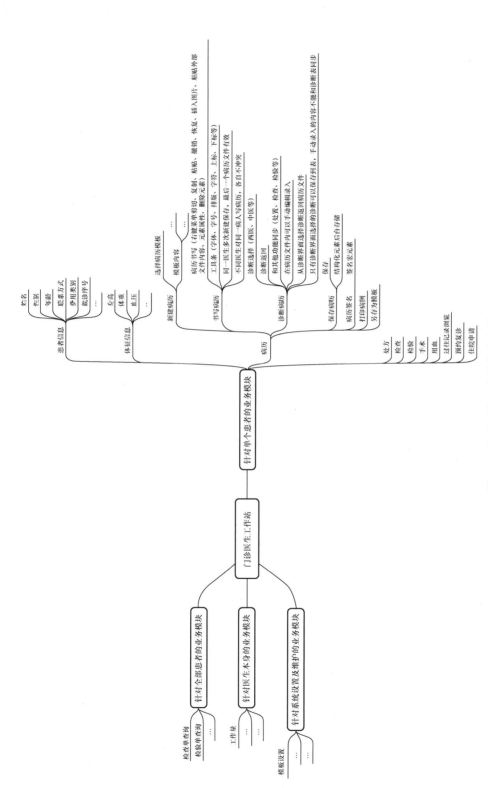

图 9-8　门诊医生工作站信息架构

1. 好的导航具有自我解释的作用

系统软件并非如现实世界那般立体直观，它并不具备明确的方向感，在系统中，不明确的导航和位置信息提示，很容易让用户迷失方向，找不到想要的功能，最终降低用户体验感。好的导航设计具有自我解释的作用，能够让用户在很短的时间里，快速地搜索到自己所需的内容。导航不但是系统中的链接，更是一张地图、一个指路牌，让用户愉悦顺畅地在产品中畅游。

面包屑是导航设计中常用的一种形式，如图 9-9 中的"首页→我的关注→会员卡管理"这种展现方式，记录了用户在系统中的访问路径，用户可以通过它返回之前访问过的任何一个层级的页面。同时，界面中的导航设计元素也呈现着网站的信息结构，以帮助用户更好地识别"我当前的位置""我从哪里来"及"我可以到哪里去"。

2. 导航要深/广度平衡

在导航的信息组织中，层级的数目就是导航的深度，每一个层级中包含的项目数就是导航的广度。导航的深度和广度如图 9-10 所示。在设计导航结构时，要考虑导航深度和广度的平衡，也就是纵向的层级数和横向的项目数的平衡。

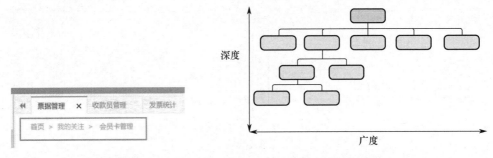

图 9-9　系统中的面包屑导航设计　　　　图 9-10　导航的深度和广度

如果导航的层级过深，那么当用户想要找到所需的信息时，就需要点击多次，这会降低用户操作效率，而且提升用户的操作成本，用户可能很难找到所需的信息。而且，层级过深往往会增加访问路线的复杂度，很容易令用户迷失方向。

相较于不停地点击鼠标，人们更乐于用眼睛在页面上横向扫描。所以，比起深层次的导航结构，广度导航更利于用户获取信息。但是，如果广度超出用户可以接受的范围，使用户必须浏览阅读很多信息才能定位到自己所需的信息时，也会大大增加用户的选择负担。

所以，在进行导航设计时，需要将信息进行合理的分组，且在分组时要注意深/广度的平衡。明确每个层级的信息类别，可以方便用户知道当前层级有哪些内容，并能知道自己的目标在哪里。

3. 常用的导航设计形式

当前较为常见的导航设计形式有水平导航方式、垂直导航方式和混合型导航方式。

　　水平导航方式：主导航是水平排开的，次导航可以垂直下拉，也可以水平排开，如图 9-11 所示。水平导航方式的主要优点包括：符合用户的阅读习惯，从左到右，更易读，沉浸式的体验感更好；给页面内容预留横向空间很大，尤其对于一些大型列表的展示有很大的优势。其缺点在于可扩展性弱，由于页面横向宽度有限，业务拓展时水平导航条目增多时可能会放不下。因此这种导航结构更适合于"主—次"两个层级的导航模式，当导航深度加深，需要再深一层级时，水平导航就给人以冗余感了。

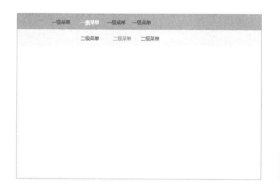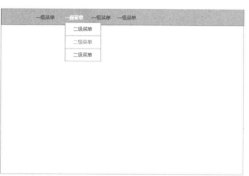

图 9-11　水平导航方式

　　垂直导航方式：主导航是垂直的，次导航层级渐进显示，这是目前在后台系统设计中应用较多的导航方式，如图 9-12 所示。其优点是：层级拓展性增强，层级深度及广度的变化对导航展现影响较小；导航层级可采用全部显示样式，使整个导航一览无遗，便于用户在操作和浏览时快速定位和切换当前位置，操作效率高；整个导航区及导航内的各个层级均可采用可收缩样式，可扩大页面深度和宽度。其缺点是页面沉浸式较弱，当导航的深度较深时，就会产生滚动条，操作不便。

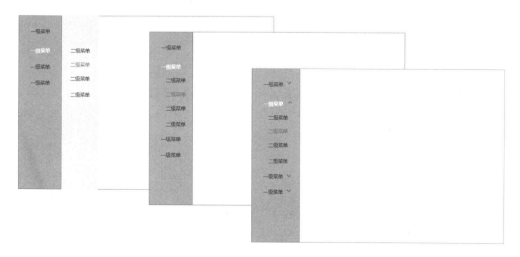

图 9-12　垂直导航方式

混合型导航方式：主导航是垂直的，次导航层级渐进显示。混合型导航方式适合功能模块较多、复杂度较大的产品系统，如图 9-13 所示。

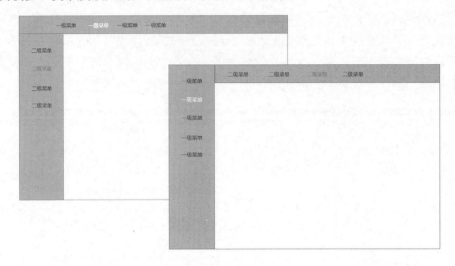

图 9-13　混合型导航方式

在进行不同产品的导航设计时，仍需要根据产品本身的信息架构选择合适的导航结构。

我们接着来分析门诊医生工作站，其特点是信息架构相对层级较少，但是每个层级中的功能模块下的具体业务功能较多。对于这样的产品，主导航可以采用水平导航方式，如图 9-14 所示。考虑产品的具体需求，为了减少医生在工作中时页面跳转，也可适当地将混合型导航方式应用到系统设计中。

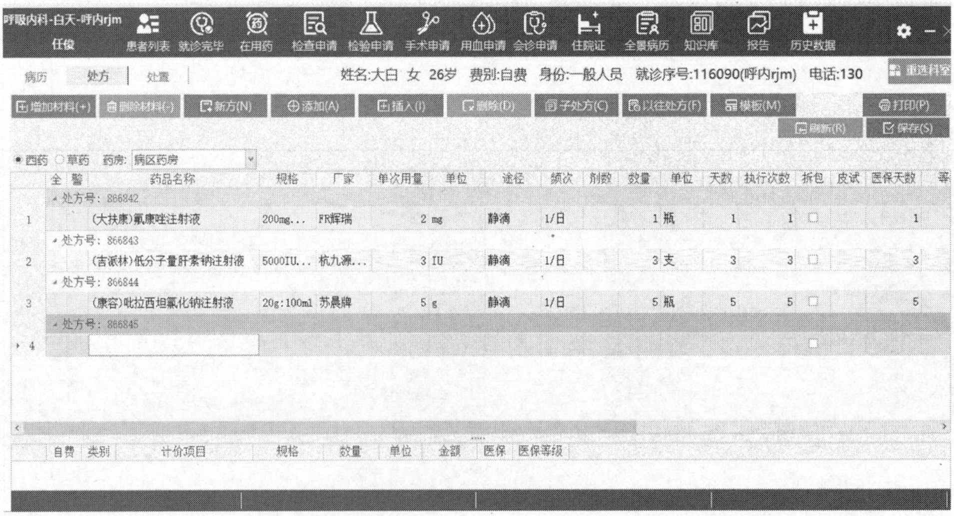

图 9-14　门诊医生工作站——处方页面水平导航方式

导航方式的选择是灵活的、多样的，各种方式没有绝对的好坏之分，只要根据系统的实际需求选择合适的导航方式即可。

（二）界面设计

界面设计是针对页面的具体设计。可以通过界面设计来确定页面布局、信息呈现的方式、页面元素（包括按钮、输入框）和其他界面控件的位置，同时也要确定页面元素的交互设计行为。设计友好而易用的界面，减少用户理解和操作的成本是本阶段的目标。

1．页面布局

（1）合理的信息布局。

随着产品的发展、功能的增加，很多系统正在变得越来越臃肿，界面上的元素也越来越多，尤其核心业务系统更是如此。但系统中的核心功能往往不会变，这些核心功能所包含的信息就是系统中的重要信息。对信息进行组织和分类，一方面是为了让信息易于找寻，另一方面是要明确哪些是主要信息、哪些是次要信息。在进行页面设计时，需要将主要信息和常用功能突出出来，并根据功能模块的优先级，将它们放置到页面的核心位置。

一个页面上如果铺放过多的毫无逻辑联系的功能或内容，就会让用户迷茫且不知所措，用户体验就会很差。因此，我们需要利用人们从左上到右下的阅读规律及自上而下的直线式逻辑，将重要的功能放置在页面的左上部，并占用较大的视觉区域。

（2）清晰的视觉引导。

为了确保用户操作的流畅，我们在界面设计时可以按照用户的操作逻辑，采用辅助引导来帮助用户完成任务，这些引导的方法有方向控件引导、相似性引导、方向性引导等。

方向控件引导是为了让用户在进行任务之前，提前了解完成任务的步骤，在进行任务过程中可以知道当前任务处于哪个阶段。这样做可以使用户在使用过程中心中有数，从而减少很多的困惑和疑虑。例如，提供如图9-15所示的体检流程控件，使用户对于体检的流程一看便知。

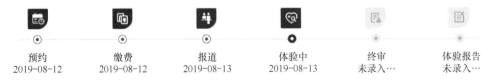

图 9-15　流程控件

相似性引导在界面设计时最常用到，可以通过大小相似性引导、色彩相似性引导、形态相似性引导等视觉设计的方法来实现。在如图9-16所示的页面布局模块设计示意图中，各个问卷模块采用相同的视觉外框和底色处理，使用户立即就能意识到这些模块是并行的关系，图中的每一个框内的信息内容都是具有相关联性的。

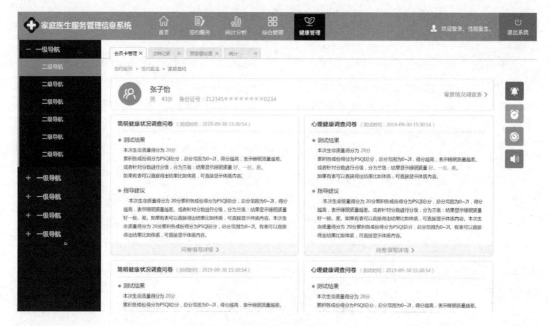

图 9-16 页面布局模块设计示意图

方向性引导是指使用导向型的箭头进行方向的引导。面对 B 端复杂的业务，有些业务内容我们无法在一个页面中全部展示出来，通常会进行分页处理，但是分页过后，为了让用户可以快速地找到这些业务内容，就可以用具有导向性的图形进行引导。另外，通过界面信息的排布形成清晰的视觉总线也可以建立起无形的方向性。

（3）友好的呈现方式。

在设计过程中，要力求信息的呈现方式更贴近用户的"心理模型"，避免将枯燥的逻辑直接呈现给用户，让用户获得设计的"人性化"体验。

例如，在进行住院护士工作站系统设计时，考虑系统的目标用户是住院护士，他们每天的工作都是烦琐而忙碌的，除在病房现场工作外，还需要将信息录入系统中，所以在系统页面设计界面采用了床头卡的展现形式，使得他们在使用系统时，既可以将主要工作呈现出来，又可通过这种类现实的、情景化的设计调动用户的情感。床头卡的情景化设计如图 9-17 所示。

2. 交互设计

交互设计是指针对用户在使用系统的过程中与页面元素进行交互的行为而设计的页面元素操作方式，它偏重人机交互时的用户感受。良好的交互设计应该给用户带来可控的感觉、积极的反馈、贴心的提醒等。

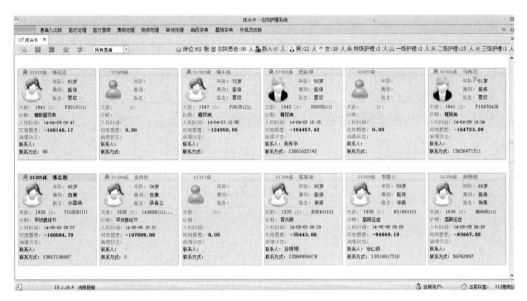

图 9-17　床头卡的情景化设计

（1）可视化的操作方式。

可视化的操作，包括操作前给提示、操作中给反馈、操作后给预警。

例如，门诊医生工作站的草药开方页面，医生对于同一病症的处方往往大部分是相同的，只需做小部分的调整或修改。所以，在该页面上就提供了常用处方模板，作为常用功能放在页面的左侧便于医生方便快捷地操作，如图 9-18 所示。同时，该页面在填写处方的区域，提供了快速检索功能，使医生可以方便快速地选择处方药品，当选择一种药品后，系统会默认带入药品的常用规格值，智能地提供帮助。另外，在弹出页面中还提供了键盘操作，满足了部分年龄大的医生的特殊需求。在页面的最下端提供了信息帮助说明，在为新用户提供帮助的同时，对于老用户也未造成打扰。

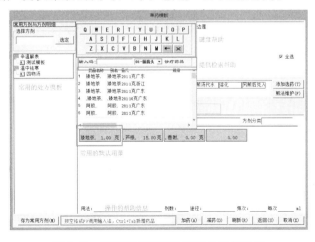

图 9-18　草药开方页面的可视化操作设计

（2）将复杂的工作交由系统处理。

将复杂操作转移给系统，就是让机器变得更智能。无论是记住用户名和密码，还是自动识别 IP 所在城市、自动补全等常见的交互设计细节，都是通过增加工程师的工作量，将复杂工作转移给系统的形式，让软件变得更加简单好用，从而减少用户额外的付出。

在门诊医生工作站系统中的医生开具处方页面，当选择皮下注射项后，系统自动在收费列表中增加所需的材料费用，这种联动的处理，减少了医生的工作量，让软件变得更加友好。开方页面展示收费金额的联动设计如图 9-19 所示。

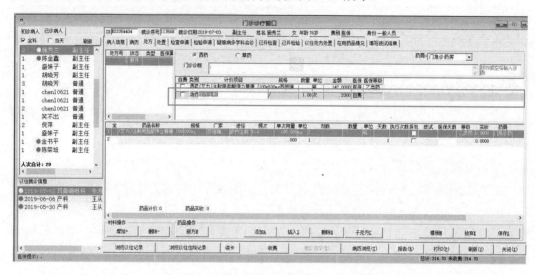

图 9-19　开方页面展示收费金额的联动设计

（3）新技术的应用。

医疗信息系统是一个高效的系统，任何新技术的合理应用都能有效提升系统的操作体验，减少医院工作人员的压力。例如，自动终端的使用，减少了挂号窗口的压力；语音转文字技术的应用，减少了门诊医生录入工作，提高了诊疗效率。

（三）线框图

线框图是整个框架层设计的最终产物，是用来表达设计方案的工具。它不包括任何颜色、样式或图形，主要关注的是功能、关键元素的位置及用户将如何与系统交互。

以门诊医生工作站书写病历为例，根据之前的需求分析和信息分类，通过界面设计后，线框图可参考如图 9-20 所示（由于各个医院系统的具体需求不同，界面元素也会不同，此处仅做简单示意）。

整个框架设计完成，系统的设计草图已经完成，接下来就开始表现层的工作。

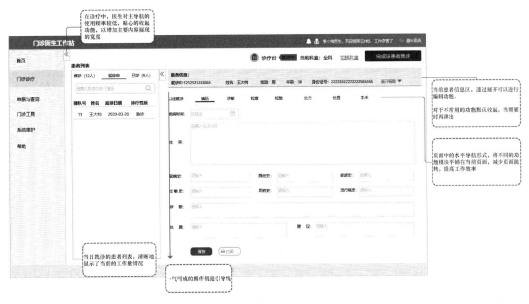

图 9-20　门诊医生工作站书写病历界面线框图

五、表现层

表现层位于五个层级模型的顶端，在这里，内容、功能和美学汇集到一起产生最终视觉设计。视觉设计给用户提供最直观的感知，是用户接触产品时产生第一印象，产品的视觉表现直接影响用户在使用产品时的体验，决定了是否可以完美传递之前层面的设计。

（一）视觉设计的元素

1．色彩

色彩的搭配给人带来不同的感受，如暖色让人感到温和活泼，冷色让人感到冷静严肃。在系统设计前，应对系统主色调和辅助色进行定义，以确保界面中颜色所表达的含义一致，如在不同的地方都用红色代表"警示"。

2．文字

在视觉设计之初，就应该针对页面中的不同内容的文字进行规范定义，以确保整个系统内文字使用的统一性。对文字的把控内容包括把控文字的字体、字号及字间距等。

3．图标

图标是视觉设计中的点睛之笔，既能辅助文字信息的传达，也能作为信息载体被用户高效地识别，并且图标也有一定的装饰作用，可以提高界面设计的美观度。对于一些

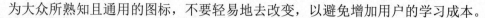

为大众所熟知且通用的图标，不要轻易地去改变，以避免增加用户的学习成本。

4. 控件

控件包括页面的 banner、图表、按钮等。在视觉设计时，需要考虑控件是否存在多种状态，如按钮存在悬浮、点击、不可点击等不同状态的显示。

（二）视觉设计的一些原则

1. 坚持品牌指导方针和基调

不同的行业会青睐于不同的视觉效果。因为行业服务对象不同，对色彩感的要求就会不同。应用于医疗行业的医疗信息系统往往要求严谨、高效，于是冷色调的蓝色、绿色是常用的行业颜色。视觉设计在选择色彩时需要考虑整个系统的基调、字体和颜色等元素的使用应符合常规。行业规范和公司规范应在产品中被贯彻始终。

2. 确保信息层级的清晰

视觉设计应该和构架层的导航设计、交互设计相辅相成，视觉设计通过视觉元素的应用给用户呈现出更流畅的信息导航和交互体验。

可以利用"接近原则"，将相关内容组织在一起，以使页面之间的逻辑关系更清晰；内容不同或重要程度不同的内容在视觉上应体现出差异，如果不同信息的表达形式过于类似，则会造成误解，因此需要强化差异对比；逻辑上有包含关系的内容在视觉呈现上应进行嵌套；逻辑相关的内容，在视觉呈现上应该是相关的，要让用户一眼就能看出内容之间的关系。

在设计界面时，应将模块与模块之间、段落与段落之间、标题与正文之间采用不同的空间留白，从而形成整个页面模块间、内容间的节奏感，可用不同的间距表明界面内容的关系。例如，在体检系统里，通过色彩的区分可以明显分辨出最左侧的主导航区和旁边灰色的次级导航区。在页面上端不同的色块采用统一的视觉呈现形式，让用户知道它们是相关信息、都是用来呈现统计数据的。在该系统的页面右下部分，通过直线的应用，将列表划分为列表查询区和列表信息区，整个页面的各个功能模块层级明确，模块间的关系也一目了然。

3. 视觉元素的一致性

视觉元素一致性，可以参考本章第二节中关于"一致性原则"部分的阐述，这里不再赘述。

六、常见问题

本部分选取了几个在医院信息系统用户体验设计的过程中常见的问题进行讨论。新技术层出不穷，因此每个问题的解决方案都不一而足，此处仅做抛砖引玉。

（一）核心业务系统集成化

"集成化"的概念更多的是从系统间的交互来考虑的，但同时也会影响用户界面的设计。对医疗核心信息系统而言，集成的概念始终包含在其中。随着医院信息系统越来越完备、功能越来越繁多，各类外围系统和核心业务系统间的交互集成化的要求也越来越高。《基于电子病历的医院信息平台建设技术解决方案》中提到，医院信息集成包括三种集成内容，即界面集成、数据集成和应用集成。这三种集成内容解决不同方面的问题。其中，界面集成是指应用程序界面之间相互关联引用，采用的技术包括 Portlet、ActiveX 插件、iframe 等。数据集成和应用集成在第八章已经介绍过，此处仅对界面集成进行详细讨论。

医务人员每天除要使用工作站系统进行患者诊疗的工作外，还需要登录众多其他系统以处理很多日常事务，如 OA 管理系统、门诊预约系统、门诊电子病历系统等。当医生打开计算机后，就需要点击不同的系统图标，填写登录信息，登录不同系统，以访问不同的内容。而且，更糟糕的是，每个系统都通过自己的机制来发送消息，一旦没有登录某个系统，那么医生将无法接收到该系统内的消息。系统集成门户可以很好地解决这个问题。例如，将医生常用系统集成到一个主界面中，如图 9-21 所示，此时医生只需登录一次，便可访问所有系统，并接收所有系统的消息通知，有效地减少了用户操作，保证了消息的不遗漏，提升了用户体验感。这样做的难点在于这种场景下的集成方式需要打通各系统间的用户登录与消息接收等相关功能。

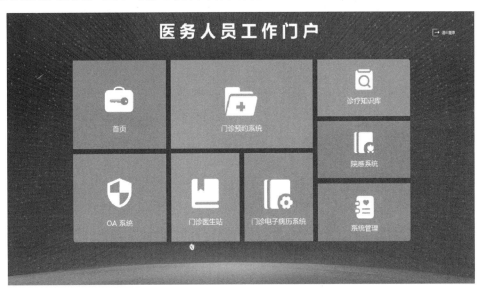

图 9-21　医疗信息系统中的界面集成

对于系统间业务功能的相互调用既要考虑多个页面中的相互关系，如在门诊医生工作站的业务流程中涉及的收费管理、门急诊管理、实验室检查、病例系统等系统页面，也要考虑总体实现的一体化集成。如果采用直接跳转到其他系统的处理方式，就会带来设计风格不一致的问题。更好的处理方式是将其他系统调整为适合当前系统设计风格的界面后直接嵌套在当前系统中，以减少因系统间设计规范不一致为用户带来的突兀感。

核心业务系统是医疗信息系统设计的根基，在实际应用中，还会配套相应的辅助业务系统来一起工作，所以在最初的设计规划里，需要充分考虑界面集成和应用集成对辅助业务系统的扩展性。

（二）操作交互的可视性

在进行系统设计时，传统程序员往往只考虑功能的实现，而忽略用户的感受。

例如，在进行系统后台设计时，常常会遇到层级菜单的设计，以往的设计是通过列表的管理，在添加子菜单时，选择该子菜单的上级菜单，建立层级关系，添加完成后，所有层级的菜单都在同一列表中，无法看到相互的关联性和从属性，使显示不够直观，如图 9-22 所示。

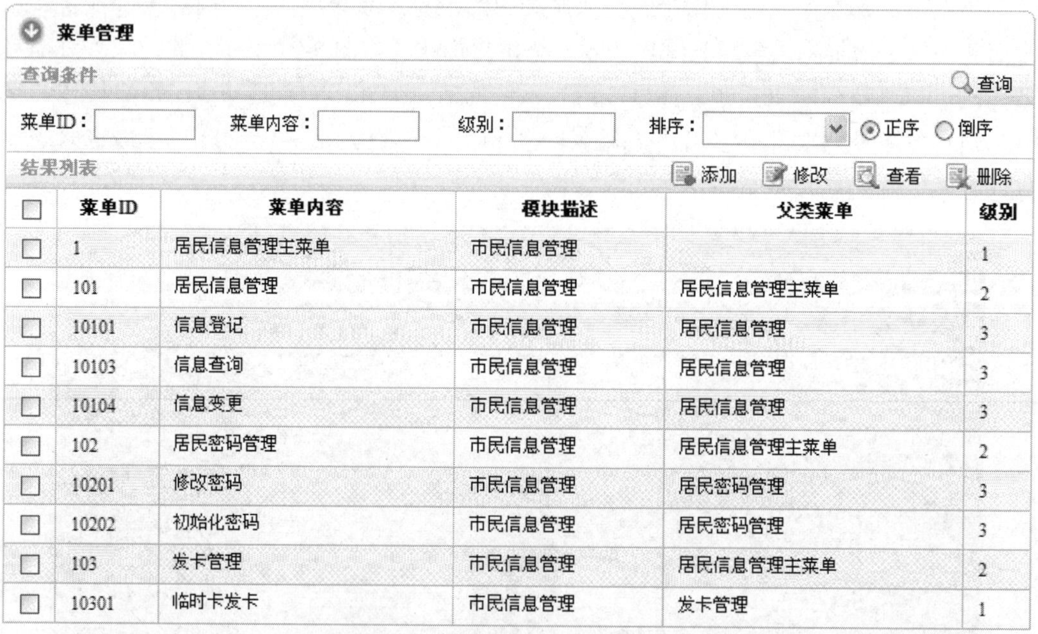

	菜单ID	菜单内容	模块描述	父类菜单	级别
☐	1	居民信息管理主菜单	市民信息管理		1
☐	101	居民信息管理	市民信息管理	居民信息管理主菜单	2
☐	10101	信息登记	市民信息管理	居民信息管理	3
☐	10103	信息查询	市民信息管理	居民信息管理	3
☐	10104	信息变更	市民信息管理	居民信息管理	3
☐	102	居民密码管理	市民信息管理	居民信息管理主菜单	2
☐	10201	修改密码	市民信息管理	居民密码管理	3
☐	10202	初始化密码	市民信息管理	居民密码管理	3
☐	103	发卡管理	市民信息管理	居民信息管理主菜单	2
☐	10301	临时卡发卡	市民信息管理	发卡管理	1

图 9-22　原设计中的菜单设置页面

修改后，我们添加了树状结构，添加的菜单直接以子菜单的形式显示在当前菜单下，很好地呈现了父菜单和子菜单的关系，使整个菜单的层级关系一目了然，如图 9-23 所示。

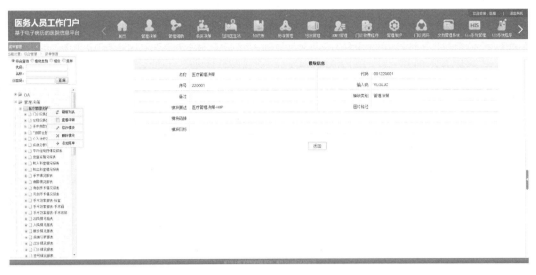

图 9-23　设计修改后的菜单设置页面

（三）页面信息整合和层次化表现

常见的远程会诊系统，往往都采用常规的列表式管理页面，在页面信息处理方面既未进行层级化的设计也未加强关键性操作按键的视觉表现。首先查看系统原设计中的会诊挂号页面和挂号接诊页面，分别如图 9-24 和图 9-25 所示。

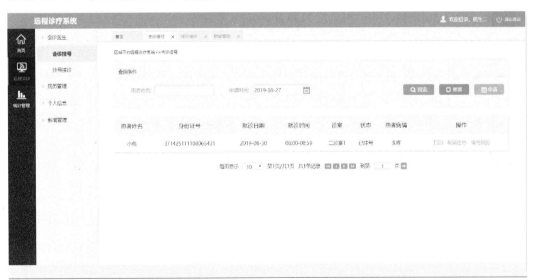

图 9-24　原设计中的会诊挂号页面

设计修改后的预约日程首页和预约挂号页面分别如图 9-26 和图 9-27 所示。

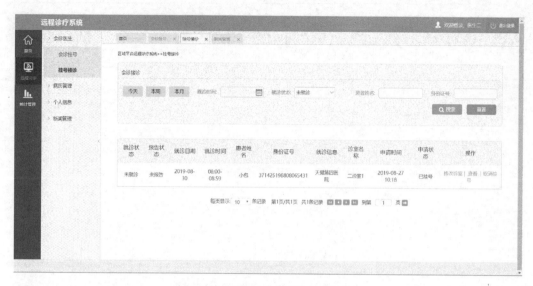

图 9-25　原设计中的挂号接诊页面

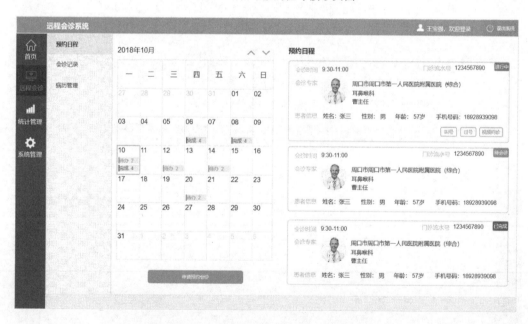

图 9-26　设计修改后的预约日程首页

　　在修改后的预约日程首页中增加了日程管理，使医生对本月的工作量一目了然，增强了可视性，真正从用户的实际操作和实际需求方面整合了信息；将常用的操作"申请预约会诊"按键，放置在页面较为醒目的地方，且用大按钮单独放置，以提高医生的工作效率；预约日程放置在页面右侧，与左侧日历形成联动效果，点击时，从页面右侧滑入详情画面，页面业务间的关联性和信息都很明确地进行了分区，保证了用户在当前页面内就能完成所有常用操作，减少了页面跳转，有效地提升了用户体验感。

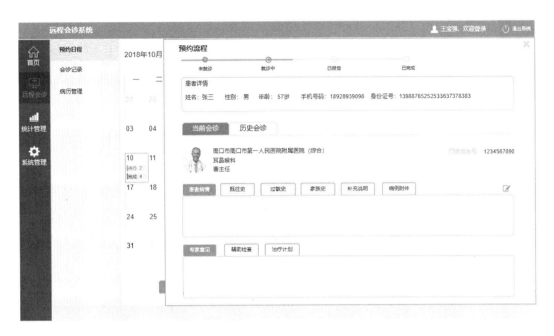

图 9-27　设计修改后的预约挂号页面

在修改后的预约挂号页面中，将之前系统中的会诊列表，统一合并到会诊记录中，以统一进行管理，在列表条目中区分不同状态，如"进行中""已完成"等；简化预约流程，将预约操作放置在同一页面完成。

第四节　用户体验设计的评价方法

前面探讨了医疗场景下软件用户体验设计的理论体系、方法与原则，本节介绍如何评价用户体验设计的成果物。合理适当的评价指标与评价体系是规范、指导产品质量设计的关键环节，业界已有很多这方面的理论规范与体系研究，涉及眼动跟踪、热感追踪等技术。

从医疗核心业务系统的应用场景角度，现有的指标与评价体系大多是面向个人用户的产品，都是从上层抽象、静止孤立的角度来进行一个产品的设计。因此有必要进一步补充探讨一套适用于医院核心业务系统，且容易衡量、容易操作的用户体验评估方法。

一、基本原则

结合前续章节，"用更少的交互，浏览和处理更多的信息者更优"是核心评估的原则，用户的实际体验评价，是评估体验设计优劣的金标准。

（一）评估范围

用户体验设计与特定的人群、特定的应用场景及业务范围有很大的关联性，尤其在面对医疗复杂的工作环境与众多用户情况时，单一界面的体验设计需要放到更大的范围内去评估。由此，待评估成果物需要至少提供以下内容。

提供待评估的主界面。例如，PC 端的门诊医生工作站功能界面，或者移动端住院医生站的查询功能页面。

对使用者及使用环境的说明。例如，一位 40 多岁的门诊医生，高学历、逻辑思维能力强、收入高、对产品与服务品质要求较高、耐心程度较高、视力可能不好；医生站的使用环境嘈杂、混乱无序，医生在使用系统期间不断地在不同患者问诊和操作程序之间切换，这期间还可能被其他人打断；计算机屏幕可能对窗口，有阳光直射等。

提供完整的最小业务活动、功能说明。例如，门诊医生接诊患者后，在系统中确认患者身份，对患者问诊，记录相关主诉病史等信息，思考推理病因与鉴别诊断，在系统中开立检验/检查申请用于确认诊断，并对医嘱病历进行签名。患者复诊时，医生在系统中查看检验/检查结果，开立处方（药品/治疗/收入院等），完善病历，并对病历医嘱签名，诊出患者。

提供本系统遵循的用户体验设计规范。例如，重视专业快速的高度集成操作而适当提高上手学习成本，抑或是不要求操作效率而强调简单易学易上手。又如，注重继承原来系统交互与视觉表达习惯，或者使用当前流程交互习惯和视觉表达风格等。

（二）评估方式

就像我们觉得一个人美丽，其实是他/她的五官都一般，但是放在一起却很协调一样。对于一个产品的用户体验而言，也需要使用户对产品产生整体的好感。美丽没有绝对的标准，但可以在一个范围内，甚至在两个人之间，轻易地比较出来。产品的用户体验也是这样。

因此在评估过程中，我们将采用定性评估和定量评估相结合的形式，一部分可由评估者直接对系统做出评估，另一部分需要评估者观察真实用户对产品的使用情况并对比参照系统的应用情况做出评估。用户体验设计的评估维度如图 9-28 所示。

性能体验：定量指标，通过分析基础项的实际应用表现做出性能指标评估。评估分成四个档，即 S（8～10 分）、A（6～8 分）、B（4～6 分）、C（0～4 分）。

任务完成率：定性指标，通过对参照系统的使用对比，从现场观察和用户调研反馈角度对体验做综合评估。以 S（超出预料）、A（好）、B（较好）、C（一般）作为评价结果。

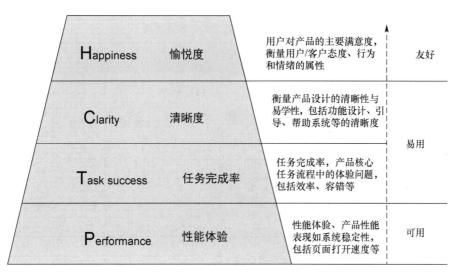

图 9-28　用户体验设计的评估维度

清晰度：定性指标，以现场观察的方式对体验做综合评估。以 S（顺畅兴奋）、A（正常表现）、B（略显急躁）、C（负面评价）作为评价结果。

愉悦度：定性指标，以专家评估为主。从多个维度，结合实际系统的应用表现，做综合评价。以 S（独特创新）、A（超出预期）、B（基本符合）、C（不符合）作为评价结果。

二、具体评估指标项说明

（一）性能体验

性能体验层面是一个相对基础而容易衡量的标准。在实际系统设计实现过程中可以进一步调整和修改具体的标杆指标。但标准值不能低于下述所列条件且应覆盖所有维度：①系统功能有无明显阻碍工作任务的 bug；②系统的业务类操作平均响应时间小于 1 秒；③多类数据集成画面的初始化速度小于 5 秒；④系统是否有充分的及时反馈机制。

人机交互的及时反馈按照影响时间可分为以下三类：系统短时间等待的操作有成功或失败提示、系统中长时间等待的操作有动画提示、系统长时间等待的操作有进度条提示。

在实际的项目执行过程中，需要根据具体系统制定不同的得分指标和评分标准，以表 9-3 为例，通过设定指标得分和评分标准，汇总最后的系统总分，以评价系统在性能体验上所处的优劣级别。

表 9-3 指标得分和评分标准列表

序号	指标	得分	评分标准
1	系统功能无明显阻碍工作任务的 bug		达标 1，不达标 0
2	系统的业务类操作没有常见的因为偶发系统异常导致的假死情况		达标 1，不达标 0
3	系统的业务类操作的平均响应速度小于 1 秒		达标 1，不达标 0
4	多类数据集成画面的初始化速度小于 5 秒		达标 1，不达标 0
5	系统短时间等待的操作有成功或失败提示		达标 1，不达标 0
6	系统中长时间等待的操作有动画提示		达标 1，不达标 0
7	系统长时间等待的操作有进度条提示		达标 1，不达标 0
8	业务高峰期时间段内性能无明显下降		达标 1，不达标 0
9	长时间使用时性能无明显下降		达标 1，不达标 0
	...		
	结果（总分）		

（二）任务效率

任务效率是指在一个业务场景下，一段时间内的平均任务完成效率与交互效率。该部分的评估范围应在提交评估成果物时同步完成，且应当是主干业务。例如，某医院定义任务效率为上午某科室复诊患者从患者进入诊室，直到开完检查药品、记录完病历，患者走出诊室的平均时间与平均使用系统的时间。在评估过程中，应同步考虑以下几个因素对任务完成时间的影响。

合理画面迁移：是否存在在一项任务操作中，频繁、重复地切换几个画面的情况。

无效操作：是否存在大量的无效操作，如利用鼠标点击提示"保存成功"按钮等操作在一天内平均执行多少次。

容错率：记录在一个业务场景下、一段时间内，在操作错误的情况下，将错误补救至正常的平均时间。例如，门诊医生在药品总量输入错误的情况下，多长时间内可以修正错误，并将正确的药品总量发送到下一环节。

（三）清晰度

清晰度指系统的易学习程度。分析清晰度时可以按角色划分，观察不同年龄用户的平均上手磨合时间。以门诊医生工作站为例，分别观察和记录老专家、中年医生、年轻医生在相同培训条件下（也可以不培训），能够正常使用系统功能完成日常主要工作的摸索时间。评估过程中重点关注以下几个层面。

提示、引导的可读性：观察用户在初始使用阶段，长时间阅读提示或对引导产生犹豫的情况。

分级策略：是否存在用户在大量提示下，不再关注重要提示，直接忽略提示信息的情况。

视觉健壮性与疲劳度： 在日常工作场景下，用户长时间使用的疲劳程度，如字体、颜色、对比度、留白等因素都会产对视觉健壮性和疲劳度产生影响。

视觉鲁棒性： 在不同环境下显示的效果可令人接受，对窗反光、昏暗环境、色偏显示器的显示效果。

逻辑一致性： 在布局、配色含义、图标、文本等方面保持一致，使用户理解界面与功能的逻辑关系可预期、无冲突、无歧义。

（四）愉悦度

与基础的性能表现层面相对应，最高的愉悦度层面较少被开发者考虑或满足，对愉悦度可以以计算加分项的形式进行评估。在评估过程中应重点关注以下几个层面。

操控感： 包括个性化配置的实用性，个性化配置的分布离散度和复用度，移动应用的使用情况，移动应用节省的平均时间，语音人脸识别等人工智能的使用情况，应用人工智能后可节省的平均时间。

个人情感满足、习惯的记录： 个人习惯的更新频率与复用度等。

个人工作及时激励： 系统对用户的工作有及时、有效的激励效果，以及意料之外的关怀。

社会需求满足： 是否具有在人群中展示用户的价值和成果的功能；是否具有帮助用户实现学术、人文上的突破的功能；是否具有将用户的知识、经验、工作成果在人群中复用推广的功能或机制。

第五节　新技术在用户体验设计中的应用

一、引言

用户体验设计对应不同的需求层次，包括感官的需求（视觉、听觉、触觉）、交互的需求（功能性、易用性、可用性等）、情感的需求（人文关怀、缓解压力、友好性等）、社会的需求（吸引力、品牌等）、自我的需求（个性化、定制化等）。新兴技术发展为用户体验的不同需求层次的满足带来了一定影响。

目前比较重要的新兴技术包括区块链、虚拟现实、增强现实、机器人、3D 打印、5G技术等。其中，虚拟现实技术是新一代信息技术的关键领域，业务形态丰富，产业潜力巨大，已经成为全球科技巨头争夺的焦点，而用户体验中的人机交互是虚拟现实的核心技术之一。随着传感器和其他硬件技术的发展，在提升用户感官体验方面近年来有了长足进步，虚拟现实、增强现实等技术在医疗临床等业务中展现出了美好的发展前景。

据 Digi-Capital 预测，结合了沉浸式虚拟现实与增强现实的混合现实技术，将在未来 10 年间成为医疗领域的常见技术，该技术将在三维人体虚拟重构、血管照明、手术示教、教学解剖、外科手术可视化导航及手术模拟训练等医疗健康应用领域发挥了巨大作用。

此外，在 5G 环境下，混合现实显示内容的云端回传可小于 20 毫秒，因此可在未来的智能医疗，如远程会诊、医疗过程指导、远程手术业务支撑等场景下发挥更加重要的作用。

二、虚拟世界主流概念与发展

（一）虚拟现实

虚拟现实（Virtual Reality，VR）是指利用计算机模拟产生一个三维空间的虚拟世界，为用户提供关于视觉、听觉、触觉等感官的模拟，使用户可以体会如同身临其境一般的感受，使其可以及时、无限制地观察三维空间内的事物。简单来讲就是，用户眼前的所有东西都由计算机生成的，都是虚拟的。代表设备有 Oculus Rift、HTC Vive 等。

虚拟现实具有 3I 特性，即沉浸性（Immersion）、交互性（Interaction）、构想性（Imagination），是一个学科高度综合交叉的科学技术领域。虚拟现实与人工智能（AI）技术及其他相关领域技术相结合，将会具有智能（Intelligent）和自我演进演化（Evolution）的特征。

（二）增强现实

增强现实（Augmented Reality，AR）是在虚拟现实的基础上发展起来的一种新兴技术。它通过计算机技术，将虚拟的信息投射到真实世界，真实的环境和虚拟的物体实时地叠加在同一个画面或空间中。也就是说，用户看到的依然是现实场景，但是却是被虚拟信息增强之后的现实。代表设备有 Google Glass 及汽车的抬头显示（HUD）等。

增强现实具有三大特点，即虚实结合、实时交互和三维配准。增强现实具有三种呈现显示方式，按距离眼睛由近到远划分可分为头戴式（head-attached）、手持式（hand-held）和空间展示式（spatial）。

（三）混合现实

混合现实（Mix Reality，MR）指的是合并现实和虚拟世界而产生的新的可视化环境。在新的可视化环境里，物理对象和数字对象共存，并实时互动。该技术通过在现实场景呈现虚拟场景信息，在现实世界、虚拟世界和用户之间搭起一个交互反馈的信息回路，以增强用户体验的真实感。2015 年，微软公司发布基于 MR 技术的头显设备 HoloLens。该设备能够让用户与数字内容交互，并与周围真实环境中的全息影像互动。医生可将该技术应用于查看人体器官、肌肉组织和骨骼的结构。HoloLens 的技术特点主要包括实时的三维场景建模、精准的姿态确定和位置确定，以及使用手势、视线和语音对全息场景进行操作和切换的全新交互体验模式。

美国 Magic Leap 公司拥有混合现实数字光场技术专利，可将立体 3D 虚拟数字图像无缝叠加到现实场景中，直接将现实世界与虚拟内容融合后的体验投射至人眼视网膜，从而获得更强的真实感。

（四）三者区别

通过以上分析不难看出，由于技术及应用场景的高度重合，一款产品又往往综合使用多种技术，为方便起见，业界有时也将虚拟现实、增强现实及混合现实三种技术统称为虚拟现实技术。

这三者之间的主要区别在于，虚拟现实的主战场是"虚拟世界"，人们使用虚拟现实设备探索人为因素所建立的虚拟世界，追求沉浸感，因此虚拟现实展示的是纯虚拟数字画面；增强现实的主战场是"现实世界"，人们利用增强现实设备产生的虚拟信息来提升探索现实世界的能力，具有极强的移动属性，因此增强现实展示的是虚拟数字裸眼现实叠加的画面；混合现实是数字化现实加上虚拟数字画面，从概念上来讲，混合现实与增强现实更为接近，都是一半现实技术一半虚拟影像，混合现实技术和增强现实技术的区别在于混合现实技术是通过一个摄像头让人们看到裸眼都看不到的现实，增强现实技术仅叠加虚拟环境而不叠加现实本身。

三、混合现实技术在医疗领域的应用

随着科技的发展，数字医学技术（主要是 3D 打印、VR、AR、MR）已越来越多地应用于肝胆、骨科乳腺外科、胸部肿瘤等医学领域。MR 作为一种数字全息影像技术，是在 VR 和 AR 的基础上发展而来的，尽管它在国内外医学领域的应用才刚刚起步，但应用前景非常令人期待，极可能给临床、教学、科研及医患沟通等领域带来突破性的革命。MR 作为 VR 进一步发展的产物，允许用户同时保持与虚拟世界和真实世界的联系，从而使用户可根据自身的需要对真实世界和虚拟世界的联系进行调整，而医学恰恰就需要此项技术。MR 技术与医学有机融合，为临床诊疗模式带来了革命性的改变，降低了对经验与想象力的依赖，为每一台手术都提供了三维精准数字化的科学依据。

（一）应用前景

1. 为术前用户交流提供虚拟环境

在术前，该技术可应用于手术方案规划、远程医生沟通、医患沟通等多个领域，以解决参与者之间的信息不对称性问题。MR 使医生和患者获得了直观、精准的病变解剖模型，医生依据模型详细讲解，可使患者充分地了解自己疾病及手术风险，患者参与度大幅增加，解决了在术前沟通时医患对病情信息了解不对等、手术预后预期不对等的问题，使沟通变得容易、顺利，可有效降低因沟通不到位而发生的医患纠纷的概率。

2. 提供术中三维精准化指导

在术中，该技术可以将三维影像病灶结构融合在一起，医生在保证创伤最小的前提下能看到病灶结构，不必依赖经验或想象力来解决术中的不确定性；MR 提供的交互技术可协助医生在手术中将病变范围及切除范围精准至毫米级，同时可设计个性化手术方案，为手术安全保驾护航。

3. 助力远程专家会诊

利用该技术可在专家和患者之间建立联系，使患者在本地即可接受外地专家的远程会诊，从而节约了医生和患者大量的时间和费用，使医疗资源得到充分的利用。

4. 提供远程医疗培训

利用该技术，可使基层临床医务人员在使用"远程医疗"的过程中得到外地一流专家的指导，从而有利于提高自身手术水平。MR 应用于医学教育可以提高教学质量，丰富教学手段。沉浸式的 VR 系统，切断了教师与学生之间的时时联系，不能做到师生之间随时随地进行交流，MR 可以很好地解决这一问题。此外，随着微创手术的发展，开放性手术越来越少，年轻医生很难从有限的开放性手术中获得触觉感受和立体解剖学体验，而 MR 则可将 1:1 的虚拟三维模型呈现在医生面前，并可以 360 度视角观看，很好地弥补了上述不足。

（二）困难和不足

1. 对原始数据采集及处理信息技术要求较高

构建 3D 虚拟模型的质量与影像学扫描参数有关，如果影像学资料精准度稍差，则模型的建立将不够精细，对临床的指导作用不大。此外，CT 和 MRI 不同检查结果的数据融合需要技术手段。同时，由于在检查过程与诊疗过程中，病人体态并不完全一致，因此脏器位置可能会发生变化，如果对原始 2D 数据进行收集及处理后，再进行可视化半自动分割提取并配准，那么当使用数据化处理建立虚拟模型时，就会受到运动伪影、扫描时间、造影显影等影响，为后期数据的处理及模型建立带来困难。

2. 需要专业技术人员协助

由于从数据采集、数据处理、实体模型建立、虚拟模型建立直至最后手术这个过程中，要求跨专业、知识面广，医生工作量大、精力有限，因此解决这一矛盾时需外科学、影像学、3D 打印、计算机等专业间的横向合作，并需要多学科人才的有机融合。

3. 费用昂贵

由于数据处理系统软件的使用、虚拟 3D 影像的制作及全息眼镜的使用及购买等都需要一定的费用，且产品稳定性和图像调整速度有待进一步提高，因此若能降低学习及操作难度，价格能够更亲民，那么将会使 MR 得到更好的普及。

（三）结论

由于科技的发展，材料的更新，医疗数据化、精准化、个体化进程的发展，以及患者需求的不断变化等因素，MR 技术在的临床体验环节中潜力巨大、前景光明。MR 与医学有机融合，突破对个人经验与想象力的依赖，为患者的精准诊疗提供个性化三维可视化模型，可应用于手术方案规划、医患沟通、远程手术指导等领域，部分地改变了临床诊疗模式，不但符合未来医疗交互体验发展方向，而且在解决当前医疗资源分布不平衡方面，有广阔的发展空间。

（陈飞、梁俊泽、柴帅锋、郝佳佳执笔）

本章参考文献

[1] Ergonomics of human-system interaction - Part 210: Human-centred design for interactive systems: ISO 9241-210:2019.[S/OL].[2020-12-09]. https://www.iso.org/standard/77520.html.

[2] JESSE J G. 用户体验的要素[M]. 北京：机械工业出版社, 2007.

[3] STEVE K. 点石成金：访客至上的网页设计秘笈（Don't Make Me Think）[M]. 北京：机械工业出版社, 2006.

[4] 库帕. 交互设计之路——让高科技产品回归人性（第二版） [M]. 北京：电子工业出版社, 2006.

[5] 刘津. 破茧成蝶——用户体验设计师的成长之路[M]. 北京：人民邮电出版社, 2014.

[6] 孙涛, 邓飞, 李建, 等. 混合现实技术在乳腺肿瘤精准手术中的应用初探[J]. 中国肿瘤外科杂志, 2017, 9（3）:145-148.

[7] 孙涛, 等. 混合现实技术远程诊治乳腺肿瘤患者的价值研究[J].中国肿瘤外科杂志, 2019, 11（3）: 161-164.

[8] 薛亮, 等. 混合现实技术在经皮肾镜取石术治疗过程中的应用[J].代泌尿外科杂志, 2018, 23（6）: 433-435.

[9] 邱子珊, 张健, 藏加宇. 基于混合现实技术的主动脉疾病辅助诊疗系统[J]科学技术创新 2018, 6: 36-37.

[10]汤轶, 肖高明, 陈跃军, 等. 虚拟现实、增强现实和混合现实技术在胸壁肿瘤切除及重建手术治疗中的应用[J].中华胸部外科电子杂志, 2018, 5（2）:129-131.

[11]Geometrical product specifications (GPS) — Geometrical tolerancing — Tolerances of form, orientation, location and run-out: ISO 1101:2017[S/OL].[2020-12-09]. https://www.iso.org/standard/66777.html.

第三篇　续篇

对于互联网上开展各种应用，如果我们的认识能够统一为这两点：

其一，各种形式的医疗联合体、各种区域医疗信息系统，不管规模多大、覆盖范围多宽，仍然是一个系统，只不过变成了一个更大的系统；

其二，同样应该承认，不管在这些系统上开发什么样的功能应用，都是以单体医院的信息系统为基础的，都是与其核心业务信息系统的业务规则和基础数据为依托的。

那么，规划设计出的医疗联合体或区域医疗系统，必然系统性很强，必然易于管理、易于应用，效费比一定更高，生命力也一定很强。

当然，这里所指的核心业务系统（基础信息系统）的规划设计一定是优质的，是既符合医院本身要求又能支持各种扩展应用的。

这是本篇所追求的。

第十章
医疗联合体建设

第一节　国家政策和推进成果

2017 年 1 月 23 日，原国家卫计委（现国家卫生健康委）发布《关于开展医疗联合体建设试点工作的指导意见》，要求各地结合人民群众医疗服务需求，充分考虑医疗机构地域分布、功能定位、服务能力、业务关系、合作意愿等因素，分区域、分层次就近组建医疗联合体（以下简称"医联体"）。

2017 年 3 月 5 日，国务院总理李克强在政府工作报告中指出："全面启动多种形式的医联体建设试点，三级公立医院要全部参与并发挥引领作用。"医联体建设正式上升为一项国家层面的政策。随后的《国务院办公厅关于推进医联体建设和发展的指导意见》中提出了医联体的发展目标：2017 年，基本搭建医联体制度框架，全面启动多种形式的医联体建设试点；到 2020 年，在总结试点经验基础上全面推进，形成较为完善的医联体政策体系，所有二级公立医院和政府办基层医疗卫生机构全部都要融进医联体。

2018 年 8 月，国家卫生健康委发布《关于印发医联体综合绩效考核工作方案（试行）的通知》，将医联体综合绩效考核结果与人事任免、等级评审、专科建设等工作挂钩，进一步加速了医联体建设的步伐。2019 年 5 月，国家卫生健康委发布了《关于开展城市医联体建设试点工作的通知》（附《城市医联体建设试点工作方案》）和《关于推进紧密型县域医疗卫生共同体建设的通知》（附《关于开展紧密型县域医疗卫生共同体建设试点的指导方案》），为多种形式的医联体建设做出了具体指导。

在上述政策推动和指导下，医联体建设取得了可观的成果。据国家卫生健康委公开数据显示，截至 2018 年年底，全国共组建县域医疗共同体（以下简称"医共体"）3129 个，城市医疗集团 1860 个，每个城市医疗集团平均覆盖 6.2 个社区卫生服务中心。

第二节　医联体的组织形式

根据《国务院办公厅关于推进医联体建设和发展的指导意见》，医联体的四种模式分别为城市医疗集团、县域医共体、跨区域专科联盟、远程医疗协作网。

城市医疗集团，以一家三级医院为牵头单位，联合若干城市二级医院、康复医院、护理院及社区卫生服务中心，构建"1+X"医联体，整合医疗资源，形成资源共享、分工协作的管理模式。有条件的地区推行医联体内人、财、物统一管理模式，促使医联体成为目标一致的共同体。国家卫生健康委表示，将大力推进医联体建设试点，在全国建设100个城市医疗集团。

县域医共体，重点探索以"县医院为龙头，乡镇卫生院为枢纽，村卫生室为基础"的县乡一体化管理，并与乡村一体化有效衔接，充分发挥县医院的城乡纽带作用和县域龙头作用，形成县乡村医疗卫生机构分工协作机制，构建县乡村三级联动的县域医疗服务体系。县域医共体有三种参考建设途径：一是整合城乡医疗机构，以县级人民医院、县级中医院为牵头单位，分别与基层医疗机构签订结对协议，组建县域医共体；二是整合区域信息平台，依托县级公立医院，建设区域HIS、影像、检验、心电、病理等五大中心，实现县域医共体内信息互通、检查结果互认、远程会诊协作，为落实和推进分级诊疗提供技术支撑；三是整合医疗服务资源，牵头医院对县域医共体内的人、财、物实施统一管理。

跨区域专科联盟，根据区域内医疗机构优势专科资源，以一所医疗机构特色专科为主，联合其他医疗机构相同专科技术力量，形成区域内若干特色专科中心，提升并解决专科重大疾病的救治能力，形成补位发展模式，横向盘活现有医疗资源，突出专科特色。

远程医疗协作网，由牵头单位与基层、偏远和欠发达地区医疗机构共同建立远程医疗服务网络，目标是推进面向基层、偏远和欠发达地区的远程医疗服务体系建设；鼓励二级、三级医院向基层医疗卫生机构提供远程医疗服务，提升远程医疗服务能力；利用信息化手段促进医疗资源纵向流动，提高优质医疗资源可及性和医疗服务整体效率。总之，最终目的是让资源与技术"多跑"，让患者少跑，最大限度地方便群众就医。

第三节　医联体建设的需求

虽然目前对于"医联体"还未形成一个公认的定义，但可以基于各种实际模式归纳出其具有共性的目标和需求，即整合医疗资源，将不同层级医疗机构组成为一个更方便居民就医和健康服务的统一体。毫无疑问，它同时是分级诊疗制度的载体，因此必须全面承担起贯彻和实施这一制度的责任。

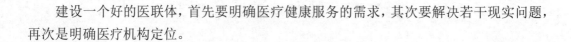

建设一个好的医联体，首先要明确医疗健康服务的需求，其次要解决若干现实问题，再次是明确医疗机构定位。

一、明确医疗健康服务需求

随着经济的发展，城乡居民迫切需要享受更高品质的医疗卫生服务，以便可以及时获取有效的医疗保健信息，提高生活质量。这种需求主要体现在以下几个方面。

可及的卫生服务：通过提高医疗机构的医疗服务质量和服务效率，降低医疗成本，有效缓解"看病贵"的状况；建立区域性健康档案，实现健康信息共享，改变城乡居民的就医观念，逐步实现"小病在社区，大病在医院"，有效缓解"看病难"的状况。

优质的卫生服务：居民在进行诊疗时，可以让就诊医生查阅自己的健康档案及诊疗信息，从而使就诊医生更好地为其提供服务，有效减少医疗事故，并可对不必要的检验/检查进行提示，逐步缓解"看病贵"的问题。

连续的健康信息：按照标准收集整理各卫生机构的健康信息，为居民建立贯穿其整个生命周期的健康档案，使其可以在各医疗机构中使用全区域统一的标识、统一的健康卡就诊，享受便捷的、全方位的疾病诊治、医疗咨询、健康教育、医疗保健等健康服务，并在此基础上进行自我医疗管理、制定自我疾病防范及维护自己的健康档案信息。

全程的健康管理：各医疗机构可运用卫生信息平台为居民提供主动的、人性化的健康服务，一方面为城乡居民提供方便、快捷、全面、科学的健康服务和保障，另一方面将有助于增强居民的健康保健意识，提高居民的健康水平与生活质量。

二、解决若干现实问题

医联体建设不仅是简单地利用信息化手段将不同类型的多个医疗机构互联起来，而且是要在实现上述目标的同时，关注和解决某些深层次的系统性和动力机制等问题，避免出现新的问题，主要包括如下几个方面的问题。

信息化发展不平衡带来的系统性问题。目前，很多医疗机构还是以松散型医联体建设模式为主，也就是说，三级医院和社区医院没有行政隶属关系，很难实现基于信息系统连接的紧密型管理。我国卫生信息化整体上获得了较快的发展，但还是存在诸多的局部不平衡。相对来讲，医院的信息化建设领先于公共卫生和基层卫生服务的信息化建设。从业务层面看，卫生行政部门、公共卫生机构和医疗卫生单位之间的信息利用程度还不充分，相互分割而形成的信息孤岛还较多，卫生信息资源还未得到充分有效发挥。卫生服务协同由于缺乏数据支持，不能有效开展，更无法进行服务模式的创新。这些问题有待持续解决。

持续发展的动力机制问题。 医联体的建设强调优质资源下沉，将三级医院作为主导方，让医生流动起来。但我国当前的国情是，三甲医院并不需要基层向自己转送病人，病人就会蜂拥而至。虽然医生工作都很繁忙，但是"不管是大病小病，是病就得看"。门诊病人越多就意味着经济收益越大，这种情况下谁还会关心患者"应该"去哪里看病呢？结合大趋势来看，想要深度运营医联体，除利益分配机制需要重新设置外，实现较为紧密的一体化管理也是一种趋势。相信通过持续的探索实践和改进，会出现更多的紧密型医联体，同时医改重心将逐渐向基层偏移。解决了医联体实践的动力问题后，资源共享、信息互通、技术互补将成为现实，分级诊疗将真正落地，辖区居民的健康水平将得到整体提高。

三、明确医疗机构定位

开展医联体建设是国家深化医改的重要步骤，旨在优化医疗资源结构布局，促进医疗卫生工作重心下移和资源下沉，提升基层服务能力。在整个医联体的系统中，不同类型的医疗机构应该根据自身情况进行差异性定位。以下对几种医疗机构的功能定位进行简要分析。

（一）三级医院的定位

国家要求所有的三级医院均需积极参与医联体建设，下沉三级医院的优质医疗资源，提高优质医疗服务的可及性。三级医院基于固有的专业资源优势，通常是医联体的"牵头医院"。如果医联体内部不能建立合理的利益分享机制，那么医联体很容易成为三级医院"跑马圈地""虹吸"客流的武器，造成患者"只上不下"的单向流通，从而挫伤基层医院的积极性。

医联体的建设需要充分利用信息技术，让病人少跑路、信息"多跑路"。三级医院首先应该积极地将优势的医疗技术辐射到二级和基层医疗机构，培养和提升其医疗救助能力。同时，作为"牵头机构"，三级医院应该有更高的站位，发挥更多主导、统筹和监管作用。例如，对医联体内各医院患者的转出/转入进行感知、记录甚至干预，探索合适的下转比例指标，进行相应的奖惩等。

（二）县级医院的定位

从目前医联体建设落地的实际情况来看，由县级医院牵头，卫生院和村卫生室进行合理捆绑的县域医共体已经形成了相对成熟的模式。从长远看，想要把病人留在县域内，只有基层医院齐心协力才能完成，而医共体就是捆绑基层三级医疗机构的有效手段。

县级（中心）医院在整个县域医共体中起着承上启下的作用。通过县域范围内医疗资源和信息资源的整合、专科建设和集约式医技中心建设，县级医院应该承担对危重病人救治和精准转诊，落实"大病不出县"；同时，应承接大型高端医疗资源的"下沉"和服务延伸，并通过远程培训等技术手段，实现对乡村卫生机构的业务技术指导和培训，整体提升医共体的服务能力。

（三）基层医疗机构的定位

若要实现以较低的成本实现较好的健康结果，则一定要重视基层医疗服务机构的关键职能，如可及性、满足大部分非急诊临床服务需求、信息的持续性及促进服务的整合。

在医疗服务体系建设方面，尽管基层医疗机构的硬件相关水平有所提升，但全科医生培养及人员培训需要较长周期，基层医疗机构技术能力提升效果不显著；医疗机构功能定位不清、职能交叉重复，彼此间全面竞争没有发生实质性改变。目前，更为突出的矛盾是，各级公立医院完成了新一轮的规模扩张，对基层人才、患者形成了"虹吸"效应，基层的利用率甚至出现下降趋势。因此，医联体的建设还需要更进一步的改革发展。

（四）专业康复机构的定位

目前，我国专业康复机构资源不足，在医联体建设过程中，国家鼓励护理院、专业康复机构等加入医联体，同时还要加强医疗卫生与养老服务相结合，为患者提供一体化、便利化的疾病诊疗—康复—长期护理的连续性服务。为了鼓励发展三级康复医院，在设置数量上不设定限制，这对康复专业人员来讲，无疑是地位上的反转。在政策的带动下，未来几年内康复机构会大量崛起。

不一样的时代开启不同的篇章，医联体制度下各个医疗机构的地位将被重新定位，机遇与挑战并存。

（黄以宽、王凯执笔）

第十一章
医联体信息化总体原则

在明确医联体需求及各级各类机构定位的基础上，我们可以系统地展开医联体信息化的总体规划和顶层设计。

以系统角度，如果说医联体内各医疗机构是一个个原本独立、完整的系统，那么医联体就是对那些系统进行延伸、集成、提升而形成的"超系统"。从信息化角度，医联体信息系统则是在现有所有相关信息系统［可能包括各机构的内部各种业务信息系统及区域性的各类信息系统（如区域人口健康信息平台、区域医学影像系统）］的基础上，根据医联体的建设目标和功能需求进行综合集成而形成的"超系统"。

这个综合集成和超越，是一项有难度、有创新的复杂系统工程。运用系统工程思想和方法，我们可以把医联体信息化建设的思路提炼为"一套系统、一套基础数据、一套集成策略、一个数据中心"。按照这"四个一"的思路建设和应用，可使这个"超系统"的整体架构变得更清晰、更易管理、维护和应用，总体上具有很高的性价比。

下边对这"四个一"展开进一步阐述。

"一套系统"是指应将医联体信息化建设视为一个整体，在统一规划和统一指导下，运用系统工程方法进行建设和运营管理，同时要符合国家及行业管理的相关要求。医联体信息系统（或"平台"）具有清晰的层次性——医联体内医疗机构内的信息系统都是它的基础性"子系统"；作为一个组织的医联体系统，以及区域范围内的顶层信息系统，都是它的上层系统。医联体信息系统也呈现出明显的"涌现性"——在构建医联体信息系统之前，那些"子系统"所不具备的整体一致性（如统一患者 ID、共享电子病历、统一业务代码）、业务协同性（如无缝的预约挂号、转院转诊、分级诊疗、协同康复）、跨院区质量和绩效管理等新特性，都将成为医联体系统的基本功能特性。

对医联体信息系统的基本概念进行定义，包括目标、范围、结构、主要特性等要素，应该进行清晰、规范和无二义的表达，并作为广泛共识纳入相关系统规划。该规划应该与各医院信息系统、区域性信息系统（如区域影像中心、区域人口健康信息平台）的规划保持同步，以避免相关内容的重复立项。

在实际的软件部署中，对"一套系统"还可以有这样的理解：如果仅由一家企业承建一个区域医联体/医政体建设，那么各医疗机构完全可以共用一套基础信息系统。这套基础信息系统不只包含医院的基础医疗业务，也包含公共卫生、康复和保健服务内容。基础医疗业务系统是各级各类医疗机构都必须配备的，其他功能，如公卫、计生、康复等则依据职能设置来配置。这样，无论是软件研发还是配置部署都将大为简单、经济。

"一套基础数据"是指在进行大规模的功能性建设之前，应对医联体所必需的共用性数据、基础性数据进行统一规划和建设，包括区域内医疗机构、执行部门、诊疗项目、规范术语、医护人员、服务人员、可能的就诊者等基础性数据，以及实现业务协同的各种业务数据元、代码、值域、临床知识库等业务基础数据。基础数据的标准化存储、集约化管理和规范化组织是医联体内各机构之间实现数据互认、流程互通，成为一个协同整体的必要条件。

为此，应该对基础数据进行专项规划，明确基础数据的范围、内容、标准、采集方式及更新机制。如有必要，对某些内容还可单独立项，如建设相应的数据基础设施［包括共享基础数据（主数据）库、医联体范围的患者主索引（MPI）、共享数据平台等］。

"一套集成策略"。医联体信息系统建设涉及的信息系统众多，且需不断建设、持续完善，甚至偶尔颠覆，这是 HIT 行业的常态。应本着实事求是的原则，处理好各种信息资源的增量与存量的关系，制定一套可行的集成策略。

集成策略包括集成的总目标、总原则和总策略，以及专业化分系统（包括应用、数据、安全、网络通信和基础设施等的集成策略）。以应用集成为例，应首先明确应用系统的总体架构、技术规范和主要特性（包括功能和非功能特性），据此在差异分析和可行性研究基础上，给出各应用子系统的处置方式，如沿用/替换/升级改造的技术决策，以及每一种处置的详细策略（如"升级"，需明确增加/替换哪些功能点、覆盖哪些范围等）。集成策略作为一个长期的指导性原则也应纳入系统（专项）规划，以作为医联体范围内信息化建设的长期参考。

医联体是基于核心医院业务开展的跨区域、跨机构的医疗群，是对医院核心业务的扩展和延伸，是对医院核心业务系统的技术、成本、资源、性能、团队等的再应用。医联体建设提出了资源统筹、资源共享、患者体验、医疗运营，流程优化等需求，要求各医疗机构对人财物进行统一管理，建立统一的管理系统和流程，实时掌握各医疗机构运营情况。医联体建设要求实现各机构的优势互补，建立特色医疗服务中心，提供区域"四中心"，实现统一的就诊流程和同品质的服务，提高患者的获得感，以及实现机构间的信息共享，同时还要求实现集中统一集采和配送，最大限度降低成本，提高资源利用率；要求规范和优化医联体内业务流转和绩效管理，方便整体化的管理和扩张。医联体的应用架构设计应以医院核心业务系统为基础，实现数据集成、业务集成、界面集成，提供有条件的应用扩展，实现丰富的、多样化的业务发展。

具体集成工作可进一步分为数据集成、业务集成和界面集成。

数据集成是数据中心建设的核心工作，涉及内容很多，诸如要对不同的异构数据进行同质化处理，在逻辑上和物理上实现有机的集中，以提供医联体的大数据业务的支撑；要在医联体集团层面对资源、成本和绩效等进行统一调度和考核；临床科研工作要求汇集医联体内所有医疗机构的病历数据和运营数据，以开展多方面的有价值的课题研究。整个数据集成要求通过收集、聚集、转换、加载，实现统一规格、统一表达、统一视图的数据服务。

业务集成是指要求医联体内实现业务闭环，使医疗过程能够在整个医联体内流转，最终实现更高质量、更高效率的医疗服务。例如，在进行区域检验时，在基层医疗机构进行样本采集，通过冷链运输运送到区域检验中心，区域检验中心对样本进行处理，生成检验报告，发送给基层医疗机构。在整个业务流转过程中，每个节点都要将收到的信息和处理的结果信息集成到整个平台上，使整个医联体都能够实时了解业务动向，准确掌握医疗服务的动态。

界面集成是指医联体是跨机构甚至跨区域地提供医疗服务方案，会涉及多个业务系统，甚至多个信息化提供商，实现医护人员的交互体验，需要集成多项业务系统的用户界面。例如，影像系统和电子病历系统之间的集成，以及本院的医疗服务与跨院的医疗服务的集成等，要让医护操作人员对信息从哪里来和送往哪里去没有任何感觉，让他们更专注于临床工作中。

"一个数据中心"。数据中心概念源自 Internet 运营商，后延伸至大型组织（企业）。建设数据中心的主要目的是通过集约化的机房、管线、环境、能耗、安全等基础设施的建设，为网络通信、软/硬件系统和数据资源提供统一承载，实现统一规划下的集约化建设和规范化管理，同时满足业务连续性、信息安全和节能降耗等方面的要求，避免以"项目"为单位的分散建设。

对医联体的数据中心，应从逻辑和物理两个方面进行明确。在逻辑上，应明确医联体数据中心的"功能属性"，包括目标、范围、建设内容、对应用系统的支撑关系、建设与运营管理规划，并重点叠加信息共享、业务协同、运营监管、质量控制、互联网服务等功能属性，厘清与各种已有的相关功能性"中心"或"平台"（如区域卫生信息中心、××医院大数据中心、区域影像中心等）的逻辑关系；在物理上，应秉承"充分整合、合理利旧"的原则，根据属地化实际情况，将数据中心"物理"地驻于牵头医院或主管部门的基础设施内，而不是简单地重新构建一套基础设施系统。为确定这些逻辑和物理的要素，需要在需求分析基础上进行综合，甚至进行量化的综合分析研究，将其体现到统一或专项的规划之中。

在"数据中心"的实体建设中，首先要升级传统的"自给自足"的思维模式，充分利用成熟、可靠的"云计算"技术发展成果，以及经过实践验证可靠的产品、运营商和解决方案，统一、集约化地进行基于云的数据、安全和应用服务规划。

数据集中、安全和应用规划可以最大限度地减少基础性建设投入，提高医联体系统整体架构的科学性和安全可靠性，同时还可以实现对各单体医院信息系统设计的"反哺"，带动其迅速完善功能、优化架构，提升信息化建设、管理和运营水平。

医联体本身的构成模式和信息化基础差异性很大。任何一个具体的"××医联体信息系统"建设，都是一项充满个性甚至看似"独一无二"的项目。正因如此，我们更需要以科学、成熟的系统工程方法论来应对个性化的建设与运营需求。

在实际的医联体建设推进中，还需要根据具体场景和需求展开个性化的咨询研究、方案分析和设计，引导和规范实际项目建设。

（黄以宽、王凯执笔）

第十二章
医联体核心应用分析与设计

医联体的应用内容非常丰富，包括医疗服务类、便民服务类、协同服务类、绩效考核类、公共卫生类、行政管理类等。本章主要讨论基本的业务应用功能，尤其是在原有单体医院信息系统基础上，通过"联"应该实现的功能。医联体的应用功能需求没有标准答案。在实际的医联体信息化建设项目中，应立足自身基础和特点，进行个性化需求分析，而不是照搬照抄。

第一节　电子病历共享

一、电子病历浏览

医联体应能为临床医生提供 EMR "全过程"信息的生动展现，从时间维度来展示患者所有（至少是在医联体内的）诊疗信息，提供直观的诊疗活动时间序列。

医生首页。医生首页用于以时间轴的形式，提供患者基本信息、患者摘要信息、近期健康事件（诊疗服务相关）等信息的展示，并对患者的异常信息进行"气泡"提醒，对异常检验项目提供结果比对信息，辅助医生诊断。同时，可根据就诊日期、医院类型、诊断信息等关键字进行信息筛选，快速获取相关数据，还可以根据用户行为习惯、感知操作等智能化设置首页信息展示。

诊疗服务信息。诊疗服务信息用于提供历次就诊信息、检查检验记录、门诊处方、手术记录、用血记录、体检记录、病程记录、护理记录、知情告知信息、助产记录、病案首页信息、入院记录、转诊（院）记录、住院医嘱、出院小结等相关电子病历信息的调阅和展示。如果融入智能技术，则还可做到"有针对性""有选择性"地提供信息。

个人收藏。个人收藏用于为医生提供患者关注、病历收藏、病历自定义分组等管理功能，同时提供患者关注、病历收藏的授权管理功能。

安全管理。安全管理用于提供日志跟踪和调阅授权等功能，通过对健康档案共享调阅进行日志跟踪，可以掌握调阅详情。同时，通过患者 App 或短信授权等方式，可以为用户调阅患者电子病历进行安全管理。

调阅接口。调阅接口用于提供电子病历信息调阅接口，向经过授权的第三方提供调阅服务。

二、居民健康档案浏览

医联体系统需要为居民提供便捷的健康信息查阅，辅助居民进行自我健康管理。

个人首页：提供居民基本信息、全生命周期内的病史信息、健康卡信息（如有）、近期体征信息和健康服务等信息展示。

健康画像：对居民个人特征、医学特征、医疗活动等方面进行挖掘分析，为居民健康提供干预措施和指导意见。

隐私保护：对居民隐私信息提供信息安全保护服务。

调阅接口：提供移动端碎片化信息及第三方应用系统的页面调阅服务，实现健康档案跨系统共享调阅。

第二节　远程医疗

将单体医疗机构组成医联体的初衷是实现资源调配、分工协作和能力均衡（同质化医疗），这就隐含了大量远程医疗和远程协作的需求，包括远程会诊/诊断/会商、远程监护、远程随访等临床应用，以及远程教育、远程培训、远程科研协作等多种应用场景。与单体医院系统建设不同，在医联体建设中应进行统一规划、集约建设和集中管理，实现"远程医疗"的泛在化、公用化，使其像电话、计算机网络一样成为一种灵活的、通用的公用基础设施；实现集约化建设视频通信网络和流媒体服务应用建设，供成员医疗机构按需使用，避免"烟囱式"的多处立项、重复建设。

下面以远程会诊为例，说明远程医疗可以达到的效果。

医护人员在会诊室、病房、办公室等医院的任意地点，以及在家中或路途中均可通过各种通信设备参与或发起会诊，会诊室的硬件终端、病房医疗推车、办公室桌面终端、个人智能手机、平板电脑、PC 等均可使用。在远程会诊过程中，医护人员需要实时了解患者的相关检查报告、检验报告及生理体征等数据，包括静态心电图、动态电生理、静态影像、动态影像等，用作医生诊断的修改依据。

1. 会诊申请

申请会诊的医生，可以在平台上选择需要会诊的病人及希望会诊的专家，填写初步诊断意见及会诊说明、期望时间，并上传病症部位、检验报告、检查报告及其他病情资料，供承接医生参考；受邀会诊的医生应在自己的工作站或手机端接收相关消息，及时做出响应，开展会诊操作。

2. 进行会诊

会诊医生在自己的办公室远程接入会诊平台，可自由切换视频主窗口、浏览会诊患者的电子病历信息。会诊医生在详细了解患者病情、双方医生充分沟通的基础上，制订最优的诊疗方案。会诊医生可以调阅申请医生上传的病历资料，也可以查看申请医生共享的病历信息，包括病历信息、检查报告、检验报告、处方信息、病案首页、出院小结等电子病历信息。

3. 会诊讨论

参与会诊的医生也可以组建在线会诊讨论组，进行语音、文字在线病情讨论，在讨论的过程中，可以根据需要提供图文参考。

系统支持建立院内的会诊讨论组，也支持建立跨院协作的会诊讨论组，以便患者能够得到最优的治疗方案。

"多学科诊疗"（MDT）模式正在逐渐被人们接受，这是一种更为科学的、从人的整体状况观察和判断的诊疗模式，发展前景良好。无论院内或远程的会诊，通过运用会诊讨论组这种形式，即可开展"多学科诊疗"。实施"多学科诊疗"，对诊疗过程所需数据的提供及诊疗过程的数据记录和存储等，又提出了新的要求，可以说，"多学科诊疗"模式的推广对信息系统的设计既是一个新的课题，也是一种新的挑战。

4. 会诊意见

会诊医生经过一定的论证之后，形成会诊意见，并支持电子签名和会诊单打印，形成完整的会诊流程和备案。

第三节 区域影像

医联体的影像中心应该能够满足医联体全体成员机构对医学影像的服务与管理需求，实现医学影像资源集约、安全、按需的共享应用和管理。区域影像中心的建立，既可以充分发挥高水平影像医师的作用，有效提升本区域的影像诊断水平，还可以充分利用价格昂贵的高质量影像显示设备和图像处理软件，减少重复投资。

与影像中心类似的还有"区域病理中心""区域心电中心""区域检验中心"等，它们的作用和价值与"区域影像中心"类似，都属于"资源集约"的思想范畴，也都是区域信息系统需要且能够建设的，因为这些"中心"的设计、应用和管理与"区域影像中心"类似，所以本书只把"区域影像中心"建设作为典型予以重点介绍，其他的就不再逐一阐述了。

医联体影像中心的建设没有标准的建设模式和建设路径，因此需要根据自身的基础情况，合理利用存量进行规划决策。建设模式可能包括：新建物理的区域影像中心，以满足机构的共性需求；对已有的区域影像中心进行改造，以满足医联体应用需求；对牵头医院的影像中心进行升级，以满足医联体影像应用需求。

医联体的影像中心规划是一个个性化的咨询过程。为表述方便，下面我们仅对"牵头医院的影像中心升级"的规划建设展开叙述。

医联体影像中心的设计规划，可在牵头医院的院内影像应用系统的建设和与医院业务系统互联的基础上，建设影像数据中心平台，利用纵横交互的平台技术，实现统筹规划、资源整合、互联互通和信息共享，在满足影像医学发展需求的基础上，整体提升影像应用的服务半径，提高品牌能力。

总体框架设计分为两层，第一层为区域影像数据中心，由中心端（RIS/PACS）、影像信息注册系统、信息集成系统、影像发布系统、中心管理系统、集中诊断/会诊/教学等系统构成。其中，中心端作为整个区域影像中心的核心，承担各医疗机构影像数据的存储和管理工作，并通过搭载在中心端上的业务应用，实现各医疗机构之间业务协同和数据共享。同时留有与医疗机构对接接口及健康档案接口，用于上传检查信息，完善居民健康档案。第二层为各医疗机构的影像应用系统。通过对各医疗机构的系统进行标准化改造，实现与中心端集成。

区域临床医学影像信息中心总体框架如图 12-1 所示。

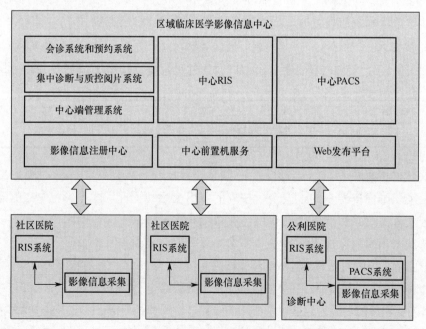

图 12-1　区域临床医学影像信息中心总体框架

现就区域医学影像中心几项主要功能的实现进行如下说明。

1. 中心端管理系统

区域影像中心端管理系统采用大型关系数据库，通过远程方式对系统进行管理。主要功能是对前置影像信息数据进行采集，并上传影像数据、诊断数据等信息，并对报告系统、存储系统、会诊系统、影像处理系统等多个系统进行同步管理。

2. 中心 PACS

中心 PACS 承担影像中心的存储管理任务，主要是对区域内注册的影像数据的采集、存储和浏览调阅实施统一管理。中心 PACS 是一个独立的包含整个区域内所有医疗机构影像检查资料的存储系统，其存储的资料包括所有的医技检查资料，如放射、超声、内镜、病理等影像资料及诊断报告等文字资料。

3. 中心 RIS

中心 RIS 主要承担影像中心的底层（基础）信息管理任务，它与"医院核心业务信息系统"和中心 PACS 都有专门的接口连接。其主要任务是：完成检查申请及其相关信息（如病员的主索引中有关信息、检查医嘱等信息）的接收，做出检查安排；完成检查记录、报告书写、报告审核、费用计算等执行过程的记录和管理；协调区域内各医疗机构端 RIS。

4. 影像信息采集系统

影像信息采集系统由影像信息注册中心、影像信息采集系统构成，系统依据注册信息完成区域内各医疗机构所生成的影像信息的采集。

5. 影像 Web 发布平台

影像 Web 发布平台负责整合所有 RIS、PACS 资源，形成区域统一发布平台，供各个医疗机构的医生使用。

其他，如系统的质量监管、安全保障、相应标准的贯彻执行等，此处不再阐述。

第四节 临床决策支持

临床决策支持系统（CDSS）是医联体需要进行整体性规划的一个分系统。通过对临床决策支持系统进行规划和建设，不仅能够帮助各医院提升临床医疗的科学性，还有利于提升整个区域的医疗决策水平，具体体现在跨单体机构临床知识的共享、临床规范的统一、临床诊疗的整体规范、医疗质量的同质化管理等方面。这些都是医联体信息系统作为一个"超系统"所涌现的、单体医院不具备的功能特性。在实际开展医联体 CDSS 建设之前，同样需要一个个性化的规划咨询过程。以下对其中的几个功能进行描述。

一、诊疗规范的数字化

基于对诊疗规范（如临床指南）的充分数字化，结合运用流程自动化等技术，对基层医生运行信息系统的行为进行捕捉和比对分析，判断其医疗行为是否符合预定的诊疗规范，从而实现操作规范性的评估，有效提高医护人员的安全意识，及时干预不规范行为，减少医疗差错，提高医疗服务质量，降低医疗风险。

二、临床知识查询

利用系统内置的临床知识库，可以在合适的时机为用户提供诊疗知识提示，同时支持医生主动的医学知识检索，方便用户快速查询和了解所需的医学知识。临床知识库来源于国内权威的专业机构，其范围包含疾病、检查、检验、药品等内容。提供这一手段旨在为临床提供全面、可靠、最新的诊疗知识。

三、智能提醒

给医护工作者提供必要的智能提醒是信息系统的任务之一。系统可以综合患者的诊疗记录、体征记录、检查检验结果及健康状况变化等因素，对治疗、用药、健康状况等可能出现的变化给出风险提示。这是一个智能处理过程，随着对智慧智能挖掘的深入，给出的提示提醒范围和深度将不可估量。智能提醒的等级可分为提示、警告、禁止，智能提醒的内容可分为结论、建议和依据等。

四、辅助诊断

辅助诊断是指在医生确定疾病诊断和治疗方案时，根据患者病情及各种检查/检测结果等信息，通过不确定性推理，实时提供辅助诊疗服务，推荐进一步检查/检验项目、自动插入诊断或医嘱。本项功能动态推荐疑似诊断、漏诊提示、检查检验、相关用药、治疗方案、特殊疾病提示、风险预测及结果评估等辅助诊断信息，同时支持与诊断信息相关联的权威典型病例的学习推荐。

辅助诊断提示的内容包括：
- ✓ 推荐疑似诊断；
- ✓ 推荐漏诊提示；
- ✓ 推荐相关检查检验；
- ✓ 推荐与诊断相关的用药及治疗方案；
- ✓ 推荐疾病危重、转诊提示；

✓　推荐疾病健康宣教。

同时，针对基层常见的高血压、糖尿病等慢性疾病，辅助诊断能够利用慢性疾病患者的用药、血压、血糖等监测数据，给出调整方案或推荐用药方案。除此之外，还可支持随访提醒及健康宣教提示，以促进慢性疾病的科学管理。

针对基层中医的需求，辅助诊断可以提供中医知识查询，包括医案、古籍、中药、穴位、方剂、病症等；同时可针对知病、知症、病机等情况，向中医医生推荐相应的中医诊断、名老中医授权方剂等诊治方案，提供符合中医诊疗规范的辅助决策支持。

五、相似病例推荐

相似病例推荐是指基于历史患者诊疗数据，使用自然语言处理（NLP）技术，提取病例样本中的特征信息，如患者性别、年龄、科室，以及症状、体征、检查/检验结果等数据，提供"基本特征+关注特征"的组合方式，构建特征向量模型，推荐相似病历，同时给出相似依据，通过查看相似病例及患者诊疗流程，为医生提供诊断、治疗佐证及可参考病例。

第五节　考核监管分析

对医联体进行整体考核监管，是医联体能够持续运营、实现初衷的必要环节。依据国家要求及试点的成功经验，可以重点从工作业绩、工作效率、成本效率、医疗质量、医保质量和医疗安全等方面对医联体进行考核监督。

考核监管的功能特性是考核管理和业务分析，具体包括系统和基础管理、绩效考核管理、基本业务分析、医疗资源分析、专项业务分析、集团运营分析等。

一、系统和基础管理

系统管理：主要指区域内的功能模块配置，由系统管理员对整个系统进行设置和管理，其中包括组织管理、用户管理、系统角色、菜单管理、系统码表、日志管理及权限配置等。

基础管理：主要指对考核方案、指标体系及业务功能模块配置等进行管理和维护。

二、绩效考核管理

工作评价：实现考核数据的采集或手工填报；二三级医院需根据考核结果数据对社区医院进行质量评分；支持对质量评分结果数据的分析。

考核评估：包括机构评价展示和报表分析。机构评价展示包括各被考核机构的目标得分、实际得分及平均得分的视图展示，以及历史得分变化的视图展示。报表分析主要指对域内机构的基本情况、评价结果、机构间比较等项内容进行不同维度的分析。

三、基本业务分析

1. 医疗服务分析及监管

医疗服务分析：从医共体内各级医疗机构采集各种医疗业务运营数据，对这些业务数据进行分析和整理，实现医疗机构 KPI 监控和业务运营报警，为政策制定和业务管理提供数据支持。

医疗服务监管：主要功能包括医疗质量监管、医疗安全监管、医疗行为监管、医疗效率监管、医疗费用监管。

统计分析指标：主要指标包括门诊总费用、急诊总费用、门急诊均次费用；住院费用、住院均次费用；一体化总收入、业务整体收入；自费患者费用、医保患者费用；门诊耗材费用、急诊耗材费用；业务分类收入等。

2. 公卫服务分析

公共卫生服务分析包括健康档案、妇女保健、儿童保健、慢病管理、生命周期、疾病控制等方面的情况分析。

3. 药品监管

药品监管主要内容包括基本药物使用监管、抗生素使用监管、注射药物使用监管。

四、医疗资源分析

医疗资源分析是指通过对医联体卫生资源信息的全面采集，实施全局管理，集中展示医疗卫生资源整体情况，协助管理者对医联体内的医疗资源进行合理规划。医疗资源分析具体包括但不限于以下主题。

（1）人力资源分析：主要对医共体内员工人口信息、学历分布、实发工资、成本趋势等开展统计分析。

（2）设备资源分析：主要对医共体内在册设备资源状况展开统计分析。

（3）专家号源分析：主要对医共体内医疗机构中专家资源状况进行统计分析。

（4）床位资源分析：主要对医共体内床位资源进行统计分析。

（5）药械资源分析：主要对医共体内医疗机构中药械资源进行统计分析。

五、专项业务分析

1. 综合绩效评价

利用统计学建模和大数据技术，从医疗能力、效率、安全等角度出发，对 DRGs 各项指标进行多维度分析，以客观数据为抓手，解决绩效评价中可量化和可比性的问题，以此反映不同医疗机构、不同专科间综合医疗服务能力的高低，为医院等级评审、医改成效评估及分级诊疗调控提供数据支撑。

2. 医疗费用监控

建立真实数据与 DRGs 相关费用各类指标标杆值分析数据库，对各类费用、占比及病种结构进行对比分析及预测，包括 DRGs 费用分析和医保费用监控。

医保费用监控的目的是基于大数据分析并结合 DRGs 分组技术，对区域内医保基金总量、基金结构、各级医疗机构基金使用情况分布、各 DRGs 病组基金使用情况数据及其变化趋势进行分析和预测，对费用趋势和控费目标进行监测和预警，形成直观偏离度的分析，用来辅助管理部门及时有效地干预监控对象的费用异常情况，避免超出预算。医保费用监控的分析监控重点如下。

（1）病案质量分析。

病案质量分析的目的是利用 DRGs 分组及计算指标的准确性进行反向排查，当发现实际入组率、未入组病例数、消失病组、低风险死亡人数、中低风险死亡人数及 CMI 值等指标与医院实际医疗情况不符时，则回溯至病案首页进行数据核查。该分析支持按所选时间维度、医院类型、医院名称进行病案数据异常情况的可视化图表展现，包括病案数据质量指标总览、异常情况分析及异常病案明细查询。这些分析核查可帮助医生及时发现病案数据质量问题并修正，可服务于基础数据治理和病案编码质控上报等业务。

（2）医保控费分析。

医保控费分析的目的是支撑医联体各医疗机构在进行 DRGs 分组前对医疗行为、合理用药、违规操作等现象进行监督分析，确保临床操作的合规性，以当地医保政策为准则，以医保知识库为基础，以医保付费规则为核心，实现智能风控管控，实现费用的精细化管理。

（3）事中监控。

事中监控的目的是在使用业务系统给病人下诊断和进行医嘱操作时，根据所拟的诊断和准备采纳的治疗方式进行病种分组相关提示。当诊断部分符合病种分组时，给出疑似提醒和路径建议；当诊断和医嘱操作完全符合病种时，强制采纳病种路径；当诊断不变，而相关的医嘱操作变更时，给出病种变异和退出路径提醒；当诊断变化时，强制退出路径。

六、集团运营分析

1. 分级诊疗评价

分级诊疗评价实现对医共体内人员、技术、服务向基层合理流动，以及双向转诊、家庭医生签约等分级诊疗业务的分析评价，主要包括是否有专（兼）职分级诊疗人员、是否有详尽的双向转诊流程并建立便捷转诊通道、每万常住人口中全科医生数量、每十万常住人口中精神科医师（助理）人员数量、县域患者下转率/上升率、家庭医生服务能力提升情况、患者外转率下降情况、分级诊疗下转患者人数较上年同期增加情况、城乡居民签约服务覆盖率、县级签约医生中县级医院医师数量、家庭医生签约个性化服务包个数等指标。

2. 服务效果评价

服务效果评价围绕医共体的医疗服务效果进行分析，主要包括参与商业保险的医疗机构数、城乡居民人均筹资水平、城乡居民政府补助比例、患者满意度、医护满意度、居民对家庭医生签约的满意度、居民对健康教育的认知程度和满意度、急慢性疾病患病率下降情况等指标。

3. 就诊流向分析

就诊流向分析是指医共体信息平台与区域全民健康信息平台对接，实现县域内患者就诊数据共享，了解县域医共体建设对居民就诊流向的影响，以加强对县域内就诊流向的引导。

4. 集团运营成效评价

集团运营成效评价是指对集团整体运营成果进行分析，包括基层医疗卫生机构门急诊人次占比较上年增长情况、基层医疗卫生机构门急诊人次占比较上年增长情况、医疗集团总收入中患者自付比重较上年降低情况、医疗集团药品占比、医疗集团医疗服务收入占医院收入比例、推进家庭医生签约服务情况、普通家庭签约率、重点人群签约率等。

（黄以宽、王凯执笔）

第十三章
医联体建设与应用案例

县域或中小城市医联体是各种形式医联体中的典型代表，无论是服务内容、服务形式，还是技术架构都具代表性。

我们这里选择一个建设和应用都比较成功的地级城市的医联体作为典型案例予以介绍，因篇幅原因在此仅介绍基本目标和实现途径、主要项目建设内容和实际建设成果这三个方面内容。

第一节 基本目标和实现途径

医联体建设的目的是给居民提供一套完整、方便的医疗保健服务，它包含从疾病预防、筛查、保健到住院和康复的各个环节的系统性服务，同时也能兼容公共卫生的服务保障。所实现的主要功能归纳如下。

（1）通过医疗资源的均衡配置，建立分级诊疗制度，在医联体内形成"首诊在社区，慢病在社区，大病去医院，康复回社区"的新型诊疗秩序。

（2）在医联体内实现互联互通、信息共享、业务协同的信息化支撑体系，开展双向转诊、远程会诊、建立区域检验中心、区域影像中心，从而使优势医疗资源得到最充分的发挥。

（3）充分发挥龙头医院的带头作用，结合本地区实际，开展有针对性的医学研究；通过多种手段和交流机制，在区域内开展分层次的、有目标、有计划的医护人才培育，提升医联体的整体服务能力。

（4）依托医联体平台，在医联体内病源广泛的基础上，共建各类专科疾病的诊治和研究中心。

（5）让信息"多跑路"，让用户少跑路。在各医疗服务机构实现互联互通的基础上，为居民建立健康咨询服务体系；在区域内实现统一预约挂号、统一付费的体系。

（6）医药卫生管理部门可以充分利用医联体建立的平台，对辖区内业务运行中的各种情况，如各层级医疗机构的绩效情况、居民的整体健康情况、医疗和服务的质量、收入和消耗等各种情况及药品耗材的贯通性保障等，实现实时浏览、监督和调控，借此提升医药卫生业务的现代化管理水平。

在建设模式上参考"一套系统、一套基础数据、一套系统集成策略、一个数据中心"的模式。

第二节　主要项目建设内容

本案例规划建设的内容和功能结构如图 13-1 所示。

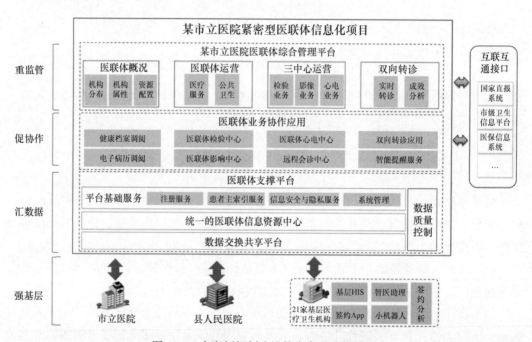

图 13-1　本案例规划建设的内容和功能结构

1. 搭建医联体支撑平台，实现数据共享

以市龙头医院为中心，辐射二级医院、社区卫生服务中心、社区卫生服务站（所），构建紧密型医联体支撑平台，完成医联体内各医疗机构间的互联互通，从而实现医联体内医疗机构间包括检查/检验结果在内的电子病历共享，支撑医联体内医疗业务联动，实现检查/检验结果互认，减轻患者就医成本。

2. 搭建一体化云基层，提升服务能力

针对医联体范围内的基层医疗机构，采用云服务模式，推进全科医生一体化平台建设，支持基层医疗机构各业务科室的基础性业务信息化服务，支撑诊疗、公卫业务的互通及融合，实现健康体检、基本诊疗、公共卫生等居民健康数据互通共享，实现居民健康的监测、评估和干预，提供有针对性的个性化的健康服务，以及医防结合的全程化服务，还可以叠加合理用药、移动家庭医生等创新应用服务。与此同时，构建基层医疗卫生信息模型，实现规范化绩效考核管理，从总体上提升医联体范围内基层医疗卫生机构的服务能力，基层医疗机构开始向智慧社区方向转变。将基层作为深化医改突破口，打通各级医院资源优化分配通道，构成良性就医路径及良性可持续的发展业态。

这类基层医疗卫生服务系统最宜逐渐转入"云"环境运行。

3. 建设各类中心，使优势资源充分利用

以实现优质医疗资源共享协同为目标，以中心医院为龙头，以居民健康管理为核心，打通各医疗机构的系统接口，彻底改变传统条线分割局面，建设面向医务人员的业务协同应用，实现跨机构、跨地域、跨专业的业务联动服务模式。以此为目标，建立区域影像中心、检验中心、病理中心、远程会诊中心，实现优质医疗资源的集约化运用。也只有建立起这样的协同机制，分级诊疗机制才能得以切实落地。

4. 建立规范化监管及安全保障体系

（1）建立规范化监管体系。

依据国家监管相关要求，建立规范化监管体系，包括面向医疗收入、医疗质量、患者安全等在内的业务运行监管；面向抗生素使用、基本药物使用、处方监察等在内的药品监管；面向家庭医生签约、转诊占比等运行情况监管；按规范指标要求的绩效考核等项内容的监管，以加速实现由粗放式管理向精细化管理的转变，提高现代化管理水平。

（2）建立安全保障体系。

根据国家医疗机构信息安全等级保护标准与规范的要求，设定本医联体信息系统达到三级等保要求。依此要求，进行信息系统的规划、建设和整改，以保障本医联体信息系统的软硬件安全、网络安全和数据安全。

第三节　实际建设成效

这个系统的建设，随着需求的增长和技术的进步将是可持续发展的。现已显现的成效可归如下。

（1）实现"两个任何"，即以市立中心医院为龙头的紧密型医联体为信息桥梁，统一信息标准，连接三级医院、二级医院、社区卫生服务中心（含镇卫生院）、卫生服务站，实现互联互通、信息共享，实现任何一位患者的电子健康档案均可被任何一个医务人员

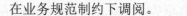

在业务规范制约下调阅。

（2）统一业务流程，实现诊疗业务的统一闭环管理。

（3）转变管理模式，实现社会医保及新农合的全过程费用管控，实现事后多指标、多维度、精细化的业务分析与监管。

（4）基于"互联网+"技术创新服务应用，完成移动便捷支付，从而大大提升居民的就医体验，开始向智慧惠民方向发展。

（黄以宽、王凯执笔）